I

Grundlagen und Modelle

KAPITEL

1

Petra Kutscheid und Ilhan Ilkilic

Einführung in die außerklinische Ethikberatung

Kernaussagen

- Außerklinische Ethikberatung ist eine wichtige Ressource zur interprofessionellen und partizipativen Lösung ethisch komplexer Versorgungsfragen im Gesundheitswesen. Sie trägt dazu bei, für die zu Versorgenden[1] eine je angemessene Lösung zu finden, die von den Beteiligten ethisch verantwortet werden kann.
- Ziel der außerklinischen Ethikberatung ist ein patientenzentriertes und am Patientenwohl orientiertes, ethisch zu rechtfertigendes (gut vertretbares) Ergebnis, das eine hohe Versorgungsqualität sichert.
- Sie führt zu Handlungssicherheit der Beteiligten, zu wachsender ethischer Kompetenz und Sensibilisierung und zu einer besseren interprofessionellen Zusammenarbeit.
- Außerklinische Ethikberatung erfordert neben ethischem Wissen Erfahrung in der Patientenversorgung und eine klare methodologische Vorgehensweise.
- Ethikberatungen im außerklinischen Bereich stellen organisatorisch eine höhere Herausforderung dar als im Klinikbereich, die sich jedoch lohnt.
- Außerklinische Ethikberatung sollte sich wie klinische Ethikberatung von anderen Formen der Beratung unterscheiden und abgrenzen, z. B. Konsil, Supervision, Balint-Gruppe, fachliche kollegiale Beratung.

[1] Die in diesem Werk verwendeten Personen- und Berufsbezeichnungen beziehen sich auf alle Geschlechter.

In diesem Kapitel werden Struktur, Ziele und Methoden außerklinischer Ethikberatung im Überblick dargestellt. Eine Vertiefung findet sich mit unterschiedlichen Schwerpunkten in den folgenden Kapiteln.

1.1 Überblick

Außerklinische Ethikberatung hat sich im deutschsprachigen Raum seit Anfang der 2000er-Jahre entwickelt, etwa 10–15 Jahre nach der Etablierung klinischer Ethikberatung. Bedarf und Angebote nehmen zu.

Die Entwicklung kann als Antwort auf gesundheitspolitische, ökonomische und gesetzliche Rahmenbedingungen mit Zunahme der außerklinischen Versorgung verstanden werden. Komplexe medizinische Technologien und Therapien finden mehr und mehr außerklinisch statt. Die außerklinische Intensivpflege mit Beatmung für schwerkranke Kinder und Erwachsene, die ambulante Palliativversorgung – mit der Chance für ein qualitativ besseres Leben außerhalb der Kliniken sind nur einige Beispiele. Den größten Bereich stellt die außerklinische Pflege hochbetagter Menschen dar.

Dadurch entstehen nicht nur höhere fachliche, sondern auch ethische Fragen und Herausforderungen für Ärztinnen und Ärzte, Mitarbeitende von Pflegeeinrichtungen und weitere ambulante Versorger. Moralische Unsicherheit, Dilemmasituationen und ethische Konflikte treten auf. Dabei gilt es mit pluralen Wertvorstellungen und Haltungen aufseiten der zu versorgenden Menschen und auch der Versorger gute Therapieentscheidungen zu treffen.

MERKE

Oft wird versucht bei ethischen Fragen nach Einstufung des eigenen Wissens- und Erfahrungsschatzes, einer Haltung oder des Berufsethos vorzugehen. Dies ist jedoch bei ethisch komplexen Situationen und aufgrund der Wertepluralität in der Gesellschaft nicht ausreichend. Stattdessen sollte der Wertekanon des zu Versorgenden mithilfe weiterer relevanter Beteiligter ermittelt und geachtet werden. Ethikberatung bietet einen konstruktiven Rahmen für eine partizipative und ethisch verantwortbare Entscheidungsfindung.

1.1.1 Stellenwert und Ziele

In ethischen Dilemmasituationen lässt sich der Nutzen oder Schaden einer Maßnahme prognostisch im Einzelfall oft nicht immer eindeutig vorhersagen. Außerdem ist häufig nicht sicher, ob der Patient oder die Patientin die angebotene Therapie für sich wünscht oder andere Präferenzen hat. In dieser Sorgebeziehung sollen Raum und Zeit für wichtige Entscheidungen eröffnet und eine Offenheit für das Relevante zum Gelingen der Versorgung ermöglicht werden.

MERKE

Außerklinische Ethikberatung bietet den Beteiligten ein patienten-/bewohner-/klientenzentriertes, praxis- und lösungsorientiertes Unterstützungsangebot für komplexe ethische Fragestellungen.

Außerklinische Ethikberatung hilft beispielsweise in Pflegeeinrichtungen bei Zunahme der Versorgungsanforderung für geriatrische und gerontopsychiatrische Patienten, ethisch verantwortbare Lösungen bei ethischen Problemen und normativen Fragestellungen gemeinsam zu ermitteln und zu tragen.

Therapiezielfindung und **Therapiezieländerung** sind meist Inhalt der ethischen Fallberatung. Soll eine Krankenhauseinweisung erfolgen, oder soll die Versorgung zu Hause oder in einer Einrichtung palliativ fortgesetzt werden? Besonders bei Menschen ohne eigene Willensäußerung, bei demenzieller Erkrankung oder bei Fragen der Geltung einer Patientenverfügung wird außerklinische Ethikberatung eingesetzt. Nicht selten stehen Angehörige und Pflegende vor der Frage der Leistbarkeit der Entscheidung, etwa zur Ernährung bei einem Patienten mit schwerem Apoplex und Schluckunfähigkeit ohne PEG[2]-Sonde. Auch Vorsorgedokumente sind dazu oft nicht eindeutig, und die Frage der Anwendung und Geltung bewegt das Umfeld.

Zu den Themen um Krankheit, Tod und Sterben treten außerklinisch besonders *Care-ethische Fragen* hinzu, die sich auf die Beziehungsgestaltung, auf den individuellen Bedarf des jeweils einzigartigen Menschen und auf Fragen einer entsprechenden Ermöglichung von Privatheit [1] und Teilhabe beziehen.

Ferner spielen Fragen der *Verteilungsgerechtigkeit* auf der Mikroebene hinein: Wie soll die Leistung

---

2 PEG: perkutane endoskopische Gastrostomie

P. Kutscheid, I. Ilkilic (Hrsg.)

Außerklinische Ethikberatung

Petra Kutscheid, Ilhan Ilkilic (Hrsg.)

Außerklinische Ethikberatung

Grundlagen – Anwendung – Fallberichte

1. Auflage

Mit Beiträgen von: Birgitta Behringer, Bochum; Annika Belgrath, Dernbach; Franz-Josef Bormann, Tübingen; Elke Freudenberg, Dernbach; Karin Gollan, Köln; Sven Gottschling, Homburg/Saar; Ilhan Ilkilic, Istanbul, Türkei; Tanja Kirchner, Bielefeld; Klaus Kobert, Bielefeld; Petra Kutscheid, Dernbach; Arnd T. May, Erfurt; Frithjof Niegot, Dernbach; Johannes Niemand, Detmold; Annette Riedel, Esslingen; Sabine Salloch, Hannover; Fred Salomon, Lemgo; Catrina Schneider, Hausen/Wied; Anna-Henrikje Seidlein, Greifswald; Alfred Simon, Göttingen; Jochen Taupitz, Mannheim; Erhard Weiher†, Mainz

ELSEVIER

Elsevier GmbH, Bernhard-Wicki-Str. 5, 80636 München, Deutschland
Wir freuen uns über Ihr Feedback und Ihre Anregungen an kundendienst@elsevier.com

ISBN 978-3-437-23575-7
eISBN 978-3-437-06380-0

Aus Gründen der Barrierefreiheit sind die Bilder in elektronischen Ausgaben dieses Buches mit Alt-Text-Beschreibungen (Alternativ-Text) versehen, die von Elsevier bereitgestellt werden. Mehr Informationen erhalten Sie unter https://www.elsevier.com/about/accessibility.

Bücher und Zeitschriften, die von Elsevier veröffentlicht werden, entsprechen den geltenden Produktsicherheitsanforderungen. Für etwaige Bedenken oder Fragen zur Produktsicherheit wenden Sie sich bitte an unseren autorisierten Vertreter, Elsevier B.V., productsafety@elsevier.com.

Elsevier nimmt eine neutrale Position in Bezug auf territoriale Meinungsverschiedenheiten oder Zuständigkeitsansprüche in seinen veröffentlichten Inhalten ein, einschließlich Landkarten und institutionellen Zugehörigkeiten.

1. Auflage 2025

Wichtiger Hinweis: Die medizinischen Wissenschaften unterliegen einem sehr schnellen Wissenszuwachs. Der stetige Wandel von Methoden, Wirkstoffen und Erkenntnissen ist allen an diesem Werk Beteiligten bewusst. Sowohl der Verlag als auch die Autorinnen und Autoren und alle, die an der Entstehung dieses Werkes beteiligt waren, haben große Sorgfalt darauf verwandt, dass die Angaben zu Methoden, Anweisungen, Produkten, Anwendungen oder Konzepten dem aktuellen Wissensstand zum Zeitpunkt der Fertigstellung des Werkes entsprechen.
Der Verlag kann jedoch keine Gewähr für Angaben zu Dosierung und Applikationsformen übernehmen. Es sollte stets eine unabhängige und sorgfältige Überprüfung von Diagnosen und Arzneimitteldosierungen sowie möglicher Kontraindikationen erfolgen. Jede Dosierung oder Applikation liegt in der Verantwortung der Anwenderin oder des Anwenders. Die Elsevier GmbH, die Autorinnen und Autoren und alle, die an der Entstehung des Werkes mitgewirkt haben, können keinerlei Haftung in Bezug auf jegliche Verletzung und/oder Schäden an Personen oder Eigentum, im Rahmen von Produkthaftung, Fahrlässigkeit oder anderweitig übernehmen.

Für die Vollständigkeit und Auswahl der aufgeführten Medikamente übernimmt der Verlag keine Gewähr.
Geschützte Warennamen (Warenzeichen) werden in der Regel besonders kenntlich gemacht (®). Aus dem Fehlen eines solchen Hinweises kann jedoch nicht automatisch geschlossen werden, dass es sich um einen freien Warennamen handelt.

Bibliografische Information der Deutschen Nationalbibliothek
Die Deutsche Nationalbibliothek verzeichnet diese Publikation in der Deutschen Nationalbibliografie; detaillierte bibliografische Daten sind im Internet über https://www.dnb.de abrufbar.

25 26 27 28 29 5 4 3 2 1

In ihren Veröffentlichungen verfolgt die Elsevier GmbH das Ziel, genderneutrale Formulierungen für Personengruppen zu verwenden. Um jedoch den Textfluss nicht zu stören sowie die gestalterische Freiheit nicht einzuschränken, wurden bisweilen Kompromisse eingegangen. Selbstverständlich sind **immer alle Geschlechter** gemeint.

Planung: Uta Lux, Dr. Bernhard Gall; Projektmanagement: Sabine Hennhöfer
Redaktion: Karin Beifuss, Ohmden
Rechteklärung: Lisa Neulinger
Herstellung: publishing support, Steffen Zimmermann, München
Satz: Thomson Digital, Noida/Indien
Druck und Bindung: Drukarnia Dimograf Sp. z o. o., Bielsko-Biała/Polen
Umschlaggestaltung: SpieszDesign, Neu-Ulm
Titelfotografie: © Syda Productions - stock.adobe.com

Aktuelle Informationen finden Sie im Internet unter **www.elsevier.de**

Vorwort

„Die Begegnung mit dem anderen Menschen bietet uns den ursprünglichen Sinn überhaupt, und in seiner Verlängerung findet man allen weiteren Sinn."

Emmanuel Lévinas (1906–1995), Humanismus des anderen Menschen

Ethische Fragen stellen sich allen Ärztinnen und Ärzten, Pflegenden und Handelnden im Gesundheitswesen zu einer guten und besseren Versorgung ihrer Patientinnen und Patienten. Diese Fragen sind vielfältig, komplex und häufig nicht leicht zu beantworten. „Was ist für diesen Menschen gut und angemessen? Wie soll ich handeln? Was ist in seinem Sinn? Was kann ich, was können wir tun und verantworten? Was dient dem Patientenwohl?" Diese Fragen begegnen uns nicht nur im Krankenhaus, sondern auch im außerklinischen Bereich.

Das Buch richtet sich an Ärztinnen und Ärzte, Pflegende, Psychotherapeutinnen und Psychotherapeuten sowie Angehörige aller Berufsgruppen im Gesundheitswesen, die außerklinisch tätig sind. „Außerklinisch" beinhaltet sowohl die ambulante Patientenversorgung in der Praxis als auch die Versorgung von Bewohnerinnen und Bewohnern in Senioren-, Pflege- und Behinderteneinrichtungen[1]. In diesen Bereichen steigen die ethischen Herausforderungen der Patientenversorgung durch eine zunehmende Ambulantisierung der Leistungen und Ökonomisierung bei gleichzeitiger Ressourcenverknappung.

Ethische Entscheidungen müssen von den Beteiligten im Wandel der medizinischen Möglichkeiten getroffen werden – dies vor dem Hintergrund des demografischen Wandels mit erheblicher Verschiebung der Erkrankungsformen. Die Ethikkontexte sind hochkomplex und werden geprägt durch gesellschaftlichen Wertepluralismus, Interkulturalität sowie eine Divergenz der Ansprüche und der Versorgungsrealität bei gleichzeitigem Anspruch auf Gerechtigkeit in der Versorgung.

Dieses Buch versteht sich als Beitrag zur Nutzung und Etablierung von außerklinischer Ethikberatung in der Praxis. Es hilft Ärztinnen und Ärzten, Pflegenden und Teams, in ethischen Fragen transparent und reflektiert vorzugehen und die Qualität der Versorgung der ihnen anvertrauten Menschen zu sichern und zu verbessern. Die Beiträge sollen dazu anregen, auch außerklinisch Kompetenzen zu bündeln und bei einem ethischen Dilemma oder Konflikt die relevanten Faktoren für eine gute Entscheidung patientenzentriert zur Geltung zu bringen. Darüber hinaus bietet das Buch auch der oder dem Einzelnen die Möglichkeit, praxisnah ethische Fragen systematisch zu einer Entscheidung und Lösung zu führen. Nicht zuletzt soll es damit den Anwenderinnen und Anwendern zu beruflicher Balance und höherer Zufriedenheit gereichen.

Dazu gliedert sich das Buch in drei Abschnitte:

- Teil I widmet sich ethischen Grundlagen und Modellen ethischer Entscheidungsfindung zur Anwendung in der außerklinischen Praxis. Hier finden sich zudem Beiträge, die den Fokus auf Wesentliches legen, wie rechtliche Aspekte, Interdisziplinarität, Interkulturalität, die Bedeutung von Kommunikation und den Umgang mit Emotionen in der Ethikberatung.
- Teil II stellt Anwendungsbereiche und Organisationsformen vor, etablierte Strukturen und die Praxis außerklinischer Ethikberatung in verschiedenen Fachgebieten und Versorgungsbereichen. Beispiele gut organisierter Ethikberatung in der Altenpflege oder durch SAPV-Stützpunkte, regionale Netzwerke oder mithilfe von Telemedizin werden dargestellt, ebenso Beiträge zur Schnittstelle ambulant-stationär in der Psychiatrie und zu Leitlinien im Hospiz.
- Teil III legt den Schwerpunkt auf Fallberichte und Konfliktfelder sowie besondere ethische Fragestellungen. Dargestellt sind u. a. Fälle zur Ethikberatung bei freiwilligem Verzicht auf Essen

[1] Die Autorinnen und Autoren der Buchbeiträge verwenden „ambulant" und „außerklinisch" synonym, wobei „außerklinisch" umfassender nicht nur die Patienten/Versorgung im häuslichen Bereich, sondern an allen Orten außerhalb der Klinik umfasst (ZEKO 2020).

und Trinken, pädiatrischer Palliativversorgung und Sterbewunsch.

Das Spektrum der Beiträge der Autorinnen und Autoren in diesem Buch erhebt keinen Anspruch auf Vollständigkeit. Die Themenwahl ist nicht abschließend zu verstehen. Vielmehr sollen die Leserinnen und Leser angeregt werden, weiter zu fragen, Ethikberatung zu organisieren und selbst zu Lösungsmöglichkeiten – am besten im Team – bei ethischen Herausforderungen zu gelangen. Wenn damit Ethikberatung als Instrument der ethischen Entscheidungsunterstützung im eigenen Tätigkeitsbereich routiniert eingesetzt wird, ist der Anspruch der Herausgeber erfüllt.

Wir würden uns freuen, wenn das Buch zur besseren ethischen Orientierung verhilft und zu ethisch gut begründeten Entscheidungen führt.

Wir danken allen Autorinnen und Autoren für ihre engagiert eingebrachten Beiträge.

Dernbach und Istanbul, März 2025

Dr. med. Petra Kutscheid und

Professor Dr. (TR) phil. et med. habil. Ilhan Ilkilic

Inhaltsverzeichnis

Adressen

Dr. med. Birgitta Behringer
Hausarztpraxis in Bochum Werne
Bochum, Deutschland

Annika Belgrath
Einrichtungsleitung Seniorenzentrum Dernbach
Dernbach, Deutschland

Prof. Dr. theol. Franz-Josef Bormann
Lehrstuhl für Moraltheologie (Theologische Ethik I)
an der Katholischen Fakultät der
Eberhard Karls Universität Tübingen, Deutschland

Dr. rer. nat. Elke Freudenberg
Katharina Kasper Akademie
Dernbach, Deutschland

Karin Gollan
Fachstelle Ethik
Malteser Deutschland gemeinnützige GmbH
Köln, Deutschland

Prof. Dr. med. Sven Gottschling
Zentrum für altersübergreifende Palliativmedizin
und Kinderschmerztherapie
Universitätsklinikum des Saarlandes
Homburg/Saar, Deutschland

Prof. Dr. (TR) Dr. phil, med. habil. Ilhan Ilkilic
Department of History of Medicine and Ethics,
Faculty of Medicine
Istanbul University
Istanbul, Türkei

Tanja Kirchner, M. mel.
Evangelisches Klinikum Bethel gGmbH
Bielefeld, Deutschland

Dr. med. Klaus Kobert
Bielefeld, Deutschland

Dr. med. Petra Kutscheid
Medizinethikerin, Palliativmedizinerin Fachstelle
Ethik DGKK/Alexianer GMBH Dernbach/Münster,
Deutschland

Dr. phil. Arnd T. May
Zentrum für Angewandte Ethik
Erfurt, Deutschland

Dr. rer. nat. Dipl.-Psych. Frithjof Niegot
Herz-Jesu-Krankenhaus Dernbach
Dernbach, Deutschland

Johannes Niemand
Hausarzt, Internist, Palliativmediziner
Detmold, Deutschland

Prof. Dr. phil. habil. Annette Riedel, M.Sc.
Fakultät Soziale Arbeit, Bildung und Pflege
Hochschule Esslingen
Esslingen, Deutschland

Prof. Dr. med. Dr. phil. Sabine Salloch
Institut für Ethik, Geschichte und Philosophie der
Medizin
Medizinische Hochschule Hannover
Hannover, Deutschland

Prof. Dr. med. Fred Salomon
Lemgo, Deutschland

Catrina Schneider
Bereichsleitung Christliche Unternehmenskultur/
Ethik
Franziskanerbrüder vom Heiligen Kreuz
St. Josefshaus
Hausen/Wied, Deutschland

Dr. rer. med. Anna-Henrikje Seidlein
Institut für Ethik und Geschichte der Medizin
Universitätsmedizin Greifswald
Greifswald, Deutschland

Prof. Dr. phil. Alfred Simon
Akademie für Ethik in der Medizin und
Institut für Ethik und Geschichte der Medizin
Universitätsmedizin Göttingen
Göttingen, Deutschland

Prof. Dr. iur. Jochen Taupitz
Abteilung Rechtswissenschaft
Universität Mannheim
Mannheim, Deutschland

Pfarrer Dr. h. c. Erhard Weiher†
ehem. Klinikseelsorge und Ethikkomitee
Universitätsmedizin Mainz
Mainz, Deutschland

Abbildungsnachweis

Der Verweis auf die jeweilige Abbildungsquelle befindet sich bei allen Abbildungen im Werk am Ende des Legendentextes in eckigen Klammern.

L231	Stefan Dangl, München
O272	Philipp Hubbe, Magdeburg
W1340	Ambulanter Hospiz- und Palliativ-Beratungsdienst Lippe e. V. www.palliativnetz-lippe.de

Fehler gefunden?

An unsere Inhalte haben wir sehr hohe Ansprüche. Trotz aller Sorgfalt kann es jedoch passieren, dass sich ein Fehler einschleicht oder fachlich-inhaltliche Aktualisierungen notwendig geworden sind.
Sobald ein relevanter Fehler entdeckt wird, stellen wir eine Korrektur zur Verfügung. Mit diesem QR-Code gelingt der schnelle Zugriff.

https://else4.de/978-3-437-23575-7

Wir sind dankbar für jeden Hinweis, der uns hilft, dieses Werk zu verbessern. Bitte richten Sie Ihre Anregungen, Lob und Kritik an folgende E-Mail-Adresse: kundendienst@elsevier.com

Abkürzungen

AAPV	Allgemeine Ambulante Palliativversorgung
Abs.	Absatz
ACP(-D)	Advance Care Planning (Deutschland)
AEB	Ambulantes Ethikkomitee Bochum e. V.
AEM	Akademie für Ethik in der Medizin
AHPB	Ambulanter Hospiz- und Palliativberatungsdienst
ALS	amyotrophe Lateralsklerose
Amp.	Ampulle
Art.	Artikel
AWMF	Arbeitsgemeinschaft der Wissenschaftlichen Medizinischen Fachgesellschaften e. V.
BÄK	Bundesärztekammer
BfARM	Bundesinstitut für Arzneimittel und Medizinprodukte
BGB	Bürgerliches Gesetzbuch
BGH	Bundesgerichtshof
BtM	Betäubungsmittel
Buchst.	Buchstabe
BVerfG	Bundesverfassungsgericht
BVerwG	Bundesverwaltungsgericht
BVP	Behandlung im Voraus planen
COVID	Corona virus disease
D	Deutschland
d. h.	das heißt
DGP	Deutsche Gesellschaft für Palliativmedizin e. V.
DIVI	Deutsche Interdisziplinäre Vereinigung für Intensiv- und Notfallmedizin e. V.
DSGVO	Datenschutz-Grundverordnung
ED	Einzeldosis
EEG	Elektroenzaphalografie/-gramm
EF	Ethische Fallbesprechung
EKA	Ethikkomitee im Altenpflegeheim/Altenhilfe
EvKB	Evangelisches Klinikum Bethel
EVN	Empfehlungen zum Vorgehen in Notfallsituationen
FFP	filtering face piece
FVET	Freiwilliger Verzicht auf Essen und Trinken
FVNF	Freiwilliger Verzicht auf Nahrung und Flüssigkeit
ggf.	gegebenenfalls
GVP	Gesundheitliche Versorgungsplanung
i. v.	intravenös
KBV	Kassenärztliche Bundesvereinigung
KEK	Klinisches Ethikkomitee
KTQ	Kooperation für Transparenz und Qualität im Krankenhaus
LAN	Local Area Network
LL	Leitlinie
LTE	Long Term Evolution
max.	maximal
MELIP	Mobile Ethikberatung in Lippe
METAP	Modular, Ethik, Therapieentscheide, Allokation und Prozess
MRT	Magnetresonanztomografie
NaCl	Natriumchlorid
Nr.	Nummer
PEG	perkutane endoskopische Gastrostomie
PKD	Palliativärztlicher Konsiliardienst
SAPV	Spezialisierte Ambulante Palliativversorgung
SD	standard deviation (Standardabweichung)
SGB	Sozialgesetzbuch
SPPV	Spezialisierte Pädiatrische Palliativversorgung
SSPE	subakut sklerosierende Panenzephalitis
StGB	Strafgesetzbuch
TEB	TeleEthikBeratung
tgl.	täglich
u. a.	unter anderem
u. v. m.	und vieles mehr
u. Ä.	und Ähnliches
vgl.	vergleiche
VSED	voluntary stopping eating and drinking
WHO	World Health Organization
WLAN	Wireless Local Area Network
WTHD	Wish to Hasten Death
z. B.	zum Beispiel
ZEKO	Zentrale Ethikkommission

(die Mittel, das Personal, die persönliche Zeit und Kraft) auf die zu versorgenden Patienten gerecht verteilt werden? Gerechtigkeitsethische Fragen belasten häufig subtil.

Ungelöste und sich wiederholende ethische Konflikte führen zu „**moral distress**". Bei Menschen, die fortgesetzt unter einem solchen moralischen Stress stehen, kann diese Belastung bis zum Burnout führen. Insofern kann die partizipative Bearbeitung ethischer Fragen und Probleme durch Ethikberatung nicht nur dem Patientenwohl dienen und die Gesundheitsversorgung verbessern, sondern auch den Versorgenden zu höherer Wirksamkeit und Zufriedenheit verhelfen [2].

MERKE

Ziele von Ethikberatung

Gemäß der Akademie für Ethik in der Medizin (AEM) sind dies [3]:
- die Bewältigung bzw. Lösung ethisch herausfordernder Situationen,
- die Berücksichtigung allgemein anerkannter ethischer Normen,
- die Verbesserung der Versorgungsqualität,
- die Sensibilisierung für ethische Fragestellungen und
- die Förderung der Kompetenz im Umgang mit ethischen Themen, Unsicherheiten und Konflikten.

Die Möglichkeit einer Ethikberatung gilt mittlerweile als **Qualitätsindikator** von Einrichtungen und Versorgern. Dies ist nicht nur für Patienten von Interesse, sondern auch relevant für die Bindung und Gewinnung neuer Mitarbeiter, für berufliche Zufriedenheit und Sinnhaftigkeit der Arbeit.

1.1.2 Neue positive Entwicklungen

Jüngere Untersuchungen wie von Seifart [4] stellen eine positive Entwicklung der ambulanten Ethikberatung fest. Eine ausführliche Übersicht über vorhandene Angebote, Entwicklung und Themenfelder findet sich in ➤ Kap. 3 in diesem Buch.

Die Zentrale Ethikkommission (ZEKO) bei der Bundesärztekammer konkretisierte 2020 die Empfehlungen zur Implementierung der außerklinischen Ethikberatung [5]. Und 2023 wurden die Empfehlungen zum Standard von Ethikberatung der Akademie für Ethik in der Medizin (AEM) neu als *Standard für klinische und außerklinische Ethikberatung* herausgegeben [6].

Ethikberatung wird in verschiedenen Versorgungsleitlinien der Fachgesellschaften als Expertenkonsens empfohlen: in der AWMF-Leitlinie (LL) Palliativmedizin, der LL Palliativmedizinische Versorgung neurologischer Erkrankungen, der LL Prolongiertes Weaning in der Außerklinischen Langzeitpflege [7] u. a.

Jüngst wurde daher die „Möglichkeit zur Durchführung eines Ethik-Fallgesprächs" in Deutschland als Strukturmerkmal bei außerklinischer Beatmung und Weaning (Beatmungsentwöhnung) abrechnungsrelevant festgeschrieben (BfARM OPS-Ziffer 8–718.8 und -.9). Seit Beschluss des 128. Deutschen Ärztetages 2024 wird für die ethische Fallberatung eine Vergütung auch für Ärzte beim Gesetzgeber gefordert [8].

1.1.3 Strukturen

Während in ca. jeder zweiten Klinik Strukturen zur Ethikberatung wie ein klinisches Ethikkomitee etabliert sind [9], ist dies außerklinisch noch nicht vergleichbar der Fall. Nach dem Hessischem Krankenhausgesetz hat sogar jedes Krankenhaus einen Ethikberater zu bestellen.

Außerklinisch haben sich aufgrund der vielfältigen Versorgungsformen verschiedene Ethikberatungsangebote entwickelt:
- außerklinische Ethikkomitees in Einrichtungen der Alten- und Pflegehilfe (EKAs) eines *überregionalen* Trägers,
- Ethikberatungsangebote im Netzwerk *regionaler* Einrichtungen, Einrichtungsträger oder Initiativen (z. B. durch ein Hospiz- und Palliativ-Netz, Qualitätszirkel) sowie
- an eine Landes- oder Bezirksärztekammer angebundene Ethikberatungsmöglichkeiten.

Die Bundesärztekammer hat nach Beschlüssen 2021 und 2023 entschieden, in jedem deutschen Bundesland außerklinische Ethikberatung über die Landes- und Bezirksärztekammern anzubieten:

„Zur professionellen ethischen Begleitung der stationären Kolleginnen und Kollegen existieren stationäre Ethikkomitees. Über das System der Landesärztekammern müssen daneben ambulante Angebote für die tätigen Ärzte geschaffen werden."

Beschluss I – 18: Ambulante Ethikberatung, 124. Deutscher Ärztetag [10]

Zu Beginn wurden diese mit einem Zugang nur für die Ärzteschaft angeboten. Mittlerweile besteht in vielen Kammern die Möglichkeit zur Anfrage auch für andere Berufsgruppen und für Angehörige. Das entspricht den empfohlenen Qualitätskriterien einer erfolgreichen Ethikberatung [11]. Eine Anfrage durch Ärzte sogar von Kliniken, die kein Ethikkomitee besitzen, ist beispielsweise in der Ärztekammer Sachsen möglich. Eine Übersicht mit einer Landkarte zur Verteilung in Deutschland und Österreich mit über 50 verschiedenen Ethikberatungsprojekten, die sich freiwillig listen lassen, findet sich auf der Internetseite der AEM (vgl. auch ➤ Kap. 3).

In Österreich sind dies noch wenige, aber der Landesverband Hospiz Oberösterreich beispielsweise hat 2015 ein Ethikkomitee für alle 137 außerklinischen Langzeit-Pflegeeinrichtungen eingerichtet [12].

1.1.4 Aufgaben und Formen außerklinischer Ethikberatung

Zur **ETHIKBERATUNG** zählen außerklinisch in erster Linie die **ethische Einzelfallberatung** und Fallbesprechung mit allen Beteiligten bei ethischen Fragen oder ethischen Konflikten. Diese wird in ➤ Kap. 1.2 ausführlicher dargestellt. Meist wird der Begriff Ethikberatung synonym für die ethische Einzelfallberatung/Ethik-Fallberatung verwendet (auch in den nachfolgenden Buchkapiteln).

Ethikberatung im Gesundheitswesen beinhaltet allerdings auch weitere Formen der Ethikarbeit, die zu einer nachhaltigen Verbesserung der Lösung ethisch komplexer Anforderungen führen. Dazu gehören **Ethik-Fortbildungen** und die **Integration ethischer Reflexion** in Regelabläufe (**Ethik-Transfer und Ethik-Leitlinien**) und in die Organisation. Diese dienen dem gesamten Versorgungsbereich und einer **ethischen Organisationsentwicklung** (zu Ethik-Leitlinien: ➤ Kap. 16).

MERKE

Ethikberatung im Gesundheitswesen

Aufgaben und Kernpunkte sind [3]:

- Durchführung individueller ethischer Fallbesprechungen (**Ethik-Fallberatung**),
- Organisation von internen und öffentlichen Veranstaltungen zu medizin- und pflegeethischen Themen (**Ethik-Fortbildung**) sowie
- Erstellung von internen Leitlinien bzw. Empfehlungen (**Ethik-Leitlinien**)
- Systematische Förderung von ethischer Kompetenz vor Ort und ethische Reflexion in den Regelprozessen des Berufs- und Versorgungsalltags (**Ethik-Transfer**)
- Beratung der Leitung von Einrichtungen und Organisationen in organisationsethischen Fragen (**Organisationsethik**)

1.2 Außerklinische Ethik-Fallberatung

Ablauf und Organisation der außerklinischen Ethik-Fallberatung lassen sich in drei Phasen gliedern (➤ Abb. 1.1):

- Phase 1: Vorbereitung und Koordination
- Phase 2: Durchführung und Gesprächsführung
- Phase 3: Protokoll und Nachbereitung

1.2.1 Phase 1: Vorbereitung und Koordination

In dieser Phase findet der wichtige Schritt der **Auftrags- und Rollenklärung** für den Ethikberater statt. Wer möchte zu welcher Frage wozu von wem wann beraten werden? Auch die Grenzen des Auftrags sollten deutlich gemacht werden (➤ Kap. 1.2.3). Ungefragt und ohne Auftrag sollte keine Beratung stattfinden.

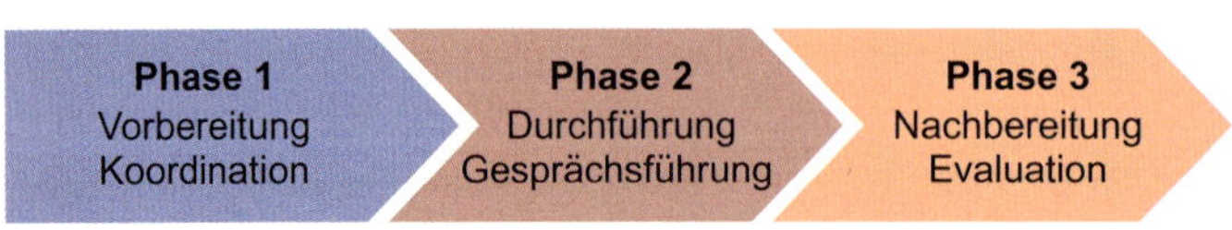

Abb. 1.1 Phasen der Ethik-Fallberatung [L231]

Dies würde auch der Ethikberatungspraxis schaden. Zu diesem frühen Zeitpunkt ist ggf. eine Absprache zur Kostenabdeckung der Ethikberatung ratsam.

Anschließend sollte geklärt werden, welche **Personen in der Ethikberatung** zusammenkommen sollten. Meist sind das der Patient bzw. seine rechtlichen Stellvertreter, Angehörige, der behandelnde Arzt und die betreuende Pflegefachperson, die Ethikberater, ggf. andere. Empfohlen und ideal sind zwei Ethikberater, die sich Moderation und Dokumentation aufteilen. Der dokumentierende Kollege achtet idealerweise darauf, dass alle Beteiligten im Gespräch einbezogen werden. Bei zwei Ethikberatern können auch ein Bias oder eigene blinde Flecke der Berater ausgeglichen werden. „Andere" Beteiligte können Personen sein, die entweder Relevantes zum Patienten/Bewohner sagen können oder auch eine für die Entscheidung benötigte Expertise aufweisen – beispielsweise rechtlich, psychologisch oder seelsorgerisch.

Außerklinisch empfiehlt es sich, die Koordination des Termins, der erforderlichen Personen und benötigten Unterlagen von einer assistierenden Stelle mit guter Erreichbarkeit vornehmen zu lassen (Geschäfts- oder Koordinierungsstelle). Wenn eine Pflegeeinrichtung mit eigenen Ethikberatern die Koordination rund um eine Hausarztvisite terminiert und Angehörige dazu einlädt, kommt häufiger auch die direkte hausärztliche Beteiligung zustande. Aufgrund der Heterogenität der Versorgungssituationen und räumlich weiter entfernten Beteiligten werden außerklinisch häufiger **offene Beratungsformen** unter Einbeziehung von Telefon- oder Videotechnik gewählt (➤ Kap. 14). Je zuverlässiger und besser die Vorbereitung und Koordination, desto valider lassen sich Abstimmungen in der ethischen Fallberatung erzielen.

1.2.2 Phase 2: Durchführung und Gesprächsführung

Durchführung

Im Mittelpunkt der außerklinischen Ethik-Fallberatung stehen der zu versorgende Mensch und die mit der Versorgung zusammenhängende ethische Fragestellung. Daher sollte dieser zur anstehenden Frage möglichst selbst befragt werden – im Sinne der Ermittlung des aktuellen Patienten- bzw. Bewohnerwillens. In jedem Fall sollte man sich durch einen Besuch einen persönlichen Eindruck verschaffen. Sofern die betreffende Person nicht antworten kann, sind die gesetzlichen Stellvertreter zu befragen. „*Es ist ethisch geboten, sich um die Selbstbestimmung des Patienten zu bemühen. Dies wird besonders deutlich bei vulnerablen Patientengruppen*" [13]. Das Einverständnis zur Ethikberatung sollte eingeholt und die Schweigepflicht beachtet werden (➤ Kap. 5).

Man unterscheidet **Ethikberatungen mit und ohne Einbeziehung des Patienten** in die Beratungszusammenkunft (bei reiner Teamberatung ohne den Patienten). Wichtig ist es, sich die **Sorge des Patienten** zu der Frage und Situation in einem **Perspektivwechsel** zu eigen zu machen und diese in die Lösung einzubringen.

Es kann sinnvoll sein, **zweitzeitig** vorzugehen. Zur Orientierung kann eine Besprechung zunächst mit den Behandelnden vor Ort begonnen werden. Bei Kenntnis der relevanten Aspekte werden im Anschluss die Angehörigen bzw. der gesetzliche Stellvertreter hinzugezogen. Das ist besonders bei Dissens im Team aus Rücksicht auf die Angehörigen wichtig, denen Irritationen und unnötige Belastungen erspart werden sollten.

Modell der Rekonstruktiven Ethikberatung

Ethische Fallberatung sollte strukturiert geschehen und kann dazu einem Modell folgen, das gleichzeitig die ethisch relevanten Aspekte evaluiert und einer Beurteilung nach ethischen Kriterien zuführt. Die Schritte einer ethischen Fallberatung werden hier beispiel- und skizzenhaft an einem **Modell der rekonstruktiven Ethikberatung** dargestellt (➤ Abb. 1.2), mit dem die Herausgeberin gute Erfahrungen gemacht hat. In der Praxis gibt es weitere Modelle, die auch in der außerklinischen Ethikberatung angewandt werden können (➤ Kap. 2).

1 – Reflexion

Zur Reflexion bei einer Anfrage gehört die Klärung, ob es sich um ein ethisches oder um ein anders gelagertes Problem handelt. Oft formulieren die Anfragenden keine ethischen Argumente, sondern äußern „moral distress" oder einen ethischen Dissens.

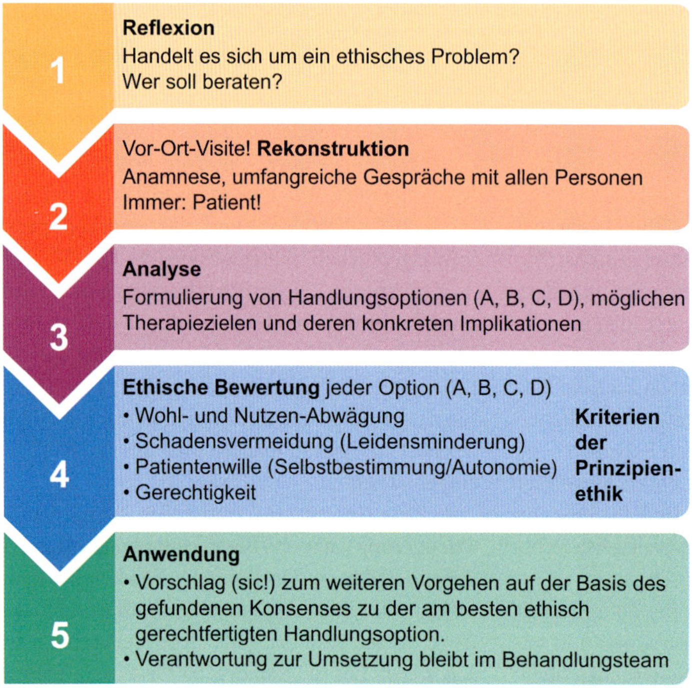

Abb. 1.2 Modell der Rekonstruktiven Ethikberatung [L231]

2 – Informationssammlung und Rekonstruktion

In diesem Schritt sollte immer der Patient visitiert und gesprochen werden. Sorgsam werden die relevanten medizinischen, pflegerischen, psychosozialen, spirituellen und andere Fakten und Aspekte durch umfassende Gespräche mit allen Beteiligten zusammengetragen. Dabei ist die Vermittlung von Wertschätzung und eine Moderation zu einer respektvollen Kommunikation Aufgabe der Ethikberatenden. Jede Stimme sollte zu Wort kommen, besonders auch „leise" Stimmen, die meist inhaltlich nicht minder wichtig sind.

3 – Analyse

Handlungsoptionen und **Therapieziele** werden in diesem Schritt formuliert – auch die bereits verworfenen. Oft bestehen drei bis vier Optionen, wie Steigerung, Beibehaltung oder Reduktion bestehender Therapieformen oder ein zeitlich begrenzter Therapieversuch („time-limited trial", TLT). Dabei wird zwischen kurativen und palliativen Vorgehensweisen und Therapiezielen unterschieden.

4 – Ethische Bewertung

Jede Option wird einzeln einer ethischen Bewertung unterzogen. Dazu bietet sich im Behandlungskontext die Methode der prinzipienethischen Fallberatung an.

In der Medizin- und Pflegeethik haben sich die **vier ethischen Prinzipien nach Beauchamp und Childress** („principlism") [14] als normative Prinzipien mittlerer Reichweite zur Reflexion ethischer Fragen bewährt:

1. Prinzip der Benefizienz: Wohltun, Nutzen
2. Prinzip der Non-Malefizienz: Nichtschadensprinzip, Schadensvermeidung
3. Achtung der Patientenautonomie: Achtung des Selbstbestimmungsrechts
4. Gerechtigkeit

Die Prinzipien sind berufsethisch und berufsrechtlich verankert. Bei jeder Option werden folgende Aspekte geprüft:

I. **Indikation**: Ist bei dieser Handlungsoption der zu erwartende Nutzen aus fachlicher Sicht höher als der Schaden? (Prinzipien 1 und 2). Darin kommt die **Fürsorgepflicht** zur Geltung. Zum Wohl des Patienten zu handeln bedeutet, dass objektiv der Nutzen den Schaden überwiegen sollte. In der Medizin und Pflege ist dazu evidenzbasiertes Wissen heranzuziehen. Eine Maßnahme mit höherem Nutzen gilt als fachlich *indiziert*.

II. **Patientenwille**: Im zweiten Schritt ist eine als indiziert herausgearbeitete Maßnahme darauf zu prüfen, ob der Patient sie will und damit *einverstanden* ist. Es geht um Zustimmung des dazu aufgeklärten Patienten („informed consent") bzw. seiner Stellvertreter.

III. **Gerechtigkeit**: Zuletzt wird eine Handlungsoption daraufhin geprüft, ob sie angewendet werden kann oder Grenzen hat. Abgewogen werden gleichwertige Ansprüche verschiedener Personen bei begrenzten Mitteln. Es werden *Über- oder Unterversorgung und Fehlversorgung* reflektiert. Versorgungswünsche für nichtindizierte Maßnahmen („medical futility") sind zu bewerten. Ein Patient, der eine ihn schädigende Behandlung oder Maßnahme fordert, würde vom Behandler nicht nur einen Verstoß gegen das Nicht-Schaden-Gebot verlangen, sondern ein Handeln gegen einen gerechten Einsatz der Mittel im Gesundheitswesen. In *Triage-*Situationen tritt die gerechtigkeitsethische Frage besonders kritisch hervor.

5 – Anwendung

Eine indizierte, vom Betroffenen gewünschte und durchführbare Maßnahme ist üblicherweise anzuwenden. Zur Klärung der Anwendung gehört in der Ethikberatung die **Konkretion** der Schritte, die aus dem Ergebnis der Beratung, einem gefundenen Konsens, abzuleiten sind. Beispielsweise könnte eine Verlegung resultieren, diagnostische Schritte oder die Reduktion einer laufenden Therapie bis hin zur Anordnung durch den Arzt, auf Wiederbelebung zu verzichten. Die **Kommunikation** mit den Beteiligten und die Abstimmung der Aufgaben haben wesentliche Bedeutung für das Gelingen. Das Ergebnis der Ethikberatung sollte **dokumentiert** in die Patienten-/Bewohnerakte und an die Anfragenden gegeben werden.

MERKE

Es gehört zur Kompetenz von Ethikberatern, dass die eingesetzte Methode der Beratung bzw. das Modell die ethischen Voranname und Hinblicknahme reflektiert und nach Bedarf variiert wird. Manche Beratungsmethode ist stärker medizinisch fokussiert, andere werden stärker den Care-ethischen Ansprüchen gerecht (siehe unten).

Gesprächsführung

Die Gesprächsführung in einer Ethikberatung erfordert Kompetenzen in der Moderation, aber komplementär auch die Einbringung von ethischer Expertise. Insofern bringt diese Form der **Komplementärberatung** den größten Vorteil gegenüber reiner Prozess- oder Fachberatung, damit die Beteiligten zu einer ethisch gut begründeten Entscheidung gelangen.

Es sollte versucht werden, möglichst alle Beteiligten in ihren Beiträgen zur Geltung zu bringen und eine Art herrschaftsfreien Diskurs – ein Gespräch aller „auf Augenhöhe" – herzustellen (vgl. Diskursethik M. Kettner nach J. Habermas [15, 16]). Denn wichtige Informationen zum Patienten sind nicht an eine Hierarchie gebunden. In dieser Praxis spiegelt sich das Bewusstsein für die Einzigartigkeit von Geschichten und Lebensverläufen, die ethische Relevanz haben können.

Die **Moderation** sollte **strukturiert, ergebnisoffen und transparent** erfolgen. Der Moderator benötigt dazu eine gute Kommunikationsfähigkeit, Neutralität, innere Ruhe, Selbstreflexionsfähigkeit und Empathie. Informationen zu Dauer und Ablauf der Ethikberatung und Diskussionsregeln sollten zu Beginn vom Moderator mitgeteilt werden. Die Beratung sollte auf ca. 45–60 Minuten, höchstens 90 Minuten begrenzt werden. Sie bedeutet professionelle kondensierte Kommunikation unter Problemdruck und Zeitdruck. Unter Umständen müssen Vielredner höflich gebremst werden zugunsten weiterer Beteiligter, die relevante Aspekte einbringen sollten. Ebenso sollten Störfaktoren eliminiert (Klingeln, Raumverlassen etc.) und die Beteiligten motiviert werden, an einem Konsens mitzuwirken.

Unabhängig von der Methode der Ethikberatung sollte das Beratungsverfahren **patientenzentriert und lösungsorientiert** erfolgen. Insofern handelt es sich um anwendungsorientierte Verfahrensethik, wie sie methodologisch beim **Klinischen Pragmatismus** und der **Kasuistik** stärker eingesetzt wird. Der Moderator sollte die Ergebnisse mündlich zusammenfassen.

Schriftlich sollte dies in einem Dokumentationsbogen festgehalten und von den Beteiligten gegengezeichnet werden. Beispiele sind der *Therapieziel-Dokumentationsbogen der Deutschen Interdisziplinären Vereinigung für Intensiv- und Notfallmedizin e. V. (DIVI),* der für den außerklinischen Bereich modifiziert werden kann. Eine ausführliche **Dokumentation** kann im Anschluss angefertigt und zeitnah adressiert werden (zu Erfordernissen und rechtlichen Aspekten: ➤ Kap. 5). Anschließend erfolgt die Kommunikation mit den für die Umsetzung verantwortlichen Personen.

1.2.3 Phase 3: Nachbereitung

Verantwortung und Umsetzung

Die Verantwortung der Umsetzung einer erarbeiteten Empfehlung nach gemeinsamer Ethikberatung verbleibt bei den rechtlich Verantwortlichen und geht nicht auf die Ethikberater über. Meist sind dies der Arzt und der Patient bzw. die Stellvertreter des Patienten:

- Die rechtliche Verantwortung über die Entscheidung im Sinne der Zustimmung zu einer Therapie oder Maßnahme obliegt dem Patienten, bei Unvermögen seinen rechtlichen Stellvertretern.
- Die Verantwortung für die Therapie hat der Arzt, für die Pflegeindikation obliegt sie den Pflegenden.
- Die Durchführungsverantwortung liegt bei den Handelnden.

Insgesamt erfahren die Angehörigen und Behandler bei einem gefundenen Konsens eine erhebliche Entlastung dadurch, dass das weitere Vorgehen gemeinsam getragen wird.

Evaluation

Meist wird Ethikberatung daher von den Beteiligten und Beratenen in **Evaluationen** positiv bewertet [4]. Der höhere Aufwand wird aus langjähriger eigener Erfahrung der Autorin in der Leitung außerklinischer Ethikkomitees bei etablierter Praxis der Ethikberatung allseits als lohnend eingestuft, wenn die Praxis der Ethikberatung etabliert ist. Besonders von der Pflege kommen Zustimmung und Mitwirkung. Aber auch Hausärzte haben neben der Entlastung ethischer Konflikte angemerkt, dass der Zeitaufwand der Abstimmung in einer Ethikberatung die verschiedenen fragmentarischen und konfliktbeladenen Gespräche mit den unterschiedlichen Beteiligten einsparen lässt.

PRAXISTIPP

Der Schlüssel zur Etablierung von Ethikberatung in einem Versorgungsbereich ist die Einbettung des Themas in die Regelkommunikation. Als Tagesordnungspunkt bei einer der wöchentlichen Besprechungen kann beispielsweise die Frage nach einer notwendig werdenden Ethik-Fallberatung gestellt werden. Damit kann Ethik-Fallberatung besser rechtzeitig organisiert werden.

Zur Nachbereitung nach einer Ethikberatung gehören auch die Erkundigung, wie sich die Fallsituation weiterentwickelt hat und ob das Ergebnis der Ethikberatung hilfreich war.

Für die **Evaluation** einer stattgehabten Beratung können per Fragebogen abgefragt werden (vgl. [17]):

- Wie war die Organisation der Sitzung?
- Wurde der Zeitrahmen eingehalten?
- Wurden alle wichtigen Punkte angesprochen?
- Kamen die Teilnehmer angemessen und ausreichend zu Wort?
- Waren Diskussion und Ergebnisfindung transparent und offen?
- War die Ethikberatung aufschlussreich oder hilfreich?
- Fand das Ergebnis Zustimmung?
- Sind Punkte offengeblieben?
- Besteht Bedarf für eine Nachberatung oder Reflexion der Beratung?

Insgesamt sollte eine außerklinische Ethikberatungsstelle/-organisation einen jährlichen Überblick erstellen, welche Beratungen zu welchen Themen mit welchem zeitlichen und personellen Einsatz stattgefunden haben.

Qualifikation und Qualitätsmerkmale

Ethikberater benötigen

- fundierte Kenntnisse in der Medizinethik,
- Kenntnisse und Erfahrung in Methoden der Ethik-Fallberatung,
- Verständnis und Kompetenz bzgl. der klinischen wie außerklinischen Versorgungspraxis,

- Reflexionsfähigkeit und Kommunikationskompetenz,
- Moderationskompetenz und interkulturelle Kompetenz,
- kontinuierliche Weiterbildung.

Dafür wurden mittlerweile Fortbildungscurricula entwickelt und zertifiziert – im deutschsprachigen Raum das **Curriculum Ethikberatung im Gesundheitswesen** [6] mit aufsteigenden Kompetenzstufen in der Qualifikation für Ethikberater [18].

Außerdem sollten die **Grenzen** von außerklinischer Ethikberatung gegenüber anderen Formen der Beratung, beispielsweise Supervision, Balint-Gruppe und kollegialer Beratung, beachtet werden. Das ist wichtig, um einerseits eine Rollendiffusion für die Beratenden zu vermeiden. Andererseits sollten auch keine Aufgaben übernommen werden, für die keine Kompetenzen bestehen. Ein gravierend negatives Beispiel dafür wäre die versuchte Beurteilung von Freiverantwortlichkeit bei Suizidalität eines Patienten durch einen Ethikberater anstelle der Einholung einer psychiatrischen Expertise. Ebenso sollte der Ethikberater keine Mediation bei lange gewachsenen Differenzen zwischen Konfliktparteien versuchen, bei denen rezidivierend ethische Konflikte in einer Patientenversorgung zutage treten. Die Klärung der vorliegenden ethischen Behandlungsfrage sollte in der Ethikberatung abgetrennt von personalen Konflikten erfolgen. Personale Konflikte könnten anschließend, ggf. in einer beauftragten Mediation durch Dritte, explizit zu lösen versucht werden. Die Ethikberaterin oder der Ethikberater kann den Beteiligten dazu allerdings die Anregung geben.

Die **Qualität außerklinischer Ethikberatung** wird gesichert und verbessert durch (vgl. [11]):

- Evaluation der Ethikberatung
- Fortbildung und stete Weiterbildung der Ethikberater [18]
- Unterstützung durch die Leitung in einem Versorgungsbereich
- Interdisziplinarität und Interprofessionalität

PRAXISTIPP

Nachhaltig bestehen kann außerklinische Ethikberatung durch gute Organisation, Netzwerkarbeit und Öffentlichkeitsarbeit. Im Buch finden sich dazu verschiedene Beispiele für gelungene Konzepte.

LITERATUR

[1] Wachter A, May A. EMMA (Ethik Multiprofessionell Methodisch Anwenden): ein spezifisches Strukturinstrument für die Ethik-Fallberatung für die Langzeitpflege. Ethik in der Medizin 2024; 36: 355–68. https://doi.org/10.1007/s00481-024-00810-z

[2] Berger JT. Moral distress in medical education and training. J Gen Intern Med 2014; 29(2): 395–8. doi: 10.1007/s11606-013-2665-0.

[3] Akademie für Ethik in der Medizin e.V. Standards für Ethikberatung im Gesundheitswesen. Ethik Med 2023; 35: 313–24; https://doi.org/10.1007/s00481-023-00762-w

[4] Seifart C. Positive Entwicklung der Ambulanten Ethikberatung. Hess Arztebl 2019; 3: 178; https://aem-online.de/fileadmin/user_upload/Ethikberatung/Tagungsbericht_Haebl_03_2019.pdf (letzter Zugriff: 25.2.2025).

[5] Bundesärztekammer. Stellungnahme der Zentrale Ethikkommission zur Wahrung ethischer Grundsätze in der Medizin und ihren Grenzgebieten (Zentrale Ethikkommission) bei der Bundesärztekammer. Außerklinische Ethikberatung. Dtsch Arztebl 2020; 117(12): A628.

[6] Akademie für Ethik in der Medizin e.V. Curriculum Ethikberatung im Gesundheitswesen. Stand: 2022; https://aem-online.de/fileadmin/user_upload/Ethikberatung/Curriculum_Ethikberatung_im__Gesundheitswesen_2019-06-24__geaendert_am_21.12.22_.pdf (letzter Zugriff: 20.4.2025).

[7] Deutsche Gesellschaft für Pneumologie und Beatmungsmedizin e.V. (Hrsg.). S2k-Leitlinie Prolongiertes Weaning. AWMF-Registernummer 015-020. Stand: 29.08.2019 (in Überarbeitung); https://register.awmf.org/de/leitlinien/detail/020-015 (letzter Zugriff: 25.2.2025).

[8] Bundesärztekammer. 128. Deutscher Ärztetag 2024. Beschlussprotokoll. S. 253. https://www.bundesaerztekammer.de/fileadmin/user_upload/BAEK/Aerztetag/128.DAET/2024-05-10_Beschlussprotokoll_neu.pdf (letzter Zugriff: 25.2.2025).

[9] Schochow M, Schnell D, Steger D. Implementation of clinical ethics consultation in German hospitals. Sci Eng Ethics 2015; 25(4): 985–91. doi: 10.1007/s11948-015-9709-2.

[10] Bundesärztekammer. 124. Deutscher Ärztetag 2021. Beschlussprotokoll; https://www.bundesaerztekammer.de/fileadmin/user_upload/BAEK/Aerztetag/124.DAET/pdf/Beschlussprotokoll_124_Daet_2021_Stand-06.05.2021_mit_numerischen_Lesezeichen.pdf (letzter Zugriff: 25.2.2025).

[11] Graßme H. Ethikberatung im Gesundheitswesen. Erfolgversprechende Einflüsse. Frankfurt am Main: Mabuse 2024; 88.

[12] Lenz K, Mittendorfer H, Sterrer H; für die Arbeitsgruppe klinische Ethikberatung des Landesverbandes Hospiz Oberösterreich. Klinische Ethikberatung in der außerklinischen Langzeitpflege durch den Landes-

verband Hospiz OÖ – Bericht der ersten 5 Jahre. Wien Med Wochenschr 2022; 172: 151–6; https://doi.org/10.1007/s10354-020-00801-x (letzter Zugriff: 25.2.2025).
[13] Deutscher Ethikrat. Stellungnahme Patientenwohl als ethischer Maßstab für das Krankenhaus. Berlin 2016, S. 41; https://www.ethikrat.org/publikationen/stellungnahmen/patientenwohl-als-ethischer-massstab-fuer-das-krankenhaus/ (letzter Zugriff: 25.2.2025).
[14] Beauchamp TL, Childress JF. Principles of Biomedical Ethics. 7th ed. New York, Oxford: Oxford University Press 2013.
[15] Kettner M. Ethik-Komitees: ihre Organisationsformen und ihr moralischer Anspruch. Stuttgart: Lucius & Lucius 2005.
[16] Fahr U. Die Diskursethische Grundlage der Ethikberatung im Gesundheitswesen. In: Steger F (Hrsg.). Klinische Ethikberatung. Grundlagen, Herausforderungen und Erfahrungen. Münster: Mentis 2013; 45–62.
[17] Kassenärztliche Bundesvereinigung: Ethikberatung im Qualitätszirkel. Berlin 2016; https://www.kbv.de/media/sp/4.22_Ethikberatung_im_Qualitaetszirkel.pdf (letzter Zugriff: 25.2.2025).
[18] Akademie für Ethik in der Medizin e.V. Zertifizierung für Ethikberatung im Gesundheitswesen. Stand: 2024; https://aem-online.de/zertifizierung-fuer-ethikberatung/ (letzter Zugriff: 25.2.2025).

KAPITEL

2 Strukturen, Modelle und Ansätze

Ilhan Ilkilic und Petra Kutscheid

Kernaussagen

- Zwischen klinischer und außerklinischer Beratung lassen sich in Bezug auf die Zielorientierung kaum Unterschiede feststellen. Dennoch gibt es wichtige Differenzen auf der **organisatorischen** und **strukturellen Ebene**.
- Neben der rekonstruktiven Methode der ethischen Fallberatung gibt es weitere Modelle, die je nach Bedarf zur Anwendung gebracht werden können.
- Ethikberatungen können **retrospektiv**, **prospektiv** oder auch **präventiv** durchgeführt werden.
- Die Organisation außerklinischer Ethikberatung erfordert vor allem in den Arztpraxen personellen Aufwand und finanzielle Ressourcen. Häufig erfolgt die Durchführung durch engagierte und ethisch qualifizierte Personen.

2.1 Überblick

Sich ständig verbessernde medizinische Interventionen erzielen nicht nur bessere therapeutische Ergebnisse, sondern ermöglichen auch Therapien in kürzeren Zeiten. Das führt zu früheren Entlassungen der Patientinnen und Patienten aus den Krankenhäusern. Frühere Patientenentlassungen finden jedoch auch aufgrund ökonomischer Zwänge statt (sogenannte blutige Entlassungen) [1]. Mit neuen medizinischen Technologien können auch zahlreiche medizinische und pflegerische Maßnahmen, die früher im Krankenhaus stattgefunden haben, in Pflege- und Seniorenheimen oder zu Hause – wie beispielsweise die Beatmung – im Sinne einer zunehmenden Ambulantisierung durchgeführt werden. Diese neuen Entwicklungen entlasten einerseits die Kliniken, andererseits werden die mit diesen Situationen verbundenen ethischen Fragen und Konflikte auf den außerklinischen Bereich verlagert und müssen dort gelöst werden, und dort entstehen aufgrund dieser Entwicklungen mittlerweile immer mehr ethische Fragen und Konflikte. Schon im Jahr 2008 hat der 111. Deutsche Ärztetag die Bundesärztekammer und die Landesärztekammern aufgefordert, „*berufsrechtskonforme Maßnahmen für eine ambulante Ethikberatung in Deutschland zu entwickeln, um Hausärzten bei ethischen Grenzfällen eine Unterstützung zur Einholung einer fachlichen Zweitmeinung oder eines Ethikvotums anbieten zu können*" [2]. Hinzu kommt ein niederschwelliger Zugang zur klinischen Ethikberatung und deren weitverbreitete – wenngleich nicht flächendeckende – erfolgreiche Praxis in vielen Krankenhäusern, die auch im hausärztlichen Bereich sowie in außerklinischen Pflegebereichen implementiert werden soll.

Während sich die klinische Ethikberatung in vielen Krankenhäusern erfolgreich etabliert hat und sich dort entsprechende Strukturen gebildet haben, ist man im Bereich der außerklinischen Ethikberatung noch davon entfernt. Es gibt mittlerweile zahlreiche Angebote für außerklinische Ethikberatung in Deutschland. Vorreiter seit ca. 2010 sind Entwicklungen und regionale Netzwerkbildungen im Bereich der Altenpflege und Hospize [3]. Sie sind jedoch keineswegs flächendeckend oder in der Lage, den realen Bedarf abzudecken [4]. Dennoch ist die außerklinische Ethikberatungspraxis trotz zahlreicher Probleme unterschiedlicher Art besser als noch vor 10 Jahren.

MERKE

Von zentraler Bedeutung für das Gelingen einer außerklinischen Ethikberatung ist nicht nur das quantitative Angebot, sondern dies sind auch
- die geeignete Struktur,
- das verwendete Ethikberatungsmodell,
- die angemessene Methodenanwendung und
- ethische Expertise.

2.2 Ziele und Aufgaben

MERKE

Ziel einer Ethikberatung in der Gesundheitsversorgung ist es, eine ethisch vertretbare und ethisch gut begründete konsensuelle Lösung für eine ethische Frage, einen ethischen Konflikt oder ein ethisches Dilemma zu finden, die im Rahmen einer Behandlung oder der Pflege eines Patienten entstanden sind.

Dieser konsensorientierte Lösungsversuch findet in einem ethischen Entscheidungsfindungsprozess statt. Er hat beratenden Charakter und unterscheidet sich rechtlich von einem Konsil. Während ein Konsil rechtliche Bindungswirkung erzielt und von nachgeordneten Fachgruppen zu beachten ist, ist das Ergebnis der Ethikberatung nicht bindend. Daher ist es nicht korrekt, den Begriff Ethikkonsil zu verwenden. Die Verantwortung für die Entscheidung und Handlung verbleibt bei den Handelnden (vgl. ➤ Kap. 5). Gegenstand einer Ethikberatung können auch organisationsethische Themen sein, die indirekt oder unmittelbar die Gesundheitsversorgung und somit auch das Patientenwohl beeinflussen. Dazu sollte der Auftrag zuvor mit der Einrichtungsleitung bzw. den Anfragenden zur Ethikberatung geklärt werden.

Zu den Hauptaufgaben eines klinischen Ethikkomitees gehören Ethik-Fallberatungen bzw. ethische Fallbesprechungen, die ethische Sensibilisierung der Mitarbeitenden, die Organisation von Fortbildungen und Tagungen sowie die Leitlinienentwicklung (vgl. ➤ Kap. 1). Diese Aufgaben können bei außerhalb der Klinik organisierten Ethikkomitees oder Netzwerken für außerklinische Ethikberatung aus verschiedenen Gründen nur begrenzt durchgeführt werden. Beispielsweise sind regelmäßige Sitzungen und eine intensive Zusammenarbeit für die Mitglieder eines außerklinischen Ethikkomitees, die nicht innerhalb einer Institution arbeiten, mit einem zeitlichen und finanziellen Aufwand verbunden. Es ist daher sinnvoll, vorhandene Strukturen und Organisationen zu nutzen, beispielsweise im Rahmen von Qualitätszirkeln der Ärztekammern oder auch vor Ort in einer ambulanten Einrichtung, die Ethikberatungen durchführt. Auch eine koordinierende Stelle oder eine Geschäftsstelle ist empfehlenswert, um Anfragen zeitnah zu adressieren.

Die Ethikberatung und die Fallbesprechung im außerklinischen Bereich, die Pflegeheime, Seniorenheime, die ambulante Versorgung, niedergelassene Arztpraxen, aber auch die häusliche Therapie und Pflege umfassen, unterscheiden sich von der klinischen Ethikberatung nicht kategorisch. Vielmehr werden andere Fragen wie die Krankenhauseinlieferung eines hochbetagten Menschen im Finalstadium bei einem eskalierten medizinischen Zustand oder die Bestimmung der Ernährungsform eines nicht entscheidungsfähigen Menschen etc. diskutiert.

Wesentliche Unterschiede liegen vielmehr auf der **organisatorischen** und **strukturellen Ebene**. Denn die Beteiligten sind in der Regel nicht Mitarbeitende derselben Institution. Familienmitglieder eines zu beratenden Patienten können auch Patienten derselben hausärztlichen Praxis sein, und somit werden von der Entscheidung auch andere Patienten des behandelnden Hausarztes betroffen. Fürsorgepflichten und Schweigepflicht-Auflagen können beispielsweise konfligieren.

Auch wenn in einigen Pflegeheimen großer Träger schon ein Ethikkomitee vorhanden ist, ist dies in der Praxis außerklinischer Ethikberatung selten. Denn die Organisation und Zusammenarbeit zahlreicher Mitglieder eines Ethikkomitees erfordern personelle und finanzielle Ressourcen. Häufig findet die außerklinische Ethikarbeit durch den Einsatz einiger hoch motivierter und engagierter, ethisch qualifizierter Personen statt. Daher leisten außerklinische Ethikkomitees oder Ethikgruppen meist ethische Fallberatungen und nur zu einem Drittel die Organisation von Fortbildungen oder die Entwicklung von Leitlinien.

2.3 Formen und Strukturen

Hinsichtlich der Ausrichtung einer klinischen Ethikberatung und ethischen Fallbesprechung unterscheidet man zwischen retrospektiver, prospektiver und präventiver Ethikberatung bzw. Fallbesprechung.

In der **retrospektiven ethischen Fallbesprechung** handelt es sich um einen bereits abgeschlossenen Fall, beispielsweise, wenn ein Behandlungsprozess schon abgeschlossen oder der Patient verstorben ist. Die ethische Bedeutung des jeweiligen Falles, sein Häufigkeitscharakter oder die intensive moralische Betroffenheit des Behandlungsteams erweisen sich als gute Gründe für eine retrospektive Fallbesprechung. Durch solche Fallbesprechungen können zwar rückwirkend keine ethisch legitimierbaren Handlungsempfehlungen formuliert werden. Dennoch können sie dem ganzen Team für die Präzisierung des ethischen Konflikts, die Differenzierung der ethischen Argumente und die Erhöhung der ethischen Urteilskompetenz eine wichtige Hilfe leisten. Falls ein solcher Fall häufiger auftritt, kann das Behandlungsteam mit dem nächsten Fall durch die in der Falldiskussion gewonnene Kompetenz ethisch besser umgehen. Mit „Fall" soll hier nicht der einzelne Mensch in seinem individuellen Schicksal bezeichnet werden, sondern die Situation in der Versorgung, die eine ethische Fragestellung oder einen ethischen Konflikt birgt. Retrospektive Fallbesprechungen können auch dem Behandlungsteam dazu verhelfen, sehr belastende Fälle besser zu verarbeiten. Es sollte jedoch geprüft werden, inwiefern eine andere Methode, etwa eine Supervision, jeweils geeigneter sein könnte.

In einer **prospektiven Ethikberatung** liegt die Fragestellung oder der Konflikt aktuell vor, und es soll im Rahmen einer Ethikberatung eine ethisch rechtfertigbare, mit ethischen Argumenten gut begründete konsensuelle Lösung erreicht werden. Verschiedene Handlungsoptionen werden reflektiert und nach ethischen Argumenten gewichtet. Wenn zuletzt in diesem Prozess eine Handlungsoption mit ethischen Argumenten präferiert werden kann, darf nicht vergessen werden, dass die Verantwortung für deren Umsetzung bei den jeweils Handelnden liegt und die ganze Leistung *Beratungscharakter* hat. Dazu sagt die Zentrale Ethikkommission (ZEKO):

„Eine ethische Fallberatung darf die Entscheidungsbefugnis und die Verantwortung des jeweils Handelnden nicht aufheben. Vielmehr muss der jeweils beruflich Zuständige, insbesondere auch der behandelnde Arzt, weiterhin verantwortlich entscheiden und handeln." [5]

In der **präventiven Ethikberatung** geht es um das rechtzeitige Bahnen einer ethisch angemessenen Entscheidung bei sich abzeichnender ethischer Problematik. Ebenso geht es um das Vorbeugen eines ethischen Konflikts, beispielsweise bei einem Patienten mit infauster Prognose, bei dem zwar aktuell konventionelle Therapien stattfinden, aber in naher Zukunft die festgesetzten Ziele nicht erreicht werden können und eine Therapiezieländerung notwendig sein wird. Zum Beispiel könnte es um die Frage der stationären Einweisung eines Patienten mit chronisch-obstruktiver Lungenerkrankung (COPD) bei weiterer Verschlechterung oder ggf. notwendig werdendem palliativem Vorgehen gehen.

Hier kann eine präventive ethische Fallberatung die tangierten ethischen Güter feststellen und schon im Voraus zu einer Abwägung verhelfen, die eine Entscheidung ermöglicht. In einigen Kliniken gibt es mittlerweile etablierte Formen präventiver Ethikberatung, die unter dem Namen Ethikvisite oder Ethik-Liaisondienst laufen [6]. Analog werden in gut eingespielten Pflegeeinrichtungen präventive Fallberatungen rund um die hausärztliche Visite organisiert.

Die außerklinische Ethikberatung kann zum einen von einer Person im therapeutischen oder pflegerischen Umfeld des Patienten maßgeblich durchgeführt werden (**organisationsinterne ethische Fallberatung**). Zum anderen kann sie aber auch von einem zu einer Ethikberatung eingeladenen professionellen Ethiker oder einer Ethikberatungsstruktur, beispielsweise im Rahmen eines Vereins mit Entsendung qualifizierter Ethikberater, vollzogen werden (**organisationsexterne ethische Fallberatung**). Bei der internen ethischen Fallberatung bieten sich die Bekanntheit des Patienten und das Wissen über seine Wertvorstellungen für die Lösung des ethischen Konflikts als Hilfe. Es sollte jedoch darauf geachtet werden, dass keine Interessenkonflikte bestehen. Deswegen ist es sinnvoll, bei einem eigenen Behandlungsfall die Moderation der Ethikberatung einer anderen darin ausgebildeten Person zu überlassen. Bei externer Expertise könnten dagegen der nicht involvierte Zustand und die Neutralität des Ethikberaters von Vorteil sein.

2.4 Methoden und Modelle

Eine erfolgreiche Ethikberatung bedarf nicht nur einer klaren Struktur, sondern auch einer zielführenden Methode. Die Methode dient mit aufeinander aufbauenden Schritten der Erarbeitung einer ethisch begründeten Entscheidung in einer ethisch komplexen Behandlungssituation. In der Ethikberatungspraxis gibt es dazu mittlerweile zahlreiche Modelle bzw. Methoden, die sich voneinander durch bestimmte Vorgehensweisen unterscheiden, deren Grundaufbau jedoch ähnlich ist. Zuerst werden die medizinischen und weitere relevante Fakten gesammelt, dann Optionen zum Handeln identifiziert und konkretisiert. Diese werden ethisch analysiert und bewertet. Schließlich wird eine Handlungsoption bzw. Entscheidung präferiert oder empfohlen.

Je nach Arbeits- und Entscheidungskultur einer Institution und Kontext der ethischen Fragestellung können sich unterschiedliche Modelle als anwendbar und nützlich erweisen. Für die Anwendung einer Methode sind eine **Qualifikation** in ethischer Fallberatung bzw. Fortbildung zum Ethikberater im Gesundheitswesen nach anerkanntem Standard sehr zu empfehlen [7]. Dafür gibt es zahlreiche interprofessionelle Angebote für Mediziner, Psychotherapeuten und alle an der Versorgung beteiligten Berufsgruppen.

Hinsichtlich der zeitlichen Zielrichtung einer Beratung kann ein Modell passender sein. Das hermeneutische und das sokratische Modell sind eher für retrospektive Ethikberatungen geeignet, während für prospektive Ethikberatungen andere Modelle wie METAP, das Bochumer Modell oder prinzipienethisch basierte Ansätze besser anwendbar sind. Da außerklinische Ethikberatungen meist für bereits vorliegende ethische Fragen durchgeführt werden, werden im Folgenden nun einige Modelle dargestellt, die für prospektive und präventive Ethikberatungen geeignet sind.

2.4.1 Das Bochumer Modell

Der Philosoph Hans-Martin Sass und der Mediziner Herbert Viefhus haben Ende der 1980er-Jahre einen Arbeitsbogen zur medizinethischen Praxis herausgearbeitet [8]. Dieses Modell besteht aus drei Teilen mit ethisch relevanten Fragen:

1. Im ersten Abschnitt geht es um die Feststellung der medizinisch-wissenschaftlichen Befunde. Dazu gehören Fragen zur Diagnose, Prognose, Behandlung und Heilung des Patienten. Des Weiteren werden hier die das ärztliche Handeln betreffenden Fragen gestellt.
2. Im zweiten Teil wird nach „medizinethischen Befunden" gefragt. Dabei stehen Gesundheit, Wohlbefinden und Selbstbestimmung des Patienten im Vordergrund. Dieser Teil beinhaltet auch Fragen, die die ärztliche Verantwortung betreffen.
3. Der dritte Teil erweist sich als Evaluationsteil. Hier wird nach der ethisch angemessenen Lösung gesucht. Nach der Analyse und Evaluation der medizinisch-wissenschaftlichen Befunde soll die beste Entscheidung nach dem Werteprofil des Patienten erreicht werden. Dabei werden relevante Verpflichtungen berücksichtigt.

Der Bochumer Arbeitsbogen beinhaltet auch einen zusätzlichen Teil mit spezifischen Fragen zu Themen bei langfristiger Behandlung, Fälle von sozialethischer Relevanz sowie therapeutische oder nichttherapeutische Forschung. Diese Methode ist vor allem für den ethischen Laien sehr nützlich, weil die für die Entscheidung wichtigen ethischen Fragen in sinnvoller Reihenfolge und Struktur vorab formuliert sind. Die Fragen sind sehr allgemein gefasst und decken nicht immer alle ethisch wichtigen Facetten eines Falles in der Praxis ab. Nachdem alle relevanten Fragen beantwortet sind, ist hier ethische Expertise erforderlich, um zu einer ethisch begründeten Entscheidung zu gelangen.

2.4.2 Die Nimwegener Methode für die ethische Fallbesprechung

Die Nimwegener Methode ähnelt mit ihrem Fragenkatalog und ihrer Grundstruktur dem Bochumer Modell. Das von den Ethikern Bert Gordijn und Norbert Steinkamp entworfene Modell besteht aus vier aufeinander folgenden Teilen [9]:

1. Am Anfang der Fallbesprechung wird das ethische Problem konkretisiert.
2. Im zweiten Schritt werden alle Fakten mit ärztlichen, pflegerischen und lebensanschaulichen Aspekten gesammelt. Dabei werden weltanschauliche, soziale und organisatorische Dimensionen berücksichtigt.
3. In der dritten Phase wird der Fall anhand von Fragen nach dem Wohlbefinden und der Autonomie des Patienten evaluiert.
4. Zuletzt wird die Verantwortlichkeit der Ärzte, Pflegenden und Betreuenden einbezogen. Hier kommen die vier ethischen Prinzipien von Beauchamp und Childress zum Einsatz sowie zusätzlich Vertraulichkeit, Aufrichtigkeit und Kollegialität als weitere normative Begriffe.

Ziel ist es dabei, die relevanten Normen und Werte, die für den Konflikt wichtig sind, gegeneinander abzuwägen. In der Beschlussfassung wird erneut nach dem ethischen Problem gefragt und überprüft, ob sich die Antwort auf dieselbe Frage im Laufe des Prozesses verändert hat. Ähnlich wie beim Bochumer Arbeitsbogen gibt es hier auch einen vierten Teil für besondere Situationen. Hier finden sich spezielle Fragen zu Patienten ohne Einwilligungsfähigkeit und zu Kindern sowie Fragen bei lange dauernder Behandlung. Dieses Modell lässt sich sowohl auf prospektive Entscheidungsfindungen als auch auf retrospektive Konflikte anwenden. Die aufgelisteten Fragen sind für medizinethische Laien sehr nützlich. Die Evaluation der Antworten und die Ableitung einer ethisch angemessenen Entscheidung bedürfen jedoch ethischer Expertise. In der Praxis beinhaltet diese Methode die Restriktionen eines Checklisten-Ansatzes.

2.4.3 Das Modell der prinzipienorientierten Falldiskussion

Dieses Modell versucht, durch eine prinzipienorientierte Vorgehensweise eine für die jeweiligen ethischen Konflikte ethisch vertretbare konsensuelle Lösung zu finden [10]. Es eignet sich sowohl für retrospektive als auch für prospektive ethische Fälle. Das von dem Medizinethiker Georg Marckmann ausgearbeitete Modell beinhaltet fünf aufeinander aufbauende Schritte. Diese sind:

- **1 – Analyse:** In dieser Phase werden Informationen über den Patienten und die Behandlungsstrategien mit ihren Chancen und Risiken gesammelt.
- **2 und 3 – Bewertung I und II:** In den Schritten 2 und 3 werden ethische Verpflichtungen gegenüber dem Patienten und Dritten konkretisiert und anschließend anhand der vier Prinzipien Wohltun, Nicht-Schaden, Respekt vor der Patientenautonomie und Gerechtigkeit bewertet.
- **4 – Synthese:** In diesem Teil stellt sich die Leitfrage: „Konvergieren oder divergieren die ethischen Verpflichtungen, die aus den einzelnen Prinzipien resultieren?" Ferner wird nach den erforderlichen Schritten zur Umsetzung des Ergebnisses gefragt.
- **5 – Kritische Reflexion:** Im letzten Teil wird versucht, den stärksten Einwand gegen die favorisierte Behandlungsstrategie zu finden. Vor allem bei retrospektiven Fällen wird betrachtet, wie sich der vorhandene ethische Entscheidungskonflikt vermeiden lässt.

Die ethisch-theoretische Grundlage dieses Modells ist die Prinzipienethik. Diese Theorie ist in der biomedizinischen Ethik Ende der 1970er-Jahre entstanden und genießt mittlerweile große internationale Bekanntheit. Auch wenn das Modell für ethische Laien einfach zu erlernen ist, beinhaltet es auch theoretische und praktische Probleme. Weil es ausschließlich mit dieser Theorie des Prinzipialismus („principlism") arbeitet, genießt es zwar die Vorteile dieser Theorie, bleibt aber auch von Nachteilen und Restriktionen nicht verschont.

2.4.4 Das METAP-Modell

Das **METAP**-Modell (**M**odular, **E**thik, **T**herapieentscheide, **A**llokation und **P**rozess) wurde in der Schweiz von einer Arbeitsgruppe der Medizinethikerin Prof. Dr. Stella Reiter-Theil mit der Medizinerin Barbara Meyer-Zehner, der Psychologin Heidi Albisser Schleger und dem Ethiker Marcel Mertz als Leitlinie für Praktiker erstellt und von Kooperationspartnern der Universität Basel sowie externen wissenschaftlichen Experten validiert. Sie ist flexibel und lässt sich niederschwellig zur ethischen Entscheidungfindung und Ethik-Fallberatung anwenden [11]. METAP stellt eine gestufte Form der ethischen Entscheidungsfindung anhand einer Leitlinie dar.

INFO

Das Modell bietet vier Eskalationsstufen und Arbeitsschritte:

I. Das Eskalationsmodell beginnt in einfacher Form als Entscheidungshilfe in ethischen Fragen für Einzelpersonen durch gelistete Orientierungsfragen und Checklisten. Diese sind in Leporello-Form (Zickzack-Folder) für die Kitteltasche abgebildet und können zur eigenen Reflexion verwendet werden.
II. Bei höherem Bedarf kann eine persönliche Beratung mit einem Mitglied des Ethik-Kompetenzteams erfolgen.
III. Hilft diese Einzelbesprechung nicht ausreichend weiter, kann als dritte Stufe die ethische Fallbesprechung mithilfe der METAP-Fragenkataloge im und durch das Behandlungsteam selbst erfolgen.
IV. Hier wird auf Anfrage eine ethische Fallberatung mit einer Fachperson mit Ethikkompetenz – dem Ethikberater oder der Ethikberaterin – im Behandlungsteam und ggf. mit Angehörigen durchgeführt.

Durch die ethische Unterstützung auf früher Ebene ist die aus der Klinischen Ethik bekannte METAP-Methode für die außerklinische Ethikberatung gut geeignet. In Pflegeeinrichtungen, Hospizen, SAPV-Teams oder in der hausärztlichen Praxis sind ethische Fragen damit leichter auf einer früheren Stufe behandelbar als bei anderen Modellen. Über-, Unter- oder Fehlversorgung können ebenso reflektiert werden wie die relevanten Aspekte zur Ermittlung des Patientenwillens. Dabei sollte generell geklärt werden, wer für Stufe 4 als Ethiker und Moderator von intern oder extern hinzugezogen werden kann.

Der Ablauf der Ethikberatung im Behandlungsteam auf Stufe 4 gliedert sich in drei Phasen:

- Phase 1 – Faktensammlung
- Phase 2 – Suche nach Lösungen und vorläufige Entscheidung
- Phase 3 – Planung der Umsetzung der ethisch gewählten Option und Dokumentation der Beratung

2.5 Fazit

In diesem Kapitel wurden Ziele und Aufgaben einer außerklinischen Ethikberatung sowie dazugehörige Strukturen und nützliche ethische Modelle dargestellt. Sowohl klinische als auch außerklinische Ethikberatung haben das Ziel, eine konsensuelle, ethisch vertretbare Lösung zu erreichen, und deswegen differieren sie nicht wesentlich voneinander. Dennoch lassen sich einige Unterschiede hinsichtlich Organisation, Ablauf und Struktur zwischen den Ethikberatungsformen feststellen, wie detailliert beschrieben wurde. Für den Erfolg einer außerklinischen Ethikberatung sind eine gute Organisation, eine ergebnisorientierte Struktur und ein zielführendes ethisches Modell unverzichtbar.

LITERATUR

[1] Deutscher Ethikrat. Patientenwohl als ethischer Maßstab für das Krankenhaus. Stellungnahme. Berlin: Deutscher Ethikrat 2016; 41; https://www.ethikrat.org/fileadmin/Publikationen/Stellungnahmen/deutsch/stellungnahme-patientenwohl-als-ethischer-massstab-fuer-das-krankenhaus.pdf (letzter Zugriff: 25.2.2025).

[2] Bundesärztekammer. 111. Deutscher Ärztetag 2008. Beschlussprotokoll; https://www.bundesaerztekammer.de/arzt2008/media/Beschlussprotokoll.pdf (letzter Zugriff: 25.2.2025).

[3] Bockenheimer-Lucius G, Dansou R, Sauer T. Zur Geschichte der Ethikberatung und der Einrichtung von Ethikkomitees. In: dies. (Hrsg.), Ethikkomitee im Altenpflegeheim. Theoretische Grundlagen und praktische Konzeption. Frankfurt am Main, New York: Campus 2012; 21 f.

[4] Wenker M, Bodendieck E, Simon A. Ambulante Ethikberatung durch Ärztekammern – Ergebnisse einer Befragung der Präsident*innen der Landesärztekammern. Stand: 2021; https://www.aem-online.de/fileadmin/user_upload/Ethikberatung/Ambulante_Ethikberatung_durch_AErztekammern.pdf (letzter Zugriff: 25.2.2025).
[5] Zentrale Ethikkommission (ZEKO). Stellungnahme. Ethikberatung in der klinischen Medizin. Dtsch Arztebl 2016; 103(24): A1703–1707.
[6] Richter G. Ethik-Liaisondienst und Ethikvisiten als Modell der Klinischen Ethikberatung. In: Dörries A, Neitzke G, Simon A, Vollmann J (Hrsg.), Klinische Ethikberatung. 2. A. Stuttgart: Kohlhammer 2010; 73–84.
[7] Akademie für Ethik in der Medizin e.V. Curriculum Ethikberatung im Gesundheitswesen. Stand: 2022; https://aem-online.de/wp-content/uploads/2023/08/Curriculum_Ethikberatung_im__Gesundheitswesen_2019-06-24__geaendert_am_21.12.22_-1.pdf (letzter Zugriff: 25.2.2025).
[8] https://ethik-in-der-praxis.de/downloads/boarbeitsbogen-deutsch.pdf (letzter Zugriff: 25.2.2025).
[9] Steinkamp N, Gordijn B. Ethik in Klinik und Pflegeeinrichtung. Ein Arbeitsbuch. Neuwied, Köln: Luchterhand 2010.
[10] Marckmann G. Prinzipienorientierte Falldiskussion: ein Modell zur inhaltlichen Strukturierung ethischer Fallbesprechungen; Ludwigshafen 2013; https://www.egt.med.uni-muenchen.de/personen/leitung/marckmann/materialien/vortragsfolien/ludwigshafen-10_04_13.pdf (letzter Zugriff: 25.2.2025).
[11] Albisser Schleger H, Mertz M, Meyer-Zehnder B, Reiter-Theil S. Klinische Ethik – METAP. Leitlinie für Entscheidungen am Krankenbett. Berlin, Heidelberg: Springer 2012.

KAPITEL

3

Alfred Simon

Außerklinische Ethikberatung in Deutschland und Österreich – eine Übersicht

Kernaussagen

- Strukturen von Ethikberatung im Gesundheitswesen sind in deutschen und österreichischen Krankenhäusern weitverbreitet und gewinnen auch im außerklinischen Bereich zunehmend an Bedeutung.
- Trotz vergleichbarer Aufgaben (insbesondere Ethik-Fallberatung, Ethik-Leitlinien und Ethik-Fortbildung) lassen sich die Erfahrungen aus der klinischen Ethikberatung nicht ohne Weiteres auf den außerklinischen Bereich übertragen.
- Die außerklinischen Beratungsstrukturen müssen den jeweiligen organisatorischen Rahmenbedingungen der verschiedenen Versorgungsstrukturen (Einrichtungen der Alten- und Behindertenhilfe, ambulante Versorgung etc.) angepasst werden.

Ethikberatung im Gesundheitswesen versteht sich als Unterstützungsangebot bei ethischen Fragen und Konflikten, die sich aus der Versorgung von Patienten und Bewohnern der verschiedenen Einrichtungen und Bereiche des Gesundheitswesens ergeben können. In den letzten 20 Jahren sind in vielen Krankenhäusern Klinische Ethikkomitees und vergleichbare Strukturen der klinischen Ethikberatung implementiert worden [1]. Die Inanspruchnahme von Ethikberatung bei schwierigen oder kontroversen Entscheidungssituationen wird in Stellungnahmen von Ärztekammern und medizinischen Fachgesellschaften [2, 3] sowie in medizinischen Leitlinien [4, 5] empfohlen. Das Hessische Krankenhausgesetz schreibt seit 2011 vor, dass jedes Krankenhaus einen Ethikbeauftragten zu bestellen hat.

Ethische Fragen und Konflikte treten aber nicht nur in Krankenhäusern, sondern auch in anderen Bereichen des Gesundheitswesens auf, in denen alte oder kranke Menschen oder Menschen mit einer Behinderung betreut und versorgt werden. In diesen Bereichen stellt das Angebot einer Ethikberatung nach wie vor die Ausnahme dar, wenngleich die Zahl entsprechender Projekte in den letzten Jahren zugenommen hat [6].

Dieser Beitrag beschreibt die Entwicklung und Aufgaben, die Strukturen und Themen sowie die Herausforderungen und möglichen positiven Effekte der außerklinischen Ethikberatung in Deutschland und Österreich.

3.1 Entwicklung

Den entscheidenden Anstoß für die Implementierung von Ethikberatung in Deutschland – und in der Folge auch in Österreich – gab 1997 eine gemeinsame Empfehlung der beiden christlichen Krankenhausverbände. Darin wurden die Mitgliedskrankenhäuser aufgerufen, Klinische Ethikkomitees (KEK) nach US-amerikanischem Vorbild einzurichten [7]. Dieser Empfehlung folgten bald nicht nur konfessionelle Einrichtungen, sondern auch Krankenhäuser in anderer Trägerschaft. Beschleunigt wurde die Entwicklung durch die Krankenhauszertifizierung (z. B. nach KTQ oder proCumCert), bei der nach dem Vorhandensein einer Ethikberatung gefragt wird. Inzwischen dürfte(n) eine Mehrheit der Krankenhäuser in Deutschland, aber auch viele Krankenhäuser in Österreich über eine Ethikberatung verfügen.[1]

Im außerklinischen Bereich waren es zunächst Einrichtungen der Alten- und Behindertenhilfe, die eine Ethikberatung implementiert haben [8]. Strukturen außerklinischer Ethikberatung entstanden in den letzten Jahren aber auch im ambulanten Bereich. Bereits 2008 hat der 111. Deutsche Ärztetag in einem Beschlussantrag dazu aufgefordert, Maßnahmen für eine ambulante Ethikberatung zu entwickeln, um *„Hausärzten bei ethischen Grenzfällen eine Unterstützung zur Einholung einer fachlichen Zweitmeinung oder eines Ethikvotums“* anbieten zu können [9]. Dies führte dazu, dass von einigen Landes- bzw. Bezirksärztekammern Ethikgremien eingerichtet wurden, die Ethikberatung vor allem für Hausärzte und andere niedergelassene Ärzte anbieten. Einen stärker interdisziplinären bzw. interprofessionellen Ansatz verfolgen Ambulante Ethikkomitees oder Netzwerke für ambulante bzw. sektorenübergreifende Ethikberatung: Sie bestehen aus Vertretern verschiedener Berufsgruppen und bieten Beratung nicht nur für Ärzte, sondern auch für Pflegeeinrichtungen, Hospize, aber auch für Patienten und deren Angehörige an.

Verlässliche Daten über die Anzahl von Projekten der außerklinischen Ethikberatung liegen aktuell nicht vor. Eine im Herbst 2016 durchgeführte Umfrage, die über die Mailingliste der Akademie für Ethik in der Medizin (AEM) verschickt wurde, beantworteten 17 Projekte [6]. Die Wiederholung der Umfrage im Herbst 2018 ergab Hinweise auf über 40 etablierte Projekte, davon auch eines in Österreich, sowie auf 10–15 weitere Projekte, die sich zu diesem Zeitpunkt noch in der Planungs- bzw. Aufbauphase befanden [10]. Die Kontaktdaten sowie der Status der einzelnen Projekte sind auf der Homepage der AEM einzusehen.[2]

Mit der wachsenden Zahl entsprechender Beratungsangebote stellt sich auch die Frage nach der **Qualitätssicherung** von Ethikberatung. Von der AEM als der zuständigen Fachgesellschaft für Medizinethik wurden 2010 *Standards für Ethikberatung im Gesundheitswesen* veröffentlicht [11] und 2023 überarbeitet [12]. Diese beschreiben die Aufgaben und Ziele sowie die qualitativen Voraussetzungen für die Durchführung von Ethikberatung im klinischen und außerklinischen Kontext. Bereits 2005 hatte die AEM curriculare Empfehlungen für die Qualifizierung von Ethikberatern veröffentlicht [13]. Diese wurden 2019 in einem *Curriculum Ethikberatung im Gesundheitswesen* präzisiert [14]. Das Curriculum sieht einen 30-stündigen Grundkurs vor, in dem grundlegende Kenntnisse in den Bereichen Ethik, Beratung und

1 Eine Umfrage aus dem Jahre 2014 ergab, dass 912 Krankenhäuser in Deutschland Ethikberatung – zumeist in Form eines Klinischen Ethikkomitees – implementiert hatten [1], was damals knapp der Hälfte der Krankenhäuser entsprach. Die Zahl der Krankenhäuser mit entsprechenden Beratungsangeboten ist seither weiter gestiegen. Aus Österreich gibt es keine vergleichbaren Zahlen.

2 https://aem-online.de/ausserklinische-ethikberatung/ (letzter Zugriff: 25.2.2025).

Organisation vermittelt werden, sowie ein 15-stündiges Moderationstraining zur Einübung ethischer Fallbesprechungen. Seit 2014 bietet die AEM eine freiwillige Zertifizierung für Ethikberater an, die bislang rund 4.000 Personen, davon 240 aus Österreich, in Anspruch genommen haben (Stand: Januar 2025).

In einer Stellungnahme vom März 2020 hat sich die Zentrale Ethikkommission bei der Bundesärztekammer (ZEKO) mit der außerklinischen Ethikberatung auseinandergesetzt [15]. In diesem Papier begrüßt die ZEKO die Etablierung von Ethikberatungsangeboten im außerklinischen Bereich. Als wesentliches Element der Qualitätssicherung benennt sie neben der Qualifikation der Ethikberater die Gewährleistung des Zugangs zu ethischen Fallbesprechungen für alle Betroffenen und eine multiprofessionelle Zusammensetzung bei den Fallbesprechungen [14]. Eine vergleichbare Stellungnahme aus Österreich gibt es bislang nicht.

3.2 Aufgaben

Die Aufgaben der außerklinischen Ethikberatung unterscheiden sich nicht von denen der klinischen Ethikberatung. Im Wesentlichen handelt es sich um folgende drei Kernaufgaben, die auch in den Standards der AEM von 2010 [11] sowie in der aktuellen Stellungnahme der ZEKO [15] beschrieben sind:

- Durchführung individueller ethischer Fallbesprechungen (Ethik-Fallberatung)
- Entwicklung von ethischen Leitlinien und Empfehlungen für wiederkehrende oder grundlegende Problemstellungen (Ethik-Leitlinien)
- Organisation von Veranstaltungen zu medizin- und pflegeethischen Themen (Ethik-Fortbildung).

Als weitere Aufgaben werden in den Standards der AEM von 2023 noch die Förderung eines professionellen Umgangs mit ethischen Herausforderungen in den Regelprozessen des Versorgungsalltags (Ethik-Transfer) sowie die Beratung der Einrichtungsleitung bei organisationsethischen Fragen (Organisationsethik) erwähnt [12].

Bei der konkreten Umsetzung der genannten Aufgaben gibt es zum Teil erhebliche Unterschiede zwischen den verschiedenen Bereichen. Diese betreffen sowohl die Struktur und die Organisation von Ethikberatung als auch die Themen, die an die Ethikberatung herangetragen werden.

3.3 Strukturen

Außerklinische Ethikberatung findet u. a. in stationären Einrichtungen der Alten- und Behindertenhilfe, im ambulanten Bereich (d. h. im häuslichen Umfeld und in Arztpraxen) sowie sektorenübergreifend statt. Hierzu haben sich in den letzten Jahren verschiedene Strukturen mit unterschiedlichen Anbindungen entwickelt (➤ Tab. 3.1).

3.3.1 Ethikkomitees in der Alten- und Behindertenhilfe

Im Bereich der stationären Alten- und Behindertenhilfe besteht häufig das Problem, dass die einzelnen Einrichtungen zu klein für ein eigenes Ethikkomitee sind. Deshalb wird Ethikberatung hier häufig durch ein gemeinsames, einrichtungsübergreifendes Ethikkomitee angeboten. Solche „Joint Committees" sind in den USA im Bereich der Alten- und Langzeitpflege weitverbreitet, wobei Zusammenschlüsse auf lokaler Ebene, auf leitbild- und wertgebundener Ebene oder auf trägerbezogener Ebene stattfinden [16].

Auch in Deutschland und Österreich gibt es entsprechende Projekte, z. B.

- bei der Bremer Heimstiftung, wo ein Moderatorenteam seit 2004 ethische Fallbesprechungen an den 24 Einrichtungen der Stiftung durchführt [17],

Tab. 3.1 Strukturen und Anbindungen der außerklinischen Ethikberatung

Strukturen	Anbindungen
• Ethikkomitees in der Alten- und Behindertenhilfe • Ambulante Ethikkomitees und Netzwerke für ambulante Ethikberatung • Ethikberatung durch Ärztekammern • Kollegiale Beratung im Rahmen von Qualitätszirkeln	• Überregionale Einrichtungsträger • Regionale Einrichtungen, Einrichtungsträger oder Initiativen (z. B. Hospiz- und Palliativnetze, eigene Vereine) • Ärztekammern • Qualitätszirkel

3

- das Frankfurter Netzwerk Ethik in der Altenhilfe, das 2006 entstand und Ethikberatung für alle 40 Altenhilfeeinrichtungen der Stadt Frankfurt anbietet [18],
- bei der Malteser Trägergesellschaft, wo seit 2006 der Aufbau regionaler Ethikkomitees für die Alten- und Pflegeeinrichtungen unterstützt wird [19], oder
- in den oberösterreichischen Einrichtungen der geriatrischen Langzeitpflege, wo man im Rahmen des Projekts „Ethische Fallberatung im extramuralen Bereich" ein einrichtungs- und trägerübergreifendes Ethikkomitee für alle 124 Alten- und Pflegeheime eingerichtet hat [20].

Vergleichbare Projekte gibt es auch im Bereich der Behindertenhilfe [21]. Bei gemeinsamen Ethikkomitees kann es auch dahingehend zu einer Aufgabenteilung kommen, dass das Ethikkomitee für die Koordination der Ethik-Fallberatung sowie für die Erarbeitung von Ethik-Leitlinien und die Durchführung von Ethik-Fortbildungen zuständig ist, während die ethischen Fallbesprechungen durch geschulte Ethikmoderatoren in den jeweiligen Einrichtungen geleitet werden, die selbst nicht dem Ethikkomitee angehören.

3.3.2 Ambulante Ethikkomitees und Netzwerke für ambulante Ethikberatung

Im ambulanten Bereich haben sich Ambulante Ethikkomitees bzw. Netzwerke für ambulante Ethikberatung entwickelt, die häufig als gemeinnützige Vereine organisiert sind. Viele dieser Angebote sind an eine Palliativversorgungsstruktur wie z. B. ein Palliativnetz oder einen Anbieter für die Spezialisierte Ambulante Palliativversorgung (SAPV) angebunden [6, 22, 23].

Ambulante Ethikkomitees und Netzwerke für ambulante Ethikberatung führen ethische Fallbesprechungen aber nicht nur im ambulanten Bereich, sondern häufig auch in stationären Pflegeeinrichtungen ohne eigene Ethikberatung durch. An einigen Projekten sind auch die lokalen Krankenhäuser beteiligt, sodass man von einem sektorenübergreifenden Beratungsangebot sprechen kann, das sich auf Krankenhäuser, stationäre Pflegeeinrichtungen sowie den ambulanten Bereich erstreckt [24]. Die Besonderheit der ambulanten bzw. sektorenübergreifenden Ethikberatung besteht darin, dass es oft keine übergeordnete Struktur (z. B. eine Einrichtung oder einen gemeinsamen Träger) gibt, welche die Mitglieder der Ethikberatung beruft und beauftragt. Sie ist nicht Teil einer bestimmten Versorgungsstruktur, sondern stellt ein externes Beratungsangebot dar, das von den ratsuchenden Personen selbst beauftragt und legitimiert wird.

3.3.3 Ethikberatung durch Ärztekammern[3]

Die Ärztekammern Nordrhein, Saarland, Sachsen und Thüringen sowie die Bezirksärztekammern Rheinhessen und Trier bieten ihren Kammermitgliedern die Möglichkeit einer ambulanten Ethikberatung an. Das Angebot richtet sich vor allem an niedergelassene Ärzte sowie an Ärzte in Kliniken ohne eigenes Ethikkomitee. In Rheinhessen können sich seit 2019 auch Pflegekräfte direkt an das ambulante Ethikkomitee der Bezirksärztekammer wenden. Die Beratungsgremien setzen sich in der Regel aus Vertretern verschiedener medizinischer Fachbereiche, der Pflege, des Rechts, der Ethik, der Theologie sowie weiterer Gesundheitsberufe zusammen. Die Beratung selbst erfolgt häufig in Form einer sogenannten Expertenberatung [25], d. h., die Anfrage wird im Beratungsgremium erörtert und das Ergebnis im Anschluss der anfragenden Person in Form eines begründeten Votums mitgeteilt. Einige Ärztekammern bieten auch telefonische Beratungen sowie ethische Fallbesprechungen vor Ort an.

In Hessen wurde 2016 auf Initiative der Ärztekammer der Verein Ambulante Ethikberatung in Hessen e. V. gegründet, dessen Ziel der Aufbau und die Förderung der ambulanten Ethikberatung in Hessen ist. In Niedersachsen besteht eine Kooperation zwischen der Bezirksstelle Göttingen und dem Netzwerk Ambulante Ethikberatung Göttingen, das Ethikberatung für den gesamten Landkreis anbietet. Darüber hinaus unterstützt die Bezirksstelle Braunschweig den Aufbau einer ambulanten Ethikberatung in Braunschweig und

[3] Ergebnisse einer im September 2020 vom Autor zusammen mit Martina Wenker (Präsidentin der Ärztekammer Niedersachsen) und Erik Bodendiek (Präsident der Sächsischen Landesärztekammer) durchgeführten Befragung unter den Präsidenten und Präsidentinnen der 17 Landesärztekammern

Peine. In Baden-Württemberg arbeitet die Ärzteschaft Freudenstadt, eine Untergliederung der Bezirksärztekammer Nordbaden, mit der ambulanten Ethikberatung im Landkreis Freudenstadt zusammen.

Weitere Ärztekammern sind nach eigenen Aussagen dabei, eine ambulante Ethikberatung aufzubauen, oder verweisen bei Anfragen auf lokale Beratungsangebote.

3.3.4 Kollegiale Beratung im Rahmen von Qualitätszirkeln

Ethikberatung in Form kollegialer Beratung kann auch im Rahmen bestehender Strukturen erfolgen. Ein Beispiel hierfür sind die Qualitätszirkel. Dies sind regionale Arbeitsgruppen, in denen sich Ärzte und Psychotherapeuten treffen, um sich fachlich zu einem bestimmten Themengebiet auszutauschen und zu qualifizieren. Die Treffen finden mehrmals pro Jahr statt und werden von einem erfahrenen Moderator geleitet. Die Qualitätszirkel werden von den Kassenärztlichen Vereinigungen gefördert und inhaltlich unterstützt.

2016 hat die Kassenärztliche Bundesvereinigung (KBV) das Modul Ethikberatung im Qualitätszirkel veröffentlicht [26]. Darin werden konkrete Vorschläge gemacht, wie Qualitätszirkel für die Ethikberatung genutzt werden können. Außerdem enthält das Modul eine inhaltliche Einführung sowie Arbeitsunterlagen, die der Moderator und die Teilnehmenden des Qualitätszirkel befähigen und unterstützen sollen, Ethikberatungen im Qualitätszirkel durchzuführen. Ergänzend gibt es ein knapp 12-minütiges Video-Tutorial.[4]

3.4 Beratungstätigkeit

Alle 17 an der Umfrage von 2016 beteiligten Projekte gaben an, prospektive Fallbesprechungen durchzuführen, ein großer Teil auch retrospektive. Die Projekte berichteten über 4–12 Fallbesprechungen pro Jahr [6]. Den häufigsten Anlass für solche Fallbesprechungen bildeten Fragen der **Therapiebegrenzung**, insbesondere Fragen im Zusammenhang mit dem Beginn, der Fortsetzung oder der Beendigung der künstlichen Ernährung. Eng mit dem Thema Therapiebegrenzung verbunden sind ferner Anfragen, in denen es um Unsicherheiten und Konflikte im Zusammenhang mit der **Ermittlung des Patientenwillens** oder der **Therapiezielfindung** geht. Einige der Projekte sind auch regelmäßig mit Fragen von *Advance Care Planning* (ACP) beschäftigt, wobei es hier auch zu Überschneidungen bzw. zu Synergien mit Projekten der gesundheitlichen Versorgungsplanung für die letzte Lebensphase (auch: Behandlung im Voraus planen, BVP) kommen kann, deren Förderung 2015 im Hospiz- und Palliativgesetz beschlossen wurde (§ 132 g Abs. 1 SGB V).[5]

Weitere regelmäßige Anlässe für ethische Fallbesprechungen gaben Konflikte im Versorgungsteam sowie Fragen der Zulässigkeit von Zwangs- bzw. freiheitsentziehenden Maßnahmen. Einzelne Projekte gaben auch an, mit Fragen zum Umgang mit schwierigen Situationen in der Pflege, mit Problemen im Bereich von Sexualität, dem Wunsch nach assistiertem Suizid oder zum Umgang mit Gewalt konfrontiert worden zu sein (Übersicht ➤ Box 3.1).

Box 3.1

Themen der außerklinischen Ethikberatung [6]

- Therapiebegrenzung:
  - Beendigung künstlicher Ernährung
  - Behandlungsabbruch/Therapiebegrenzung
  - Beendigung lebenserhaltender Maßnahmen
  - Palliative Sedierung
- Ermittlung des Patientenwillens:
  - Ermittlung des Patientenwillens
  - Umgang mit Vorsorgeinstrumenten
- Therapiezielfindung:
  - Indikationsberatung
  - Ermittlung von Therapiezielen
  - Krankenhauseinweisung
- Advance Care Planning (ACP)

4 www.kbv.de/html/31404.php (letzter Zugriff: 2.1.2025)

5 Wobei zu beachten ist, dass die curricularen Vorgaben für Ethikberater und für BVP-Gesprächsbegleiter unterschiedlich sind.

- Konflikte im Versorgungsteam
- Zwangsmaßnahmen/freiheitsentziehende Maßnahmen
- Umgang mit schwierigen Situationen in der Pflege
- Probleme im Bereich Sexualität
- Frage nach Beihilfe zum Suizid
- Umgang mit Gewalt
- Geburtshilfe

Knapp ein Drittel der Projekte gab an, Fortbildungen zu organisieren oder Leitlinien zu erstellen. Die Themen der Leitlinien waren der Umgang mit dem Wunsch nach Beihilfe zum Suizid, Lohngerechtigkeit, Sterben in Würde, Autonomie stärken sowie die Ausschreibungspraxis Bildungsmaßnahmen für lernbehinderte Jugendliche.

3.5 Herausforderungen

In der oben erwähnten Umfrage wurden die bestehenden Projekte auch zu den Herausforderungen für die außerklinische Ethikberatung befragt. Dabei lassen sich interne und externe Herausforderungen unterscheiden (➤ Box 3.2).

Box 3.2

Herausforderungen für die außerklinische Ethikberatung (modifiziert nach [6])

- **Interne Herausforderungen:**
  - Hoher organisatorischer und zeitlicher Aufwand
  - Fehlende Vergütung
  - Identifizierung des ethischen Problems
  - Abgrenzung von anderen Fallbesprechungen/Beratungsangeboten
  - Datenschutz und Schweigepflicht
- **Externe Herausforderungen:**
  - Hemmschwelle und Skepsis gegenüber der ethischen Fallbesprechung
  - Missverständnis, dass nur Ärzte eine ethische Fallbesprechung beantragen dürfen
  - Einbindung von Hausärzten bei ethischen Fallbesprechungen in Pflegeeinrichtungen
  - Unsicherheit in Bezug auf rechtliche Relevanz und Auswirkungen der Beratungstätigkeit
  - Praxisrelevanz ethischer Themen zu wenig sichtbar
  - Schwierigkeiten, das Angebot ausreichend bekannt zu machen

Zu den **internen Herausforderungen** zählen insbesondere der hohe organisatorische und zeitliche Aufwand bei der Durchführung von ethischen Fallbesprechungen in Kombination mit der Tatsache, dass sich die meisten Projekte aufgrund fehlender Vergütung auf rein ehrenamtliche Tätigkeit stützen. Einige Projekte gaben auch an, dass den Anfragen zumeist mehrdimensionale Probleme zugrunde lägen und es daher oft schwierig sei, das ethische Problem zu identifizieren bzw. von anderen (z. B. fachlichen oder kommunikativen) Problemen zu trennen. Auch sei es nicht immer einfach, Ethikberatung und ethische Fallbesprechungen von anderen Beratungsangeboten und Formen interdisziplinärer Fallbesprechungen abzugrenzen. Eine konkrete Herausforderung stellen ferner die rechtlichen Ansprüche an **Datenschutz** und **Schweigepflicht** dar.

INFO

Anders als in der klinischen Ethikberatung gibt es in der außerklinischen Ethikberatung häufig keine Leitungsinstanz, die Ethikberatung zu einem Bestandteil der Patientenversorgung erklären könnte. Hieraus folgt, dass die Einwilligung in die Verarbeitung personenbezogener Daten (z. B. im Ergebnisprotokoll) sowie die Entbindung von der Schweigepflicht bei jeder ethischen Fallbesprechung gesondert erfolgen muss, sofern die Beratung nicht anonymisiert durchgeführt werden kann.

Zu den **externen Herausforderungen** zählen u. a. die hohe Hemmschwelle, manchmal auch die Skepsis, eine ethische Fallbesprechung anzufragen. Auch bestehe mitunter das Missverständnis, außerklinische Ethikberatung sei ausschließlich ein Angebot für Ärzte. Ferner wird berichtet, dass es bei ethischen Fallbesprechungen in Pflegeeinrichtungen oft ein Problem darstelle, die Hausärzte bei ethischen Fallbesprechungen zu beteiligen, sodass es schwierig ist, alle relevanten Fakten zusammenzutragen. Mitunter besteht auch Unsicherheit hinsichtlich der rechtlichen Relevanz und der Auswirkungen einer ethischen Fallbesprechung. Ferner wird beklagt, dass die Praxisrelevanz ethischer Themen von manchen Beteiligten nicht gesehen würde. Viele Projekte berichten ferner davon, dass es schwierig sei, das eigene Angebot bekannt zu machen.

3.6 Positive Effekte

Viele Projekte der außerklinischen Ethikberatung berichteten über positive Effekte (➤ Box 3.3).

Box 3.3

Positive Effekte der außerklinischen Ethikberatung (modifiziert nach [6])

- Sensibilisierung für ethische Fragestellungen
- Positive Veränderung der Kommunikationsstrukturen
- Entlastung in konflikthaften Situationen
- Gewinnbringender „Blick über den Tellerrand"
- Schaffung von Klarheit

So wird berichtet, dass Ethikberatung dazu beitrage, die Sensibilität für ethische Fragen in der eigenen Einrichtung zu erhöhen und die bestehenden Kommunikationsstrukturen positiv zu verändern. Ferner werden ethische Fallbesprechungen als Entlastung für alle an einer konflikthaften Situation Beteiligten beschrieben. Zudem könne der mit der Ethikberatung verbundene „Blick über den Tellerrand" gewinnbringend sein. Außerdem schaffe Ethikberatung in vielen Situationen Klarheit, indem Festlegungen für bevorstehende Situationen getroffen und nachvollziehbar dokumentiert würden.

3.7 Schlussbemerkungen

Ethikberatung im Gesundheitswesen ist in deutschen und österreichischen Krankenhäusern bereits weitverbreitet, gewinnt aber auch im außerklinischen Bereich zunehmend an Bedeutung. Auch wenn die Aufgaben durchaus vergleichbar sind, lassen sich die Erfahrungen aus der klinischen Ethikberatung nicht ohne Weiteres auf den außerklinischen Bereich übertragen. Vielmehr müssen die Beratungsstrukturen den jeweiligen organisatorischen Rahmenbedingungen der verschiedenen außerklinischen Versorgungsstrukturen (Einrichtungen der Alten- und Behindertenhilfe, ambulante Versorgung etc.) angepasst werden.

LITERATUR

[1] Schochow M, Schnell D, Steger D. Implementation of clinical ethics consultation in German hospitals. Sci Eng Ethics 2019; 25: 985–991.
[2] Bundesärztekammer. Grundsätze der Bundesärztekammer zur ärztlichen Sterbebegleitung. Dtsch Arztebl 2011; 108: A346–348.
[3] Janssens U, Burchardi H, Duttge G et al. Therapiezieländerung und Therapiebegrenzung in der Intensivmedizin. Positionspapier der Sektion Ethik der Deutschen Interdisziplinären Vereinigung für Intensiv- und Notfallmedizin. Anaesthesist 2013; 62: 47–52.
[4] Gesellschaft für Neonatologie und pädiatrische Intensivmedizin e.V. (Hrsg.). Sk2-Leitlinie „Frühgeborene an der Grenze der Lebensfähigkeit". Stand: 1.5.2020; https://register.awmf.org/de/leitlinien/detail/024-019 (letzter Zugriff: 25.2.2025).
[5] Deutsche Krebsgesellschaft, Deutsche Krebshilfe, AWMF. Leitlinienprogramm Onkologie: Palliativmedizin für Patienten mit einer nicht-heilbaren Krebserkrankung, Langversion 2.2. Stand: September 2020; www.leitlinienprogramm-onkologie.de/leitlinien/palliativmedizin (letzter Zugriff: 25.2.2025).
[6] Seifart C, Simon A, Schmid K. Ambulante Ethikberatung in Deutschland. Hess Arztebl 2018; 79: 238–240; https://www.laekh.de/fileadmin/user_upload/Heftarchiv/PDFs_ganze_Hefte/2018/HAEBL_04_2018.pdf (letzter Zugriff: 25.2.2025).
[7] Deutscher Evangelischer Krankenhausverband e.V. und katholischer Krankenhausverband Deutschlands e.V. Ethikkomitee im Krankenhaus. Stuttgart: Eigenverlag 1997.
[8] Coors A, Simon A, Stiemerling M (Hrsg.). Ethikberatung in Pflege und ambulanter Versorgung. Modelle und theoretische Grundlagen. Lage: Jacobs 2015.
[9] Bundesärztekammer. Beschlussprotokoll des 111. Deutschen Ärztetages, 2008; https://www.bundesaerztekammer.de/arzt2008/media/Beschlussprotokoll.pdf (letzter Zugriff: 25.2.2025).

[10] Seifart C. Ethikberatung in der Medizin – Anspruch und Wirklichkeit. Hess Arztebl 2019; 3: 174–175; https://www.laekh.de/fileadmin/user_upload/Heftarchiv/PDFs_ganze_Hefte/2019/HAEBL_03_2019.pdf (letzter Zugriff: 25.2.2025).

[11] Akademie für Ethik in der Medizin. Standards für Ethikberatung in Einrichtungen des Gesundheitswesens. Ethik Med 2010; 22: 149–153.

[12] Akademie für Ethik in der Medizin. Standards für Ethikberatung im Gesundheitswesen. Ethik Med 2023; 35: 313–324.

[13] Simon A, May A, Neitzke G. Curriculum „Ethikberatung im Krankenhaus". Ethik Med 2005; 17: 322–326.

[14] Akademie für Ethik in der Medizin. Curriculum Ethikberatung im Gesundheitswesen, 2019; www.aem-online.de/fileadmin/user_upload/Curriculum_Ethikberatung_im__Gesundheitswesen_2019-06-24.pdf (letzter Zugriff: 25.2.2025).

[15] Stellungnahme der Zentralen Kommission zur Wahrung ethischer Grundsätze in der Medizin und ihren Grenzgebieten (Zentrale Ethikkommission) bei der Bundesärztekammer: „Außerklinische Ethikberatung". Dtsch Arztebl 2020; 117(12): A-628/B-536.

[16] Bockenheimer-Lucius G. Ethikberatung und Ethik-Komitee im Altenhilfeheim (EKA). Herausforderung und Chancen für eine ethische Entscheidungskultur. Ethik Med 2007; 19(4): 320–330.

[17] Scholz P. Ethikberatung in der Bremer Heimstiftung. In: Coors A, Simon A, Stiemerling M (Hrsg.). Ethikberatung in Pflege und ambulanter Versorgung. Modelle und theoretische Grundlagen. Lage: Jacobs 2015; 99–113.

[18] Sauer T. Das Frankfurter Netzwerk „Ethik in der Altenpflege". In: Coors A, Simon A, Stiemerling M (Hrsg.). Ethikberatung in Pflege und ambulanter Versorgung. Modelle und theoretische Grundlagen. Lage: Jacobs 2015; 114–126.

[19] Gollan K. Das Malteser Ethikkonzept für Altenhilfe- und Pflegeeinrichtungen. In: Coors A, Simon A, Stiemerling M (Hrsg.). Ethikberatung in Pflege und ambulanter Versorgung. Modelle und theoretische Grundlagen. Lage: Jacobs 2015; 81–98.

[20] Sterrer H. Ethische Fallberatung im extramuralen Bereich der Langzeitpflege. Von der Initiative bis zur Realisierung im Bundesland Oberösterreich. Magisterarbeit. Linz: Eigenverlag 2017.

[21] Schmid B. Ethikberatung in der Behindertenhilfe am Beispiel der Arbeit des Ethikkomitees der Stiftung Lebenau. In: Coors A, Simon A, Stiemerling M (Hrsg.). Ethikberatung in Pflege und ambulanter Versorgung. Modelle und theoretische Grundlagen. Lage: Jacobs 2015; 173–186.

[22] Kreft M, Kliesch S, Kotterba S. Ambulantes Ethikkomitee Ammerland/Uplengen: Ausgangslage und auslösende Faktoren. In: Coors A, Simon A, Stiemerling M (Hrsg.). Ethikberatung in Pflege und ambulanter Versorgung. Modelle und theoretische Grundlagen. Lage: Jacobs 2015; 151–161.

[23] Schmithüsen M, Godehard R. Ethikberatung am Palliativstützpunkt Nienburg. In: Coors A, Simon A, Stiemerling M (Hrsg.). Ethikberatung in Pflege und ambulanter Versorgung. Modelle und theoretische Grundlagen. Lage: Jacobs 2015; 162–172.

[24] Hauptmann I. Das Ethiknetz in Peine. In: Coors A, Simon A, Stiemerling M (Hrsg.). Ethikberatung in Pflege und ambulanter Versorgung. Modelle und theoretische Grundlagen. Lage: Jacobs 2015; 142–150.

[25] Neitzke G. Formen und Strukturen Klinischer Ethikberatung. In: Vollmann J, Schildmann J, Simon A (Hrsg.). Klinische Ethik. Aktuelle Entwicklungen in Theorie und Praxis. Frankfurt, New York: Campus 2009; 37–56.

[26] Kassenärztliche Bundesvereinigung. Ethikberatung im Qualitätszirkel. Oktober 2016; www.kbv.de/media/sp/4.22_Ethikberatung_im_Qualitaetszirkel.pdf (letzter Zugriff: 25.2.2025).

KAPITEL

4

Franz-Josef Bormann

Ethische Fallbesprechungen: Plädoyer für das integrative Modell

Kernaussagen

- Der wachsende Bedarf an ethischer Unterstützung im außerklinischen Bereich führt zu einer gesteigerten Nachfrage nach ethischen Fallbesprechungen.
- Die erfolgreiche Durchführung ethischer Fallbesprechungen hängt maßgeblich von der Wahl eines angemessenen Modells und einer ausreichenden Schulung der Moderatoren ab.
- Das sogenannte *integrative* Modell der ethischen Fallbesprechung verbindet zentrale Anliegen der normativen Ethik mit einem zeitgenössischen Befähigungsansatz und operationalisiert den traditionellen Begriff des „(Patienten-)Wohls" mithilfe der Kategorie der „Handlungsfähigkeit", die einen geeigneten Bezugspunkt für die Abwägung einzelner Güter und Handlungsalternativen darstellt.

4.1 Wachsende Bedeutung der außerklinischen Ethikberatung

Der Bedarf an ethischer Orientierung bei der Planung und Durchführung medizinischer Behandlungen und pflegerischer Maßnahmen ist in den letzten Jahren auch im außerklinischen Bereich deutlich gestiegen. Die Ursachen dafür sind vielfältig: Sie reichen von verkürzten Liegezeiten der Patienten im Krankenhaus und damit einhergehenden komplexeren Versorgungssituationen im ambulanten Bereich über die mit dem demografischen Wandel assoziierte steigende Zahl multimorbider Hochaltriger mit chronifizierten Krankheitsverläufen bis hin zu einem sich verschärfenden gesamtgesellschaftlichen Pluralismus der Wertüberzeugungen sowie einer veränderten Anspruchshaltung von Patienten und Angehörigen. Zur Bewältigung dieser vielfältigen Herausforderungen sind in den letzten Jahren verschiedenste Initiativen zur ethischen Unterstützung von haupt- und ehrenamtlichen Akteuren im außerklinischen Bereich entstanden, die teils auf lokale Einzelinitiativen zurückgehen, teils aber auch auf institutioneller Ebene (Trägerverbünde, Landesärztekammern etc.) angesiedelt sind und die regionale Netzwerkbildung systematisch vorantreiben.

Das Spektrum der dabei ergriffenen Maßnahmen reicht von thematisch eng auf Einzelfragen fokussierten Fortbildungen für einzelne Berufsgruppen über die Entwicklung konkreter Handlungsempfehlungen zum Umgang mit bestimmten Einzelsituationen bis hin zu komplexeren Kursangeboten, die über die basale Sensibilisierung für ethische Fragestellungen hinaus auf die Förderung der ethischen Urteilsfähigkeit und Begründungskompetenz der Akteure abzielen. Besondere Beachtung verdienen in diesem Zusammenhang sogenannte *ethische Fallbesprechungen*, die zunehmend auch im außerklinischen Bereich nachgefragt werden.

Die folgenden Überlegungen entfalten zunächst die unterschiedlichen Einsatzmöglichkeiten und Ziele dieses wichtigen Instruments ethischer Reflexionskultur, formulieren sodann einige generelle Voraussetzungen für seine erfolgreiche Nutzung, skizzieren anschließend die materialethischen Konturen des sogenannten *integrativen Modells* ethischer Fallbesprechungen [1] und wenden sich abschließend einigen praktischen Problemen zu, die im Alltag häufig auftreten.

4.2 Einsatzmöglichkeiten und Ziele ethischer Fallbesprechungen

Das Instrument der ethischen Fallbesprechung kann sowohl im klinischen als auch im außerklinischen Bereich unterschiedlich eingesetzt werden.

- Bei einem **reaktiven Einsatz** ist bereits eine – oftmals unvorhersehbare – schwierige konfliktträchtige Situation entstanden, die mittels einer Fallbesprechung entschärft werden soll.
- Bei einer **präventiven Nutzung** dieses Instruments geht es hingegen darum, solche konflikthaften Zuspitzungen dadurch zu verhindern, dass man bereits im Vorfeld einer möglichen Eskalation eine Fallbesprechung durchführt, um frühzeitig eine für alle Akteure überzeugende Entscheidung anzubahnen.

Die prospektive Identifikation geeigneter Situationen setzt ein Erfahrungswissen davon voraus, welche Konstellationen anfällig für konflikthafte Verläufe sind und das Behandlungsteam in der Vergangenheit besonders belastet haben. Eine weitere Binnendifferenzierung der Nutzungsmöglichkeiten von Fallbesprechungen ergibt sich aus dem Kreis der jeweils beteiligten Personen:

- Von einer *internen* Fallbesprechung spricht man, wenn ausschließlich professionelle Akteure insbesondere ein und derselben Einrichtung teilnahmeberechtigt sind.
- Zu einer *externen* Fallbesprechung werden auch der betroffene Patient bzw. Pflegebedürftige selbst, seine Angehörigen sowie ggf. weitere Personen (z. B. Betreuungsrichter, Hausarzt) eingeladen.

Trotz der unterschiedlichen Umstände verfolgen ethische Fallbesprechungen in beiden Handlungskontexten im Wesentlichen dieselben **Ziele**:

- Erhöhung der Wahrscheinlichkeit wohlbegründeter Entscheidungen durch die gemeinsame professionsübergreifende Erarbeitung einer Handlungsempfehlung,
- Unterstützung der zur Entscheidung rechtlich befugten Person durch die ethische Reflexion der wichtigsten Gründe,
- Steigerung der Kohärenz des Handelns im Umgang mit vergleichbaren Situationen,
- Stärkung der interprofessionellen Kommunikation und
- Verbesserung der vertrauensvollen Zusammenarbeit der Akteure und ihrer Arbeitszufriedenheit im Team.

Das Erreichen dieser Ziele ist von verschiedenen anspruchsvollen Voraussetzungen für die Durchführung von Fallbesprechungen abhängig.

4.3 Generelle Voraussetzungen ethischer Fallbesprechungen

Der Erfolg einer ethischen Fallbesprechung wird vor allem durch die **Kompetenz der moderierenden Person** und die **Plausibilität des verwendeten Modells** bestimmt, das mindestens die folgenden vier Forderungen erfüllen sollte:

1. Die Forderung der **Einfachheit** ergibt sich aus der Notwendigkeit, in einem begrenzten Zeitraum

(von ca. 45–60 Minuten) eine komplexe Fallsituation zu analysieren. Das kann nur gelingen, wenn das den Gesprächsverlauf steuernde Modell eine klare, logisch stringente Struktur besitzt, die in wenigen Schritten zum Ziel kommt.

2. Die Forderung der **Vollständigkeit** verlangt, dass das Modell alle moralisch relevanten Aspekte einer nicht selten komplexen Situation erfasst. Dabei sind in die Situationsanalyse neben sachhaften Informationen auf der kognitiven Ebene auch kontextuelle Bezüge sowie emotionale Verstrickungen und (un-)ausgesprochene Bedürfnisse oder Interessen der beteiligten Akteure einzubeziehen, da sie in aller Regel einen nachhaltigen Einfluss auf die zu treffenden Handlungsentscheidungen ausüben.
3. Besonders wichtig ist die Forderung der **ethischen Geordnetheit**. Da sich moralische Konfliktsituationen aufgrund ihrer Vielschichtigkeit in der Regel dadurch auszeichnen, dass mehrere abwägungsrelevante Gesichtspunkte (Güter, Rechte, Pflichten und Werte) zu berücksichtigen sind, muss ein überzeugendes Modell einen plausiblen normativen Beurteilungsmaßstab angeben. Mit seiner Hilfe sollten die Gesichtspunkte auf argumentativ schlüssige Weise in ihrem jeweiligen moralischen Gewicht geordnet und damit hinsichtlich ihrer Ranghöhe bestimmt werden können.
   Die meisten bislang vorliegenden Modelle[1] leiden daran, dass sie einfach eine Vielzahl von durchaus wichtigen, in ihrem genauen Sinngehalt jedoch zumeist definitorisch nicht klar bestimmten Gütern und Werten aufzählen, ohne den Vorrang des in einer bestimmten Situation entscheidenden Wertes ethisch überzeugend begründen zu können. Solche Modelle sind aus systematischer Perspektive unterkomplex und führen daher zwangsläufig zu rein subjektiven Scheinlösungen, die einer ethischen Überprüfung der jeweiligen Entscheidungsgründe nicht standhalten.
4. Von großer praktischer Bedeutung für die Weiterentwicklung der jeweiligen Versorgungseinheit ist schließlich die Forderung der **Sensibilität für organisatorische Belange**. Da im Zuge einer ethischen Fallbesprechung nicht selten auch Erkenntnisse über schlechte Routinen bzw. Verbesserungspotenziale hinsichtlich bestimmter standardisierter Handlungssequenzen sowie damit einhergehender Kommunikationsabläufe gewonnen werden, sollte das Modell auch Anweisungen darüber enthalten, wie mit diesem wertvollen Wissen so umzugehen ist, dass es durch eine geeignete Anschlusskommunikation für eine nachhaltige Qualitätsentwicklung genutzt werden kann.

PRAXISTIPP

Ein geeignetes **Fallbesprechungsmodell** sollte
1. möglichst *einfach zu handhaben*,
2. *vollständig*,
3. *ethisch geordnet* und
4. *sensibel* für Belange der Organisationsentwicklung sein.

Im Blick auf die **Kompetenz** derjenigen Person, welche die ethische Fallbesprechung leitet, ist ausdrücklich zu betonen, dass dafür zwingend eine vorausgehende **Moderatorenschulung** erforderlich ist. Die Übernahme der Moderatorenfunktion setzt neben organisatorischem Geschick, einer ruhigen, ausgleichenden Persönlichkeit sowie einer Vertrautheit mit den ethischen Grundlagen der Fallbesprechung auch eine intime Kenntnis des jeweils verwendeten Modells sowie die Einübung einer neutralen Haltung voraus, die in dafür geeigneten Schulungen gezielt trainiert wird.

4.4 Konturen des integrativen Modells ethischer Fallbesprechungen

Obwohl es zum gegenwärtigen Zeitpunkt in Ermangelung empirischer Daten unmöglich ist, die Ergebnisqualität der verschiedenen derzeit verwendeten Fallbesprechungsmodelle abschließend zu beurteilen, dürfte davon auszugehen sein, dass die besten Re-

[1] Dies gilt vor allem für den prinzipienethischen Ansatz von Beauchamp und Childress [2] mit den vier klassischen sogenannten mittleren Grundsätzen der Schadensvermeidung, der Wohltätigkeit, der Autonomie und der Gerechtigkeit und die davon inspirierten Derivate wie z. B. die relativ weitverbreitete sogenannte Nimwegener Methode (vgl. [3]).

sultate durch einen Ansatz zu erzielen sind, der im Sinne der oben aufgeführten Anforderungen eine einfache Struktur mit einer umfassenden Situationsbeschreibung und einer überzeugenden Ordnung der relevanten moralischen Gesichtspunkte verbindet. Genau dies versucht das hier vorzustellende sogenannte **integrative Modell**, das fünf Schritte (Anlass, Situationsbeschreibung, ethische Reflexion, Empfehlung, Anschlussdokumentation, ➤ Tab. 4.1) umfasst und den medizinethisch zentralen Begriff des „Patienten-“ bzw. des „Pflegebedürftigenwohls“ mittels der für unser personales Selbstverständnis basalen Kategorie der „Handlungsfähigkeit“ operationalisiert [4].

Der Schutz und die möglichst optimale Entfaltung der **Handlungsfähigkeit** sind die Bedingungen dafür, sich überhaupt irgendwelche Handlungsziele setzen und diese durch eigenes planvolles Handeln auch tatsächlich erreichen zu können. Da *jeder*, der überhaupt irgendetwas wirklich will, notwendigerweise auch immer schon zumindest implizit die Entwicklung, Förderung und Verteidigung der eigenen Handlungsfähigkeit wollen muss, sollte sich ein konsistentes Handeln [5, 6] – unabhängig von spezifischen religiös-weltanschaulichen Prämissen – an folgendem **oberstem Moralprinzip** orientieren:

Tab. 4.1 Integratives Modell ethischer Fallbesprechungen

1. Anlass
Bestimmung des Anlasses bzw. der auslösenden Situation für die Fallbesprechung
2. Situationsanalyse
• Abklärung der *Umstände:* – Steht die auslösende Situation in einem besonderen (individuellen, institutionellen, gesellschaftlichen) Kontext, der berücksichtigt werden sollte? – Gibt es eine besondere emotionale Betroffenheit bei einem der anwesenden Akteure? – Gibt es besondere (unausgesprochene) Bedürfnisse oder Interessen der Akteure? • Analyse der *personenspezifischen Merkmale* des Patienten/Pflegebedürftigen: – Biografische Faktoren (z. B. Alter, Lebensumstände, soziales Umfeld, Wertüberzeugungen, religiöse und spirituelle Einstellungen) – Medizinische und pflegerische Fakten (z. B. Allgemeinzustand, Indikationen, Einwilligungsfähigkeit, Aufklärung, Prognose) – Rechtliche Umstände (z. B. Existenz bestimmter Vorsorgeinstrumente oder Willensbekundungen) – Ökonomische Faktoren, die berücksichtigt werden müssen • Identifizierung der *zentralen Problemlinie* für die ethische Reflexion
3. Ethische Reflexion
• Welche *allgemeinen*, d. h. für jedermann verbindlichen, moralischen Standards sind betroffen (z. B. Menschenwürde, Autonomie, Lebensschutz, Respekt, Gerechtigkeit etc.)? • Gibt es darüber hinaus relevante *bereichs-* oder *standesspezifische* moralische Regeln und Standards (z. B. Sorgfalt, Vertrauenswürdigkeit, Verschwiegenheit, Fürsorge etc.)? • Gibt es zusätzliche moralische Vorgaben aus dem speziellen *Leitbild* der jeweiligen Versorgungseinheit? • Wie sind die verschiedenen moralischen Gesichtspunkte im Hinblick auf die Sicherung, den Erhalt oder die Verbesserung bzw. Verschlechterung der Handlungsfähigkeit des Patienten/Pflegebedürftigen zu gewichten, und was folgt daraus für die Bewertung der bestehenden Handlungsalternativen?
4. Empfehlung und Begründung
• Können sich alle Beteiligten auf eine gemeinsame Empfehlung verständigen? • Wie sollte die erarbeitete Empfehlung für das weitere Handeln konkret lauten? • Welche Gründe sprechen für und welche gegen diese Empfehlung? • Wie lässt sich die getroffene Abwägung Dritten gegenüber rechtfertigen?
5. Dokumentation und Anschlusskommunikation
• Weiterleitung der Empfehlung an die entscheidungsbefugte Person • Schriftliche Dokumentation und Archivierung der erarbeiteten Empfehlung • Sicherung des gewonnenen Wissens über organisatorische bzw. strukturelle Defizite der Versorgungseinheit

„Handle so, dass du deine eigene Handlungsfähigkeit sowie die Handlungsfähigkeit der von deinem Handeln Betroffenen nicht ohne zwingenden Sachgrund beeinträchtigst oder gar zerstörst und nach Möglichkeit (und sozialer Verantwortlichkeit und Rolle) umfassend entfaltest.“ [7]

MERKE

Auf der Grundlage dieses Prinzips der Handlungsfähigkeit lässt sich eine Ordnung der einzelnen moralisch relevanten Gesichtspunkte durch ihren jeweils unterschiedlichen Bezug auf das komplexe Ziel der Handlungsfähigkeit herstellen. Insbesondere lassen sich Nutzen und Schaden verschiedener medizinischer Maßnahmen danach beurteilen, wie sie sich auf den Erhalt oder die Wiedererlangung der individuellen Handlungsfähigkeit des Patienten auswirken. Je enger ein bestimmtes Einzelgut mit der Handlungsfähigkeit verbunden ist, desto mehr Gewicht kommt ihm in der Abwägung zu.

Die **ethische Reflexion** im Rahmen einer Fallbesprechung lässt sich in vier Teilschritte strukturieren (➤ Tab. 4.1): Zunächst werden die *allgemeinen*, für alle Personen relevanten moralischen Gesichtspunkte erfragt. Im Anschluss werden die an bestimmte berufliche Funktionen gebundenen besonderen *berufsethischen* Standards ergänzt. Falls es sich um eine Versorgungseinheit handelt, die einem bestimmten (z. B. kirchlichen) Träger zugeordnet ist, wird darüber hinaus nach deren *Leitbild* gefragt, um den besonderen Ethosbeständen des jeweiligen Trägers gerecht zu werden. Auch im außerklinischen Bereich können trotz fehlender institutioneller Anbindung der verschiedenen Akteure einzelne Versorgungselemente (z. B. Hospize) über ein bestimmtes Leitbild verfügen, das beachtet werden sollte. Abschließend sind die verschiedenen moralisch relevanten Aspekte zu gewichten und die möglichen Handlungsalternativen im Lichte des *Prinzips der Handlungsfähigkeit* zu bewerten.

Bei der anschließenden Formulierung der konkreten Empfehlung sollten auch die maßgeblichen Gründe genannt werden, um die Transparenz der Entscheidung Dritten gegenüber zu erhöhen und für alle Beteiligten ein kohärentes Handeln in der Zukunft zu ermöglichen.

4.5 Häufige Probleme in der Praxis

Die Durchführung ethischer Fallbesprechungen steht in der Praxis vor verschiedenen Herausforderungen, die teils *psychologischer*, teils *organisatorischer* und teils *ethischer* Art sind.

Um latente Befürchtungen, Ängste und Vorurteile gegenüber der Nutzung dieses Instruments abzubauen und professionsübergreifend eine hohe Bereitschaft zur Teilnahme zu fördern, ist nicht nur zu betonen, dass ethische Fallbesprechungen weder die bestehenden rechtlichen Verantwortungsstrukturen unterminieren noch als Tribunal zur Bloßstellung einzelner Personen und ihrer möglicherweise fehlerhaften Entscheidungen missverstanden werden dürfen. Die erarbeiteten Empfehlungen dienen allein der Unterstützung der rechtlich zur Entscheidung legitimierten Person und zielen darauf ab, die Qualität künftiger Entscheidungen zu verbessern. Aufgrund ihres ethischen Charakters sind derartige Konsile auch deutlich von anderen Formen der psychologischen Problembearbeitung – wie z. B. Supervision und Mediation – zu unterscheiden. Hinter dem häufig von ärztlicher Seite als Entschuldigungsgrund für die Nichtteilnahme geäußerten Verweis auf den Zeitmangel verbirgt sich oft eine Abwehrhaltung, die sich nur dadurch überwinden lässt, dass der – nicht zuletzt zeitliche – Mehrwert solcher Fallbesprechungen durch positive Beispiele für die gesamte Versorgungseinheit konkret erfahrbar wird.

Während die *organisatorischen Anforderungen* an die Durchführung ethischer Fallbesprechungen in Kliniken relativ niedrig sind, da alle relevanten Akteure unter einem Dach arbeiten und zeitnahe Treffen in der Regel leicht durchgeführt werden können, stellen sich im außerklinischen Bereich vielfältige Probleme, die z. B. aus der räumlichen Zerstreuung der Akteure, dem Fehlen geeigneter Räumlichkeiten, terminlichen Koordinierungsschwierigkeiten und einer fehlenden finanziellen Aufwandsentschädigung für medizinisches und pflegerisches Personal resultieren [8].

Aber auch im Blick auf die angemessene *inhaltliche Durchführung* gibt es häufig zahlreiche Probleme:

- So haben die Akteure oft ein unterschiedliches (Vor-)Verständnis nicht nur von Ethik im Allgemeinen, sondern auch von wichtigen mora-

lischen Begriffen (wie z. B. Menschenwürde, Autonomie oder Gerechtigkeit) im Besonderen, das im Verlauf einer Fallbesprechung selbst kaum konstruktiv bearbeitet werden kann, sondern auf die Notwendigkeit entsprechender ethischer Fortbildungsangebote verweist.
- Ein weiteres Problem besteht darin, dass die Akteure zwar oftmals aufgrund praktischer Erfahrung intuitiv ein richtiges moralisches Urteil zu fällen vermögen, aber nicht über die geeignete *Begründungskompetenz* verfügen.
- Auch das Wissen um die neueren standesethischen Empfehlungen einschlägiger Gremien oder relevanter Leitbilder ist oft sehr rudimentär, sodass entsprechende Fragen des Moderators nicht selten unbeantwortet bleiben und entsprechende Fortbildungsbedarfe anzeigen.
- Manche Akteure neigen auch dazu, im Anschluss an die differenzierte Situationsbeschreibung, in deren Verlauf sich der Sachverhalt bereits geklärt zu haben scheint, sofort eine Empfehlung abzugeben und die eigentliche ethische Reflexion zu überspringen. Da es jedoch in einer Fallbesprechung nicht nur darum geht, die Urteilsfähigkeit der Beteiligten zu verbessern, sondern auch die Gründe für die Richtigkeit der empfohlenen Handlungsweise transparent zu machen und die Begründungskompetenz der Teilnehmer zu stärken, wird ein solches Verhalten der immanenten Zielsetzung ethischer Fallbesprechungen nicht gerecht.

4

PRAXISTIPP

- Der zur strikten Neutralität verpflichtete Moderator ethischer Fallbesprechungen ist nicht der Garant für die Richtigkeit der erarbeiteten Empfehlung, sondern der Anwalt einer strukturierten Gesprächsführung im Sinne des jeweils verwendeten Modells.
- Der Moderator sollte durch eine kurze Anlassbestimmung zu Beginn darauf achten, dass genügend Zeit (jeweils ca. 20 Minuten) für die Situationsanalyse und die ethische Reflexion zur Verfügung steht.
- Der Moderator sollte darauf achten, dass alle Beteiligten ins Gespräch integriert sind (Vielredner höflich bremsen, stillere Personen gezielt ansprechen).
- Zur Entlastung kann der Moderator eine zweite Person bitten, das Protokoll der Fallbesprechung zu schreiben, um sich besser auf die Gesprächsführung konzentrieren zu können.

LITERATUR

[1] Bormann F-J. Ein integratives Modell für die ethische Fallbesprechung. Zeitschrift für medizinische Ethik 2013; 59: 117–127.
[2] Beauchamp TL, Childress JF. Principles of Biomedical Ethics. Oxford: Oxford University Press 2001.
[3] Steinkamp N, Gordijn B. Ethik in Klinik und Pflegeeinrichtung: ein Arbeitsbuch. 2. A. Neuwied: Luchterhand 2005.
[4] Bormann F-J. „Handlungsfähigkeit" und „gutes Leben". Plädoyer für einen schwachen Perfektionismus. In: Hoesch M, Muders S, Rüther M (Hrsg.). Glück – Werte – Sinn. Berlin: de Gruyter 2012; 177–194.
[5] Gewirth A. Reason and Morality. Chicago: University of Chicago Press 1978.
[6] Steigleder K. Grundlegung der normativen Ethik. Der Ansatz von Alan Gewirth. 2. A. Freiburg: Karl Alber bei Nomos 2018.
[7] Bormann F-J. Handlungsfähigkeit und Glück. Ethische Orientierung in unruhigen Zeiten. COMMUNIO 2025; 54: 88–101 (91).
[8] ZEKO-Stellungnahme „Außerklinische Ethikberatung". Dtsch Arztebl 2020; 117(12): A-628/B-536.

KAPITEL

5

Jochen Taupitz

Juristische Aspekte

Kernaussagen

- Eine gesetzliche Pflicht zur außerklinischen Ethikberatung gibt es nicht. Allenfalls das Weisungsrecht eines Arbeitgebers kann die dem Weisungsrecht unterworfenen Beschäftigten verpflichten, in bestimmten Situationen eine Ethikberatung einzuholen.
- Eine Ethikberatung kann niemanden von seiner rechtlichen Verantwortung entlasten.
- Die Ethikberatung darf nicht zu einer Verletzung der Schweigepflicht oder des Datenschutzrechts führen.
- Die Ethik-Fallberatung einschließlich ihres Ergebnisses muss dokumentiert werden. Der Patient bzw. sein Vertreter hat ein Recht auf Einsichtnahme in die Dokumentation.

Die folgenden Ausführungen beschäftigen sich ausschließlich mit einer ethischen Beratung, die in einer konkreten Behandlungssituation auf einen individuellen Patienten bzw. eine individuelle Patientin ausgerichtet ist. Man spricht insoweit häufig von „Fallberatung". Die Erstellung von Leitlinien, Schulungsmaterial und ähnlichen Dokumenten oder die Durchführung von Schulungs- und Qualifizierungsmaßnahmen, die allgemein Hilfestellung zu ethischen Fragen geben sollen und ebenfalls Gegenstand der außerklinischen Ethikberatung sein können [1], sind nicht Gegenstand dieses Kapitels.

5.1 Pflicht zur Ethik-Fallberatung?

Im deutschen Recht gibt es nur punktuelle Regelungen, wonach vor Durchführung einer medizinischen Maßnahme zwingend ein Gremium einzuschalten ist, das eine Beratung zu ethischen Aspekten der betreffenden Maßnahme erteilt. Solche Regelungen betreffen traditionell bestimmte Bereiche der Forschung am Menschen (z. B. Arzneimittelforschung, Medizinprodukteforschung, Anwendung von radioaktiven Stoffen oder ionisierender Strahlung zum Zweck der medizinischen Forschung) und sind zudem in den Berufsordnungen der Ärztekammern enthalten. Für medizinische Maßnahmen außerhalb der Forschung verlangt der Gesetzgeber die Einschaltung einer Ethikkommission lediglich vor Durchführung einer Präimplantationsdiagnostik (§ 3a Embryonenschutzgesetz) – was allerdings nicht als ethische Beratung, sondern ausschließlich als Genehmigung zu verstehen ist. Für alle sonstigen medizinischen Maßnahmen kann lediglich das Weisungsrecht des jeweiligen Arbeitgebers/Dienstherrn dazu führen, dass Arbeitnehmer/Bedienstete (z. B. Ärzte) in bestimmten Situationen eine Beratung über ethische Aspekte einholen müssen.

Auf der Basis des Weisungsrechts und des einrichtungseigenen Organisationsrechts werden seit den 1990er-Jahren in Krankenhäusern zunehmend „Ethikkonsilien" „Klinische Ethikkomitees" oder ähnlich bezeichnete Institutionen geschaffen, um die dort tätigen Ärzte bzw. das Pflegepersonal in Grenzfragen der Behandlung individueller Patienten zu beraten. Die Strukturen und Verfahrensweisen sowie die Regelungen, wer wann wen zur ethischen Beratung einzuschalten hat, sind sehr uneinheitlich [2]. Einen zaghaften Ansatz für eine gesetzliche Verankerung liefert das Hessische Krankenhausgesetz (HKHG). Danach haben die Krankenhäuser Ethikbeauftragte zu bestellen. Diese haben die Aufgabe, in ethischen Fragestellungen Entscheidungsvorschläge zu machen (§ 6 Abs. 6 HKHG). Wer die Beratung wann zu erbitten hat, bleibt freilich offen.

Noch viel heterogener sind die Strukturen der außerklinischen Ethikberatung, also zu ethischen Fragen der ambulanten Versorgung zu Hause oder im Pflegeheim. Unabhängig von der Frage, ob es überhaupt eine für die Koordination der Ethikberatung verantwortliche Stelle (z. B. außerklinisches Ethikkomitee oder Palliativnetzwerk) gibt [1], existiert jedenfalls keine gesetzliche Pflicht, diese Stelle zur Ethikberatung einzuschalten. Es ist vielmehr Sache der jeweils ratsuchenden Person, sich an eine entsprechende Stelle zu wenden. Allenfalls das Weisungsrecht eines Arbeitgebers (etwa eines Pflegeheims) kann eine Pflicht zur Ethikberatung für die dort beschäftigten Personen begründen.

Auch ein entsprechender Wunsch eines Patienten oder seines Vertreters begründet als solcher keine Rechtspflicht für den Behandelnden. Jeder hat im Rahmen seines eigenen Bereichs eigenverantwortlich zu prüfen, ob er sich durch externen Rat unterstützen lassen möchte.

MERKE
Eine gesetzliche Pflicht, sich vor Durchführung einer ambulant durchgeführten medizinischen Maßnahme über ethische Aspekte beraten zu lassen, gibt es im deutschen Recht nicht. Allenfalls das Weisungsrecht eines Arbeitgebers (etwa eines Pflegeheims) kann die dort beschäftigten Personen verpflichten, in bestimmten Situationen eine Ethikberatung einzuholen.

5.2 Nutzen der Ethik-Fallberatung

Die zunehmende Komplexität (auch ambulanter) medizinischer Maßnahmen geht für die beteiligten Personen mit ethischen Herausforderungen und einem entsprechenden Unterstützungsbedarf einher. Dies führt zu den verstärkten Bemühungen auf verschiedenen Ebenen, diesen Unterstützungsbedarf zu befriedigen.

Wichtig ist, dass eine ethische Beratung niemanden von seiner originären Verantwortung entlasten kann. Sie kann auch keine verbindliche Klärung rechtlicher Zweifelsfragen herbeiführen. Die Beratung soll die zur Entscheidung befugte und vertragsrechtlich, haftungsrechtlich und/oder strafrechtlich verantwortliche Person unterstützen, nicht aber bestehende Entscheidungsbefugnisse und -pflichten verschieben oder verschleiern. Dies betrifft insbesondere auch den behandelnden Arzt. Die Beratung kann ihm Hilfestellung bei der Bewältigung schwieriger Situationen geben. Fehler in seinem ärztlichen Verantwortungsbereich fallen jedoch allein ihm zur Last. Entsprechendes gilt für das Pflegepersonal oder andere Personen bezüglich der ihnen obliegenden Pflichten.

Unberührt bleiben auch die Rechtspflichten zur Beachtung berufsrechtlicher oder anderer rechtlicher Vorgaben und damit auch Pflichten zur Einschaltung anderer Institutionen einschließlich der Rechtspflicht zur Einholung einer Genehmigung. Beispielsweise bedarf die Einwilligung eines Betreuers (also eines vom Betreuungsgericht eingesetzten Vertreters) in eine Untersuchung des Gesundheitszustands, eine Heilbehandlung oder einen ärztlichen Eingriff nach § 1829 Abs. 1 Bürgerliches Gesetzbuch (BGB) der Genehmigung des Betreuungsgerichts, wenn die begründete Gefahr besteht, dass der Betreute aufgrund der Maßnahme stirbt oder einen schweren und länger dauernden gesundheitlichen Schaden erleidet (Ausnahme: mit dem Aufschub ist Gefahr verbunden). Gleiches gilt für die Nichteinwilligung oder den Widerruf der Einwilligung des Betreuers in eine Untersuchung des Gesundheitszustands, eine Heilbehandlung oder einen ärztlichen Eingriff: Auch sie bedarf der Genehmigung des Betreuungsgerichts, wenn die Maßnahme medizinisch angezeigt ist und die begründete Gefahr besteht, dass der Betreute aufgrund des Unterbleibens oder des Abbruchs der Maßnahme stirbt oder einen schweren und länger dauernden gesundheitlichen Schaden erleidet (§ 1829 Abs. 2 BGB). Eine Genehmigung ist allerdings dann nicht erforderlich, wenn zwischen Betreuer und behandelndem Arzt Einvernehmen darüber besteht, dass die Erteilung, die Nichterteilung oder der Widerruf der Einwilligung dem nach § 1827 BGB festgestellten Willen des Betreuten entspricht (§ 1829 Abs. 4 BGB). All das gilt auch für einen Bevollmächtigten, also eine Person, die der Patient selbst mit Vertretungsbefugnis ausgestattet hat (§ 1829 Abs. 5 BGB).

MERKE

Eine ethische Beratung kann niemanden von seiner rechtlichen Verantwortung entlasten. Sie kann auch keine verbindliche Klärung rechtlicher Zweifelsfragen herbeiführen. Rechtspflichten, insbesondere auch zur Einschaltung anderer Institutionen, etwa zur Einholung von Genehmigungen, bleiben unberührt.

5.3 Schweigepflicht

Auch bei einer ethischen Beratung ist selbstverständlich die ärztliche bzw. sonstige berufliche Schweigepflicht zu wahren. Die Schweigepflicht gilt auch zwischen Personen, die selbst zur Geheimhaltung verpflichtet sind. Gegebenenfalls sind beteiligte Personen durch die für die Behandlung des Patienten verantwortliche Person oder Institution gesondert vertraglich zur Verschwiegenheit zu verpflichten.

Soll über den Fall eines bestimmten oder für einen der Beteiligten bestimmbaren Patienten, also personenbezogen, ein Informationsaustausch stattfinden, bedarf es hierzu einer Erlaubnis. Abgesehen von gesetzlichen Erlaubnissen (die im Fall einer Ethikberatung selten einschlägig sein dürften – zu derartigen Erlaubnissen siehe [3]), kommt die Einwilligung des Patienten (Schweigepflichtentbindung) als Erlaubnis in Betracht.

Während bei der klinischen Ethikberatung aufgrund des in einem arbeitsteiligen Krankenhaus bestehenden einheitlichen Versorgungsauftrags in der Regel davon ausgegangen werden kann, dass der Patient mit der Weitergabe der für eine ethische Beratung notwendigen Informationen innerhalb eines multiprofessionellen Behandlungsteams stillschweigend einverstanden ist, besteht im außerklinischen Bereich oft kein arbeitsteiliger Behandlungskontext, der eine solche Informationsweitergabe rechtfertigen würde. Von einem stillschweigenden Einverständnis des Patienten in die Weitergabe seiner personenbezogenen (insbesondere medizinischen) Daten kann in dieser Situation allenfalls dann ausgegangen werden, wenn der Patient selbst die Ethikberatung anregt [1].

In allen anderen Fällen sollte, soweit irgend möglich, eine ausdrückliche Einwilligung des Patienten eingeholt werden. Nur wenn das nicht möglich ist, etwa weil der Patient bewusstlos oder sonst nicht einwilligungsfähig ist und in diesem Fall für den Patienten (z. B. wegen Unaufschiebbarkeit der medizinischen Entscheidung) auch kein Stellvertreter (Betreuer oder Bevollmächtigter) entscheiden kann, kann hilfsweise der mutmaßliche Wille des Patienten die Weitergabe der personenbezogenen Daten rechtfertigen. Dies gilt insbesondere dann, wenn die Schwierigkeiten des konkreten Falles einen multiprofessionellen Austausch nahelegen und dieser im wohlverstandenen Interesse des Patienten liegt. Der mutmaßliche Wille legitimiert die Weitergabe von Informationen an Dritte außerhalb des dem Patienten bekannten oder erwarteten Behandlungspersonals jedoch nur dann, wenn keinerlei Anzeichen bei dem konkreten Patienten darauf hindeuten, dass er mit einer derartigen Einbeziehung von Außenstehenden nicht einverstanden wäre. Besonders sensibel ist auch darauf zu achten, ob Anhaltspunkte dafür bestehen, dass der Patient bestimmte einzelne Personen oder Personengruppen nicht in die Fallberatung einbezogen wissen möchte [1].

In jedem Fall sollte geprüft werden, ob eine Fallberatung ohne Offenlegung der konkreten Patientendaten, also in anonymisierter Form, möglich ist.

Der Patient bzw. sein Vertreter ist, sofern möglich, nachträglich über die Ethik-Fallberatung zu informieren.

Die schriftliche Dokumentation der ethischen Beratung ist ausschließlich für die Patientenakte (➤ Kap. 4.5) bestimmt. Der Patient bzw. sein Vertreter hat ein Recht auf Einsicht in die Krankenunterlagen (§ 630 g BGB).

MERKE

Die Ethikberatung darf nicht zu einer Verletzung der Schweigepflicht führen. Durch sie darf die persönliche Arzt-Patient-Beziehung nicht gestört werden.

5.4 Datenschutz

Das Datenschutzrecht regelt die ganz oder teilweise automatisierte Verarbeitung personenbezogener Daten. Die nichtautomatisierte Verarbeitung ist nur erfasst, wenn personenbezogene Daten in einem Dateisystem gespeichert sind oder gespeichert werden sollen. Dazu gehören auch Karteien zur Verwaltung von Patientenakten, nicht aber die rein papierbasierte Informationsverarbeitung ohne strukturiertes Ordnungssystem (z. B. Notizen als Gedächtnisstütze) [3]. Sofern also die Ethikberatung unter Einsatz von informationstechnischen Systemen oder Telekommunikationsmitteln (etwa im Rahmen der Telemedizin) erfolgt und sich nicht auf das gesprochene oder auf Papier geschriebene Wort beschränkt, sind neben der Schweigepflicht die datenschutzrechtlichen Bestimmungen einzuhalten. Insoweit wird auf die Hinweise und Empfehlungen zur ärztlichen Schweigepflicht, Datenschutz und Datenverarbeitung in der Arztpraxis der Bundesärztekammer und der Kassenärztlichen Bundesvereinigung verwiesen [3]. Diese Hinweise und Empfehlungen gelten für die außerklinische Ethikberatung gleichermaßen.

Aus datenschutzrechtlicher Sicht ist besonders wichtig, dass eine konkludente Einwilligung oder eine mutmaßliche Einwilligung eine Datenweitergabe (anders als bezüglich der Schweigepflicht) nicht legitimieren kann. Artikel 9 Abs. 2 Buchst. a) der Europäischen Datenschutz-Grundverordnung (DSGVO) fordert für Gesundheitsdaten die ausdrückliche Einwilligung, die nachzuweisen ist. Deshalb sollte stets sorgfältig geprüft werden, ob die Ethikberatung auf der Basis anonymisierter Informationen erfolgen kann.

Sofern die Ethikberatung im unmittelbaren Behandlungskontext erfolgt, kann allerdings auch § 22 Abs. 1 Nr. 1 Buchst. b) des Bundesdatenschutzgesetzes bzw. eine entsprechende Landesnorm die Weitergabe personenbezogener Daten ohne ausdrückliche Einwilligung rechtfertigen. Dies ist dann der Fall, wenn die Verarbeitung der Daten „*zum Zweck der Gesundheitsvorsorge, […] für die medizinische Diagnostik, die Versorgung oder Behandlung im Gesundheits- oder Sozialbereich oder für die Verwaltung von Systemen und Diensten im Gesundheits- und Sozialbereich oder aufgrund eines Vertrags der betroffenen Person mit einem Angehörigen eines Gesundheitsberufs erforderlich ist und diese Daten von ärztlichem Personal oder durch sonstige Personen, die einer entsprechenden Geheimhaltungspflicht unterliegen, oder unter deren Verantwortung verarbeitet werden*“. In besonderen Ausnahmesituationen kann die Datenübermittlung ohne Einwilligung des Patienten außerdem auf Art. 9 Abs. 2 Buchst. c) DSGVO gestützt werden, nämlich dann, wenn „*die Verarbeitung zum Schutz lebenswichtiger Interessen der betroffenen Person oder einer anderen natürlichen Person erforderlich ist und die betroffene Person aus körperlichen oder rechtlichen Grünen außerstande ist, ihre Einwilligung zu geben*“.

Unberührt vom Problem der Einwilligung bleiben die datenschutzrechtlichen Informationspflichten gemäß Art. 13 bzw. 14 DSGVO (Näheres dazu in [3]).

MERKE

Sofern die Ethikberatung unter Einsatz von informationstechnischen Systemen oder Telekommunikationsmitteln (etwa im Rahmen der Telemedizin) erfolgt und sich nicht auf das gesprochene oder auf Papier geschriebene Wort beschränkt, sind die datenschutzrechtlichen Bestimmungen einzuhalten.

PRAXISTIPP

Wann immer möglich, sollte die Ethikberatung auf der Basis anonymisierter Daten durchgeführt werden. Sofern dies nicht möglich ist, sollte die ausdrückliche Einwilligung des Patienten bzw. – bei Bewusstlosen oder sonst Einwilligungsunfähigen – seines Vertreters zur Weitergabe personenbezogener Informationen eingeholt werden.

5.5 Dokumentationspflicht

Nach § 630f BGB ist der Behandelnde verpflichtet, zum Zweck der Dokumentation in unmittelbarem zeitlichem Zusammenhang mit der Behandlung des Patienten eine Patientenakte in Papierform oder elektronisch zu führen. In der Patientenakte sind sämtliche aus fachlicher Sicht für die derzeitige und künftige Behandlung wesentlichen Maßnahmen und deren Ergebnisse aufzuzeichnen, insbesondere die Anamnese, Diagnosen, Untersuchungen, Untersuchungsergebnisse, Befunde, Therapien und ihre Wirkungen, Eingriffe und ihre Wirkungen, Einwilligungen und Aufklärungen. Von der Dokumentationspflicht wird auch die Durchführung einer Ethik-Fallberatung einschließlich ihres Ergebnisses umfasst. Der Patient bzw. sein Vertreter hat ein Recht auf Einsicht in die Krankenunterlagen (§ 630g BGB).

MERKE

Die Ethik-Fallberatung einschließlich ihres Ergebnisses muss dokumentiert werden. Patientinnen und Patienten bzw. ihre Vertreter haben ein Recht auf Einsichtnahme in die Dokumentation.

LITERATUR

[1] Stellungnahme der Zentralen Kommission zur Wahrung ethischer Grundsätze in der Medizin und ihren Grenzgebieten (Zentrale Ethikkommission) bei der Bundesärztekammer: „Außerklinische Ethikberatung". Dtsch Arztebl 2020; 117(12): A-628/B-536.

[2] Stellungnahme der Zentralen Kommission zur Wahrung ethischer Grundsätze in der Medizin und ihren Grenzgebieten (Zentrale Ethikkommission) bei der Bundesärztekammer zur Ethikberatung in der klinischen Medizin (24. Januar 2006). Dtsch Arztebl 2006; 103(24): A-1703–A1707.

[3] Bundesärztekammer, Kassenärztliche Vereinigung. Hinweise und Empfehlungen zur ärztlichen Schweigepflicht, Datenschutz und Datenverarbeitung in der Arztpraxis. Dtsch Arztebl 2018; 115(10): A-453; www.kbv.de/media/sp/Empfehlungen_aerztliche_Schweigepflicht_Datenschutz.pdf (letzter Zugriff: 25.2.2025).

KAPITEL

6

Anna-Henrikje Seidlein und Sabine Salloch

Interprofessionalität in der außerklinischen Ethikberatung

Kernaussagen

- Pflegende und Ärzte haben häufig differierende Perspektiven auf die gleiche Situation, die sich aus den je eigenen Aufgaben, der beruflichen Sozialisierung und den persönlichen Wertvorstellungen ergeben.
- Die unterschiedlichen professionsspezifischen Perspektiven und Kompetenzen sollten bei der Beratung systematisch berücksichtigt werden.
- Die Art und Weise interprofessioneller Zusammenarbeit hat Einfluss auf die Entstehung und Bearbeitung ethischer Konflikte.
- Gute interprofessionelle Zusammenarbeit zwischen Pflegenden und Ärzten ist gleichermaßen hilfreich und herausfordernd.
- Der Zugang zu ethischen Fallbesprechungen muss für Pflegende und Ärzte in gleicher Weise gewährleistet sein. Ethik-Fallbesprechungen sollten in multiprofessioneller Zusammensetzung stattfinden.

6.1 Interprofessionelle Zusammenarbeit

Interprofessionelle Zusammenarbeit zwischen Pflegenden und Ärzten ist immer dann besonders gefordert, wenn es darum geht, komplexen Situationen in der Gesundheitsversorgung gerecht zu werden. Die außerklinische Begleitung von Patientinnen und Patienten sowie Menschen mit Pflegebedarf ist in vielfacher Hinsicht durch eine hohe Komplexität gekennzeichnet: Chronisch mehrfach erkrankte Menschen, die Vielzahl medizinisch-technischer Möglichkeiten und differierende Vorstellungen über ein gutes Leben („Wertepluralismus") sind nur einige Merkmale, die darauf hindeuten.

Interprofessionelle Zusammenarbeit kann so verstanden werden, dass

„Angehörige unterschiedlicher Berufsgruppen mit unterschiedlichen Spezialisierungen, beruflichen Selbst- und Fremdbildern, Kompetenzbereichen, Tätigkeitsfeldern und unterschiedlichem Status im Sinne einer sich ergänzenden, qualitativ hochwertigen, patientenori-

entierten Versorgung unmittelbar zusammenarbeiten, damit die spezifischen Kompetenzen jedes einzelnen Berufes für den Patienten nutzbar gemacht werden.“ [1, S. 40]

Im außerklinischen Kontext bedeutet gute interprofessionelle Teamarbeit, insbesondere auch integrierte Versorgung im Sinne einer „interprofessionellen Versorgungskette“ [2] anzustreben, um Fragen der (Weiter-)Behandlung zu klären und Problemlösungen zu entwickeln.

Zahlreiche empirische Untersuchungen zeigen, dass *gute* interprofessionelle Zusammenarbeit die Versorgungsqualität steigern kann (u. a. Effizienzsteigerung, verbesserte Patientenoutcomes). Gleichzeitig weisen Studienergebnisse aber auch darauf hin, dass gelingende interprofessionelle Zusammenarbeit im Alltag eine große Herausforderung darstellt, die nicht immer erfolgreich gemeistert wird [3]. Überdies bewerten Pflegende auf der einen sowie Ärztinnen und Ärzte auf der anderen Seite die Qualität der interprofessionellen Zusammenarbeit durchaus unterschiedlich [4]. Unstrittig ist, dass gute interprofessionelle Kooperation sich positiv auf die Arbeitszufriedenheit der Beteiligten auswirkt, weshalb sie von nationalen und internationalen Expertengremien (z. B. Sachverständigenrat zur Begutachtung der Entwicklung im Gesundheitswesen, WHO) einhellig gefordert wird.

6.2 Pflegende und Ärzte: Zusammenarbeit zwischen zwei Professionen?

Der Begriff **interprofessionell** impliziert, dass bei der Zusammenarbeit von Pflegenden und Ärzten zwei Professionen zusammentreffen. Im soziologischen Sinne sind **Professionen** durch bestimmte, über einen Beruf hinausgehende Merkmale gekennzeichnet. Zu diesen Charakteristika gehören u. a. ein eigenes Wissenskorpus, das spezielles Fachwissen umfasst, das mithilfe wissenschaftlicher Methoden gewonnen wird, sowie ein hohes Maß an Autonomie im Hinblick auf die Berufsausübung. Zudem verfolgen Professionen einen gesellschaftlichen Auftrag, der in besonderer Weise am Gemeinwohl orientiert ist, und sie erfüllen Aufgaben, auf die sie ein Monopol besitzen [5]. Vor allem haben Sozial- und Gesundheitsberufe eine kollektive berufliche Identität und genießen ein hohes Ansehen in der Bevölkerung [6].

Dass Ärzte in diesem Sinne einer Profession angehören, ist weitgehend unbestritten. Anders jedoch stellt sich die Situation für die Pflegenden dar: Ihr Status wird unter dem Stichwort „Semiprofession“ nach wie vor diskutiert. Der unverzichtbare gesellschaftliche Auftrag der Pflege ist zwar ebenso offensichtlich wie das Vorhandensein des professionsspezifischen Wissensfundus und professionsethischer Kodizes, es mangelt jedoch bisher u. a. an einer flächendeckenden professionellen Selbstverwaltung (Pflegekammern), und auch die Akademisierung bzw. die zumindest angestrebte Teil-Akademisierungsquote liegt noch weit hinter den vom Wissenschaftsrat formulierten Zielen [7, 8].

Trotz der Tatsache, dass der tatsächliche Professionalisierungsgrad der Pflege von verschiedenen Interessengruppen sehr unterschiedlich eingeschätzt wird, geht der vorliegende Beitrag in Anbetracht der Erfolge der vergangenen Jahre und der fortlaufenden Professionalisierungsbestrebungen von einer inter*professionellen* Zusammenarbeit zwischen Medizin und Pflege aus. Im Hinblick auf die außerklinische Ethikberatung verspricht das interprofessionelle Vorgehen – unter Einbeziehung von Patienten und ihren (gesetzlichen) Stellvertretern – die umfassende Bearbeitung moralischer Fragestellungen bei Berücksichtigung der vielfältigen Kompetenzen, die im Kontext der ambulanten Patientenversorgung vorhanden sind.

6.3 Ethische Probleme: eine Frage der Perspektive

Jede Profession hat eine je eigene Sichtweise auf konkrete Situationen in der Gesundheitsversorgung und damit verbundene ethische Fragen und Probleme [9]. Ethische Konflikte können deshalb beispielsweise durch die unterschiedliche Wahrnehmung des Zustands von Patienten durch Pflegende und Ärzte entstehen (z. B. Verbesserung von Laborparametern vs. subjektiv schlecht imponierender Zustand). Zudem kann die unterschiedliche Priorisierung gesundheitsbezogener Werte (z. B. Überleben vs. Lebensqualität) zu **interprofessionellen Konflikten** führen. In Verbindung damit kann eine unterschiedliche Gewichtung und Priorisierung ethischer Prinzipien erhebliches Potenzial für Kontroversen bergen: So kann z. B. die Beförderung des Patientenwohls (Benefizienz) in einzelnen Situationen im Widerspruch zur Achtung der Selbstbestimmung (Autonomie) des Betroffenen stehen. Pflegende und Ärzte erleben solche und andere ethische Herausforderungen im Alltag durch ihren jeweils spezifischen fachlichen Fokus und die damit verbundenen Tätigkeiten unterschiedlich. Empirische Arbeiten – die jedoch zumeist in klinischen Settings durchgeführt werden – zeigen, dass dies jedoch nicht nur das qualitative Empfinden umfasst, sondern auch die Häufigkeit betrifft, mit der ethische Probleme wahrgenommen werden.

Nach wie vor ist über ethische Herausforderungen, Konflikte und Dilemmata in der ambulanten Versorgung – deren Spezifika und Prävalenz – wenig bekannt. Es gibt nur vereinzelt empirische Arbeiten, die Einblicke in interprofessioneller Hinsicht geben. Diese zeigen, dass es zwischen den ethischen Problemen von Pflegenden und Ärzten wenig Überschneidungen gibt [10]:

- Demnach sind ethische Probleme aus Sicht der Pflege in der ambulanten Versorgung vor allem Fürsorgekonflikte [11] und Hindernisse bei der Verwirklichung professioneller Pflege [10].
- Ärzte in ambulanten Versorgungssettings hingegen beschreiben eher ethische Probleme, die sich auf Unsicherheit im Zusammenhang mit der Indikationsstellung [12, 13] und die Grenzen ihrer professionellen Verantwortung beziehen [10].

Neben den für das ambulante Setting charakteristischen ethischen Problemen ist jedoch auch zu berücksichtigen, dass Probleme „**sektorenübergreifend**" auftreten können: Patienten wechseln ggf. zwischen ambulantem und stationärem Umfeld hin und her, während die ethischen Probleme für die sie begleitenden Pflegenden und Ärzte gleichbleiben können.

Des Weiteren können ethische Probleme aber auch durch die Übergänge zwischen den Sektoren selbst entstehen, denn was in der Akutsituation im Krankenhaus entschieden wird (z. B. Anlage einer PEG), hat umfassende Konsequenzen für die ambulante Versorgung; dort müssen die stationär gefällten Entscheidungen im Alltag mitgetragen werden. Umgekehrt haben auch die Entscheidungen im ambulanten Setting – z. B. über eine (wiederholte) Krankenhauseinweisung – unmittelbare Auswirkungen auf den stationären Alltag und können dort zu ethischen Konflikten in den Teams führen. Nicht zuletzt können auch aus einer mangelhaften interprofessionellen Zusammenarbeit selbst ethische Probleme erwachsen.

6.4 Implikationen von Interprofessionalität für die außerklinische Ethikberatung

Die außerklinische Ethikberatung ist durch eine große Vielfalt an Angeboten und Organisationsformen gekennzeichnet, die an verschiedene Strukturen angegliedert sind [14]. Der Zugang ist nicht immer für beide Professionen gleichermaßen möglich (z. B. sind Angebote einer Ärztekammer Pflegenden in der Regel nicht zugänglich). Strukturen der Ethikberatung sollten jedoch vor dem Hintergrund des Interprofessionalitätsgedankens so beschaffen sein, dass prinzipiell sowohl Ärzte als auch Pflegende (und darüber hinaus auch andere beteiligte Berufsgruppen sowie An- und Zugehörige) gleichermaßen gut und niedrigschwellig Zugriff auf Angebote außerklinischer Ethikberatung haben und an ihnen mitwirken können.

MERKE

Der Zugang zu ethischen Fallbesprechungen muss für alle Betroffenen gewährleistet sein. Zudem ist auch eine multiprofessionelle Zusammensetzung bei den Teilnehmern ethischer Fallbesprechungen angemessen und notwendig [14].

Die Bedürfnisse und Erwartungen an außerklinische Ethikberatung können ebenfalls sehr unterschiedlich sein, da Ärzte die Therapieentscheidungen gemeinsam mit den Patienten bzw. deren gesetzlichen Stellvertretern fällen, die Pflegenden aber bei ihrer täglichen Arbeit unmittelbar von den Folgen betroffen sind und dadurch in ethische Dilemmata und moralische Belastungssituationen geraten können. Auch an die Beratungsmethode muss deshalb der Anspruch herangetragen werden, den Bedürfnissen beider Professionen Rechnung zu tragen (z. B. retrospektive Reflexion einer ethisch herausfordernden Situation für Pflegende, prospektive ethische Abwägung einer anstehenden Entscheidung für Ärzte).

Auch von Medizin und Pflege geteilte ethische Fragen (z. B. zum Verhältnis von aktuellem und vorausverfügtem Patientenwillen) können durch die **perspektivische Differenz** – durchaus auch im Rahmen einer ethischen Fallberatung – unterschiedlich beantwortet werden. Dies sollte jedoch weniger als problematisch, sondern vielmehr als wichtige Erkenntnis und Ressource gesehen werden, um eine bestmögliche Versorgung zu realisieren. Werden die verschiedenen Perspektiven in diesem Sinne eingesetzt, so liefern die unterschiedlichen Wahrnehmungen und Kompetenzen eine wertvolle Ressource, um gemeinsam den bestmöglichen Weg für den Patienten herauszuarbeiten.

6

PRAXISTIPP

Die Anerkennung des Umstands, dass die Wahrnehmung moralischer Probleme sich im Ausgang von der jeweiligen beruflichen Sozialisation, von professionellen und auch persönlichen Werten zwischen Pflegenden und Ärzten unterscheiden können, stellt einen wichtigen Schritt in der Bearbeitung ethischer Konfliktsituationen im außerklinischen Setting dar.

Die unterschiedlichen professionsspezifischen Perspektiven und Kompetenzen sollten bei der Beratung systematisch berücksichtigt werden. Das wiederholte Verstoßen gegen die eigenen Normen und Wertvorstellungen im Rahmen der Berufsausübung führt ansonsten nicht nur zu Unzufriedenheit und Frustration, sondern kann Auslöser von moralischem Belastungserleben („moral distress“) sein, das wiederum mit einem vorzeitigen Berufsaustritt assoziiert ist. Hier kommt der außerklinischen Ethikberatung auch die wichtige Rolle der **Prävention interprofessioneller Konflikte und Förderung einer positiven Zusammenarbeit** zu.

INFO

Bei der Durchführung ethischer Fallbesprechungen sollten sich die Moderatoren der Tatsache bewusst sein, dass unausgesprochene Konflikte, Hierarchien und Machtstrukturen, die zwischen den Professionen etabliert sind, mit in die Situation hineingetragen werden können. Eine wichtige Aufgabe der Moderation besteht deshalb darin, diese Alltagsmuster zu berücksichtigen, damit jede Stimme gehört wird.

Die Strukturen der außerklinischen Versorgung bringen spezifische Herausforderungen für die Ethikberatung mit sich. Ein wichtiger Aspekt ist, dass die interprofessionelle Zusammenarbeit oft nicht in zeitlich und räumlich stabilen Teams stattfindet, sondern durch eine wechselnde Zusammensetzung der Beteiligten gekennzeichnet ist. Nicht immer kennen sich die Angehörigen der Gesundheitsberufe persönlich, und Treffen aller Beteiligten sind schwer zu organisieren. Hier gilt es, an bestehende Strukturen anzuknüpfen oder auch innovative Ideen umzusetzen, wie z. B. hybride Modelle, bei denen ein Teil der Involvierten anwesend ist, während ein anderer Teil des Teams in digitaler Präsenz integriert wird. Auch weiter entfernt wohnende Angehörige können z. B. über ein Mobiltelefon zugeschaltet werden.

Eine weitere Konsequenz ergibt sich aus den häufig fehlenden Kenntnissen über Wissen und Kompetenzen des Gegenübers. Die Entwicklung von Entscheidungskorridoren und alternativen Handlungsmöglichkeiten, auf die eine Ethikberatung häufig abzielt, kann ohne dieses Vorwissen schwer gemeinsam realisiert werden. Eine **Integration von Wissen über Aufgabenbereich, Kompetenzen und Sichtweisen der jeweils anderen Profession** in Fort- und Weiterbildungen ist daher sinnvoll.

PRAXISTIPP

- Nehmen Sie sich selbst einen Moment Zeit, um zu überlegen, was Sie über den Verantwortungsbereich und die Kompetenzen der anderen Professionen wissen, mit denen Sie im Alltag kooperieren.
- Wie können die Perspektive und die Kompetenz jeder beteiligten Profession bei der Lösung eines ethischen Konflikts genutzt werden?

Nicht zuletzt ist die zum Teil langjährige **Beziehung zum Patienten/Pflegebedürftigen** ein relevanter Einflussfaktor, aus dem ggf. selbst auferlegte, persönliche moralische Verpflichtungen von Pflegenden und Ärzten erwachsen, die sich wiederum im Hinblick auf die zu erreichenden Ziele unterscheiden können. Außerklinische Ethikberatung muss deshalb auch einen geschützten Raum bieten, in dem sowohl Pflegende als auch Ärzte ihre Emotionen und moralischen Motive reflektieren können.

FALLBEISPIEL

Der 42-jährige Herr F., der vor 8 Jahren infolge eines schweren Myokardinfarkts reanimiert wurde, hat seither einen hypoxischen Hirnschaden. Er ist körperlich in einem stabilen Zustand, spontan atmend, jedoch von einer schweren Bewusstseinsstörung (apallisches Syndrom) betroffen, sodass keinerlei Kommunikation möglich ist. Herr F. lebt deshalb in einer Intensivpflege-Wohngruppe, in der er täglich rund um die Uhr – u. a. Ernährung über eine PEG – versorgt wird. In der Sozialanamnese gibt es eine Ex-Ehefrau, von der sich Herr F. wegen ihrer Alkoholabhängigkeit hat scheiden lassen. Zudem sind aus dieser Ehe zwei mittlerweile volljährige Kinder hervorgegangen, zu denen es jedoch zum Zeitpunkt der Problemsituation keinen Kontakt mehr gibt. Ein gerichtlich gestellter Betreuer vertritt den Patienten.

Der behandelnde Hausarzt bewertet die aktuelle Situation als ethisch problematisch und sieht in dem Weg des Patienten eine Leidensverlängerung. Zudem sieht er sich auch aus rechtlicher Perspektive mit einer problematischen Situation konfrontiert. Er möchte eine Therapiebegrenzung mit Beendigung der PEG-Ernährung und palliativer Begleitung umsetzen. Den gerichtlich bestellten Betreuer nimmt der Hausarzt als „überfordert" wahr, da er keine Entscheidung „im Sinne des Patienten" treffe. Die Angehörigen zeigen kein Interesse an der Situation von Herrn F. und können auch keine Auskunft über dessen mutmaßlichen Willen in der aktuellen Situation geben. Der Leiter der Intensivpflege-Wohngruppe äußert sich klar gegen eine Therapiezieländerung.

Mit der Frage, ob eine Therapiebegrenzung aus ethischer Sicht im Fall seines Patienten möglich und angemessen wäre, wendet der Hausarzt sich an die außerklinische Ethikberatung.

6.5 Fazit

Aus interprofessioneller Perspektive muss in dem geschilderten Fall besondere Sorgfalt darauf verwendet werden, dass alle Beteiligten ausreichend Raum und gegenseitige Anerkennung bekommen, um vorbehaltlos ihre Perspektive auf die Situation schildern zu können. Im Rahmen einer außerklinischen Ethikberatung könnten die folgenden Fragen für einen ethisch vertretbaren Konsens hilfreich sein:

- Wie schätzen der Arzt und die Pflegenden die Situation des Patienten ein?
- Kennen die Pflegenden eventuell noch andere Personen (z. B. Freunde), die Auskunft über die Wertvorstellungen und Wünsche des Patienten geben könnten?
- Welche Motive haben die einzelnen Beteiligten in ihrem Handeln? Könnten Interessenkonflikte (z. B. auch organisatorische und finanzielle Anreize oder Belastungen) eine Rolle spielen?
- Welche Rolle spielen Nähe und persönliche Betroffenheit (Pflegende, Hausarzt) und Distanz (gesetzlicher Betreuer) im Entscheidungsfindungsprozess für oder gegen eine Therapiebegrenzung?
- Worin genau sieht der Hausarzt das Leiden des Patienten?
- Welche Profession hat den besseren Zugang zum aktuellen oder aktuell mutmaßlichen Willen des Patienten?
- Welche Implikationen ergeben sich für Sektorenübergänge (z. B. Vermeidung einer Krankenhauseinweisung bei Therapiezieländerung)?

LITERATUR

[1] Kälble K. Berufsgruppen- und fachübergreifende Zusammenarbeit – Terminologische Klärung. In: Kaba-Schönstein L, Kälble K (Hrsg.). Interdisziplinäre Kooperation im Gesundheitswesen: Eine Herausforderung für die Ausbildung in der Medizin, der Sozialen Arbeit und der Pflege (Ergebnisse des Forschungsprojektes MESOP). Frankfurt am Main: Mabuse 2004; 29–41.

[2] Bachmann M. Die Welt der andern entdecken: Ein gemeinsames Projekt der ETH Zürich und des Berner Bildungszentrum Pflege sensibilisiert Studierende für die interprofessionelle Zusammenarbeit. PADUA 2020; 15(3): 161–163.

[3] Fleischmann N, Tetzlaff B, Werle J, et al. Interprofessional collaboration in nursing homes (interprof): a grounded theory study of general practitioner experiences and strategies to perform nursing home visits. BMC Fam Pract 2016; 17(1): 123.

[4] van den Bussche H, Jahncke-Latteck Ä-D, Ernst A, Tetzlaff B, Wiese B, Schramm U. Zufriedene Hausärzte und kritische Pflegende – Probleme der interprofessionellen Zusammenarbeit in der Versorgung zu Hause lebender Menschen mit Demenz. Gesundheitswesen 2013; 75: 328–333.

[5] Pfadenhauer M, Sander T. Professionssoziologie. In: Kneer G, Schroer M (Hrsg.). Handbuch Spezielle Soziologien. Wiesbaden: VS Verlag für Sozialwissenschaften 2010; 361–378.

[6] Eylmannn C. Professionalisierungsbestrebungen und Habitus. Anmerkungen zu einem Spannungsverhältnis in der Pflege. In: Sander T, Dangendorf S (Hrsg.). Akademisierung der Pflege. Berufliche Identitäten und Professionalisierungspotentiale im Vergleich der Sozial- und Gesundheitsberufe. Weinheim, Basel: Beltz Juventa 2017; 83–102.

[7] Kälble K. Zur Professionalisierung der Pflege in Deutschland: Stand und Perspektiven. In: Sander T, Dangendorf S (Hrsg.). Akademisierung der Pflege: Berufliche Identitäten und Professionalisierungspotentiale im Vergleich der Sozial- und Gesundheitsberufe. Weinheim, Basel: Beltz Juventa 2017; 27–58.
[8] Wissenschaftsrat. Perspektiven für die Weiterentwicklung der Gesundheitsfachberufe | Wissenschaftliche Potenziale für die Gesundheitsversorgung erkennen und nutzen; Köln. 2023. https://www.wissenschaftsrat.de/download/2023/1548-23 (letzter Zugriff: 5.5.2025).
[9] Sauer T. Zur Perspektivität der Wahrnehmung von Pflegenden und Ärzten bei ethischen Fragestellungen. Empirische Daten und theoretische Überlegungen. Ethik Med 2015; 27(2): 123–140.
[10] Gagyor I, Hessling A, Heim S, Frewer A, Nauck F, Himmel W. Ethical challenges in primary care: a focus group study with general practitioners, nurses and informal caregivers. Fam Pract 2019; 36(2): 225–230.
[11] Lauxen O. Moralische Probleme in der ambulanten Pflege – Eine deskriptive pflegeethische Untersuchung. Pflege 2009; 22(6): 421–430.
[12] Bruns F, Noack A, Döpfmer S. Ethik in der Hausarztmedizin: „Wer bin ich eigentlich, eine solche Entscheidung zu fällen?". Z Allg Med 2017; 93(7/8): 319–323.
[13] Kallusky K, Gagyor I, Hessling A, Himmel W. Häufigkeit ethischer Konflikte in der ambulanten Versorgung und Bedarf an Ethikberatung – aus Sicht von Hausärzten. Dtsch Med Wochenschr 2018; 143(17): e146–e151.
[14] Zentrale Kommission zur Wahrung ethischer Grundsätze in der Medizin und ihren Grenzgebieten (Zentrale Ethikkommission) bei der Bundesärztekammer, Stellungnahme „Außerklinische Ethikberatung". Dtsch Arztebl 2020; 117(12): A-628/B-536.

KAPITEL

7

Frithjof Niegot

Emotionen in der Ethikberatung

Kernaussagen

- Emotionen sind ein wichtiger Teil menschlichen Erlebens und Verhaltens. Sie sind ein Syndrom aus Kognition, subjektivem Erleben, physiologischer Veränderung, Emotionsausdruck und Handlungsdisposition.
- Insbesondere in Grenzsituationen, die häufig Ethikberatungen vorausgehen, treten starke Emotionen auf.
- Oft wird versucht und gefordert, die Emotionen zu unterdrücken, um zu vermeintlich sachlichen Entscheidungen zu kommen. Das ist jedoch weder möglich noch sinnvoll. Stattdessen sollten Emotionen berücksichtigt und konstruktiv genutzt werden.
- Bei der Berücksichtigung von Emotionen in Ethikberatungen werden folgende Schritte empfohlen: Voraussetzungen schaffen, informieren, sprechen lassen, Störungen Vorrang geben, akzeptieren und tolerieren, validieren, regulieren.
- Ziel einer Ethikberatung ist ein Ergebnis, das nicht nur ethisch gut begründet ist, sondern auch durch positive Gefühle (oder zumindest Reduktion negativer Gefühle) flankiert wird.

Ethische Fallberatungen finden regelmäßig in menschlichen Grenzsituationen statt, die oftmals hoch emotional sind. Trotz der Emotionen sollen in diesen Situationen komplizierte Alternativen nüchtern gegeneinander abgewogen und rationale Entscheidungen getroffen werden. Wie das gelingen kann, wird in diesem Kapitel beschrieben.

FALLBEISPIEL

Herr K. kann infolge einer amyotrophen Lateralsklerose (ALS) nur noch seine Augen bewegen, mit denen er den Sprachcomputer steuert – seine einzige Möglichkeit, sich mit seiner Umwelt zu verständigen.

Aufgrund einer akuten somatischen Komplikation erfolgt eine Krankenhausbehandlung. Nach Behebung dieser Komplikation äußert der Patient Suizidabsichten, weshalb ein Psychiater und das Ethikkomitee hinzugezogen werden (zur Ethikberatung in einem vergleichbaren Fall s. ➤ Kap. 19). In der Exploration zeigt sich der Patient verärgert über Rückfragen; bei einem weiteren Termin des Ethikkomitees sind die anwesenden Angehörigen ebenfalls sehr angespannt und verärgert, teilweise auch laut. Der Ärger richtet sich gegen alle Mitarbeitenden des Krankenhauses; rechtliche Schritte sowie die Information der Medien werden angedroht. Die Krankenhausmitarbeiter können den überraschenden Wechsel vom Wunsch nach kurativer Behandlung der akuten Erkrankung zum Wunsch nach Behandlungsabbruch der chronischen Erkrankung zunächst nicht verstehen: Auch innerhalb des Behandlungsteams kommt es mehrfach zu Diskussionen, u. a. über die Frage, ob eine passive Sterbehilfe („Sterbenlassen") auf Wunsch des Patienten erfolgen sollte.[1]

[1] Ein assistierter Suizid erschien zu dem Zeitpunkt weder technisch möglich noch – vor dem Urteil des Bundesverfassungsgerichts zum assistierten Suizid (BVerfG 2020) – rechtlich zulässig.

Das Fallbeispiel verdeutlicht, wie stark Emotionen beteiligt sein können und Einfluss auf die Kommunikation haben. In diesem Fall zeigt sich bei den Angehörigen vorwiegend Ärger, möglicherweise auch Empörung, im Behandlungsteam Überraschung, aber zum Teil ebenfalls Ärger. Diese Emotionen beeinflussen direkt den weiteren Gesprächsverlauf, aber sie können auch langfristige Auswirkungen haben, etwa in Form eines Rechtsstreits.

MERKE

Oft wird in schwierigen Situationen verlangt, „sachlich" zu bleiben und „Emotionen und Gefühle beiseite" zu lassen. Dies ist aber weder möglich noch sinnvoll. Der Versuch, Emotionen bei sich oder bei anderen Personen zu unterdrücken oder zu leugnen, kann zu ihrer Verstärkung führen. Stattdessen ist der konstruktive Umgang mit Emotionen erfolgreicher und führt in der Regel schneller zur Lösung.

7.1 Was sind Emotionen?

Emotionen als Syndrom

Emotionen können aufgefasst werden als Syndrom verschiedener Komponenten, die komplex interagieren [1].

INFO

Emotionen können als **Syndrom** mit folgenden Komponenten verstanden werden (Erläuterung im Text, [1]):

- Subjektive Bewertung der Situation (Kognition)
- Subjektives Erleben
- Physiologische Veränderung
- Emotionsausdruck
- Handlungsdisposition

Die Emotion kann an den unterschiedlichen Komponenten beginnen, ebenso kann die Emotion aber auch anhand der unterschiedlichen Komponenten gesteuert oder beendet werden.

Subjektiv bedeutsame Situationen führen zu **stärkeren Emotionen** als weniger bedeutsame Situationen. Umgekehrt lässt sich daher an der Stärke der Emotion ablesen, wie wichtig das Thema für die Person ist.

Emotionen haben Signalcharakter und behalten nur dann ihren Sinn, wenn sie nur vorübergehend sind. Die **Dauer einer Emotion** hängt von verschiedenen Faktoren ab. So dauert Panik im Normalfall nur 15 bis maximal 30 Minuten, Trauer hingegen kann Wochen, Monate oder auch Jahre andauern. Auch dauern stärker ausgeprägte Emotionen länger an. Bekannt sind auch individuelle Unterschiede: Während einige Menschen sehr stark und anhaltend emotional reagieren, sind andere Menschen weniger leicht emotional auslenkbar.

Sehr starke und unangemessene Emotionen, aber auch über ungewöhnlich lange Zeit andauernde Emotionen können **pathologisch** sein, eine Modifikation dieser Emotionen ist im Rahmen einer Ethikberatung weder möglich noch erwünscht. Die Betroffenen sollten dann außerhalb der Ethikberatung einen Psychiater oder Psychotherapeuten aufsuchen. Solche pathologisch ausgeprägten oder prolongierten Emotionen finden sich vor allem bei affektiven Störungen, Angst-, Zwangs- und Persönlichkeitsstörungen. Ausgeprägte pathologische Störungen der Emotionsregulation finden sich z. B. bei der emotional instabilen Persönlichkeitsstörung vom Borderline-Typ.

Subjektive Bewertung der Situation (Kognition)

Emotionen sind stets psychische Reaktionen auf eine Situation oder, genauer, auf die Wahrnehmung und Interpretation einer Situation. Angst entsteht immer nur in Situationen, die als bedrohlich empfunden werden, Trauer nur, wenn ein Verlust erlebt wird.

Die derart bewertete Situation kann in der Vergangenheit, Gegenwart oder Zukunft liegen. So bezieht sich die Angst auf eine Bedrohung, also eine Verletzung oder Beeinträchtigung, die aktuell noch nicht eingetreten ist. Trauer hingegen ist in der Regel die Reaktion auf einen Verlust in der Vergangenheit.

Subjektives Erleben

Das subjektive Erleben umschreibt einen kaum verbalisierbaren Anteil der Emotionen. Intuitiv jedoch ist der Unterschied der subjektiven Empfindungen bei z. B. Wut, Trauer, Neid, Freude oder Erleichterung leicht nachzuempfinden. Das subjektive Erleben ist eng verknüpft (aber nicht identisch) mit der physiologischen Veränderung, da Emotionen auch körperlich gespürt werden.

Physiologische Veränderung

Verschiedene Emotionen zeigen charakteristische Muster von Veränderungen bezüglich Aktivität von Hirnregionen, Sympathikus und Parasympathikus, Ausprägung von Hautleitfähigkeit und Muskeltonus, vermehrte oder verringerte Hormonausschüttungen etc.

Die bekanntesten Beispiele sind bei Angst die Aktivierung des Sympathikus, Kortisolausschüttung, Erhöhung von Muskeltonus und Hautleitfähigkeit u. v. m., während soziale Emotionen wie z. B. Zuneigung zu vermehrter Ausschüttung von Oxytocin führen.

In zahlreichen Redewendungen wird der Zusammenhang zwischen Emotionen und Körperempfinden beschrieben, wenn nämlich „die Angst im Nacken sitzt", Themen „unter die Haut gehen", jemand „so einen Hals" bekommt oder Verliebte ein „Kribbeln im Bauch" empfinden.

Emotionsausdruck

Der Emotionsausdruck zeigt sich in Mimik, Gestik, Haltung usw. und weist große individuelle und kulturelle Unterschiede auf. Emotionen werden meist sichtbar ausgedrückt, was aber z. B. mit einem „Pokerface" teilweise bewusst unterdrückt werden kann.

Handlungsdisposition

Eng verknüpft mit dem Emotionsausdruck ist die Handlungsdisposition oder auch **Motivation** zu einer passenden Handlung. Bei aufkommendem Ärger lässt sich das entsprechende Verhalten oft noch unterdrücken, insbesondere wenn das Gegenüber oder ein Beobachter als überlegen erlebt wird. Ebenso lassen sich Tränen bei Trauer je nach Kontext, Persönlichkeit, Einstellungen etc. zurückhalten. Erst wenn die Emotionsintensität individuell und situativ unterschiedliche Schwellenwerte überschreitet, lässt sich das Verhalten nicht mehr unterdrücken.

Ähnliche Emotionen beinhalten auch ähnliche Handlungsdispositionen: So kann z. B. Angst ebenso wie Ärger zu Kampf- oder Fluchtverhalten führen; Wut und Hass zeigen sich oft in destruktivem Verhalten.

Arten von Emotionen

Ekman fand empirisch sieben **Basisemotionen** (z. B. [2]): Freude, Wut, Ekel, Furcht, Verachtung, Trauer und Überraschung (➤ Abb. 7.1).

Diese Basisemotionen zeigten sich ähnlich in unterschiedlichen Kulturen. Neben den Basisemotionen sind noch weitere Emotionen bekannt, die diese ergänzen und ausdifferenzieren, z. B.:

- Ähnlichkeiten mit Wut: Ärger, Empörung, Hass
- Ähnlichkeiten mit Freude: Zuversicht, Hoffnung, Erleichterung, Dankbarkeit
- Ähnlichkeiten mit Trauer: Niedergeschlagenheit, Einsamkeit, Hilflosigkeit
- Ähnlichkeiten mit Furcht: Angst, Panik
- Weitere Emotionen: Scham, Schuldgefühl, Eifersucht, Neid

Während die Basisemotionen kulturübergreifend auftreten, sind die hier genannten weiteren Emotionen mehr vom kulturellen Kontext abhängig. Vorsicht ist geboten bei einigen Begriffen: Das Wort „Schuld" kann im Deutschen als Emotion (Schuldgefühl) gedeutet werden, aber auch als moralische oder rechtliche Schuld; gelegentlich wird es auch mit (moralischer oder rechtlicher) Verantwortung verwechselt. Ebenso ist der Begriff „Aggression" unterschiedlich belegt; manchmal wird Aggression umgangssprachlich synonym zur Emotion Ärger verwendet, oftmals ist aber stattdessen aggressives Verhalten gemeint.

Einige Emotionen deuten auf eine Verletzung individueller moralischer Normen hin und sind somit auch für eine ethische Fallberatung bedeutsam. Wer Schuldgefühle hat, der wirft sich selbst eine Verletzung

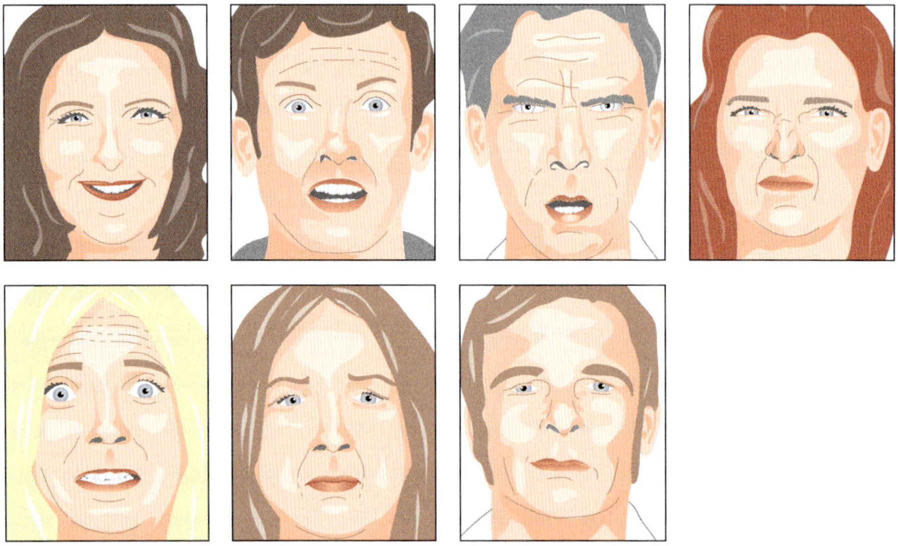

Abb. 7.1 Basisemotionen nach Ekman [L138]

seiner individuellen moralischen Normen vor; wer empört ist, der sieht eine andere Person als verantwortlich für die Normverletzung [1, 3].

7.2 Umgang mit und Steuerung von Emotionen

Aus den beschriebenen Komponenten und Eigenschaften der Emotionen lassen sich Interventionsmöglichkeiten ableiten, die im klinischen Alltag und in Ethikberatungen nützlich sein können (ausführliche Manuale und Therapieverfahren z. B. Rational-emotive Therapie in [4], Dialektisch-behaviorale Therapie z. B. in [5, 6], zu Mediation siehe [1]).

MERKE

- Emotionen weisen auf subjektiv wichtige Normen, Werte, Einstellungen und deren Verletzung (bei positiven Emotionen: Einhaltung) hin. Je stärker die Emotion, umso stärker ist auch die empfundene Verletzung dieser Normen, Werte und Einstellungen.
- Der Emotions*ausdruck* kann unter bestimmten Bedingungen unterdrückt werden. Damit ist aber noch nicht die gesamte Emotion unterdrückt, die stattdessen auf den anderen beschriebenen Komponenten weiter aktiv bleibt. Daher ist die explizite Berücksichtigung von Emotionen zielführender als die ansonsten implizite Beteiligung.
- Die explizite Berücksichtigung und somit eine Würdigung von Emotionen im Gespräch führt in der Regel schneller zu einem Ergebnis.
- Negative Emotionen lassen sich meist bereits durch Zuhören, Nachfragen, Verständnis ausdrücken und Aushalten der Emotion reduzieren.
- Positive Emotionen wie Erleichterung, Zuversicht, Dankbarkeit bei den Beteiligten weisen auf eine erfolgreiche Ethikberatung hin.

7.2.1 Leitfaden

PRAXISTIPP

Der erfolgreiche Umgang mit Emotionen auch in Ethikberatungen kann mit dem folgenden Leitfaden gelingen (in Anlehnung an [6], Erläuterung im Text):

1. Voraussetzungen schaffen
2. Informieren
3. Sprechen lassen
4. Störungen Vorrang geben
5. Akzeptieren und Tolerieren
6. Validieren
7. Regulieren

Voraussetzungen schaffen

Nicht aufwendige Vorbereitungen, sondern vielmehr kleine Gesten können bereits eine angenehme, ruhige und entspannte Atmosphäre fördern. Dazu gehören eine vorherige Terminvereinbarung, sofern möglich unter Berücksichtigung von Terminwünschen, ein pünktlicher Beginn zum vorab vereinbarten Zeitpunkt und Sitzplätze für alle Beteiligten; wenn möglich, können Getränke angeboten werden. Zu den weiteren hilfreichen Voraussetzungen zählt auch eine professionelle, wohlwollende Haltung der professionell Beteiligten. Wer früh und zum richtigen Zeitpunkt bereits Zeit investiert, erspart sich später noch umfangreiche Nachfragen, Klärungen oder Diskussionen, manchmal auch Gerichtsverfahren.

Informieren

Falls noch nicht allen Beteiligten die notwendigen Informationen bekannt sind, z. B. über den Zustand des Patienten, die Möglichkeiten usw., dann sollten die Informationen sachlich, aber auch empathisch vermittelt werden (➤ Kap. 7). Je nach Ausprägung der Emotionen muss die Information evtl. auch erst nach dem nächsten Schritt oder auch mit mehrfacher Unterbrechung erfolgen.

Sprechen lassen

Alle Beteiligten erhalten die Möglichkeit, ihre Anliegen, Sorgen und Befürchtungen vorzubringen. Nur dann kann auch bei allen Beteiligten die Überzeugung entstehen, an der Beratung partizipiert zu haben.

Zunächst werden der Patient (falls möglich) und seine Angehörigen ermuntert zu berichten, der Moderator und die professionell Beteiligten hören nur zu. Diskussionen, Widerreden oder Verharmlosungen („Sie müssen keine Angst haben") sollten zu diesem Zeitpunkt möglichst unterbleiben; allenfalls Verständnisfragen oder Aufklärungen von Missverständnissen sind möglich.

Bereits 1993 haben Stuart und Lieberman [7] Hausärzten empfohlen, ihr Gegenüber mindestens 3 Minuten ausreden zu lassen – Ärzte unterbrächen ihre Patienten oft bereits nach wenigen Sekunden.

Gefühle, insbesondere starke oder unklare, sollten exploriert werden (→ Praxistipp). Oftmals zeigt sich erst dann, dass sich hinter den gezeigten Gefühlen (z. B. Wut) andere verbergen (z. B. Schuldgefühl oder Angst).

PRAXISTIPP

Die **Diagnostik von Emotionen** erfolgt über Nachfragen, z. B.:
- „Was macht Sie traurig/ärgert Sie?"
- „Wovor genau haben Sie Angst/Was befürchten Sie?"
- „Was glauben Sie denn falsch gemacht zu haben?"

Oder allgemeiner:
- „Was belastet/stresst/bewegt Sie da im Moment?"
- „Möchten Sie mir sagen, was da gerade bei Ihnen passiert?"
- „Was belastet Sie bei dem Thema am meisten?"
- „Es sieht so aus, als würde Sie das sehr unter Stress setzen. Was genau löst das aus?"

Entgegen häufiger Befürchtungen führt dies nicht dazu, dass das Gespräch länger dauert; vielmehr führt gezieltes Nachfragen der Emotionen in der Regel rascher zu den subjektiv bedeutsamen Inhalten.

Störungen haben Vorrang

Dieser Grundsatz hat sich als hilfreich erwiesen, um auftretende Emotionen frühzeitig zu berücksichtigen und damit weitere – destruktive – Eskalationen zu vermeiden. Wenn beteiligte Personen im Gespräch Unmut, Unverständnis, Ärger usw. verbal oder nonverbal äußern, dann werden sie freundlich darauf angesprochen und zum Aussprechen der dahinterstehenden Gedanken ermuntert („Was genau stört Sie daran?", „Mir scheint, dass Sie damit nicht einverstanden sind", „Sagen Sie gern, was Sie stört, damit wir zu einer gemeinsamen Lösung kommen können"). Dies kann unter Umständen mehrmals im Gespräch auftreten, und oft muss die hier genannte Reihenfolge der Schritte dadurch unterbrochen oder verändert werden.

Akzeptieren und tolerieren

Eine oftmals schwierige Aufgabe ist es, die beteiligten Emotionen – verbal oder nonverbal geäußert – auszuhalten, ohne sofort gegenzusteuern. Trauer, Wut oder andere Emotionen sind oft schwer zu ertragen,

7

müssen aber auch nicht unterdrückt werden. Ein wertschätzendes, wohlwollendes Schweigen ist meist weitaus hilfreicher als Aktionismus oder ein Anreden gegen die eigene Überforderung. In der Regel sind wenige Minuten ausreichend.

Akuter Handlungsbedarf besteht nur bei Selbst- oder Fremdgefährdung. Dies gilt im Wesentlichen auch für die Applikation von Psychopharmaka in akuten Erregungssituationen (vgl. [8]).

Validieren

Die beschriebenen, sichtbaren oder vermuteten Gefühle können mit einfachen Sätzen bestätigt werden: „Das ist jetzt erstmal ein Schock", „Ich kann gut verstehen, dass Sie aufgebracht sind/Angst haben", „Natürlich sind Sie jetzt traurig". Insbesondere bei Emotionen, die scheinbar überwältigen, oder auch bei Menschen, die häufig negative Erfahrungen mit dem Ausdrücken eigener Gefühle gemacht haben, kann diese Validierung der Emotionen notwendig sein.

Regulieren

Meist ist die Stärke der Emotionen nach Durchführung der bisherigen Schritte bereits reduziert. Ist noch etwas mehr Zeit erforderlich, so kann weiter abgewartet oder auch eine Pause eingeräumt werden (➤ Tab. 7.1).

In der Praxis zeigt sich in vielen Fällen, dass nach Regulieren der Emotionen eine weitere Ethikberatung überflüssig wird oder bald beendet werden kann. Die Beteiligten sind in der Lage, sich über das Relevante auszutauschen und sich auf einen ethisch vertretbaren Weg zu verständigen. So kann die Bereitstellung von personellen oder materiellen Ressourcen, oft auch eine passende Beratung, das zuvor unlösbar erscheinende ethische Problem lösen.

Tab. 7.1 Beispiele für mögliche Emotionsregulationen

Emotion	Mögliche Antwort/Geste
Trauer	• Aushalten, Zeit geben • Validieren, Verständnis äußern • Taschentücher reichen • Angehörige trösten lassen
Angst	• Aushalten • Validieren, Verständnis äußern • Sachinformationen geben • Beruhigende Informationen (sofern realistisch)
Ärger, Wut, Empörung	• Sprechen lassen, freundlich nachfragen • Aushalten • Validieren, Verständnis äußern • Diskussionen, wenn möglich, vermeiden • Allenfalls Sachinformationen geben • Oftmals verbergen sich hinter gezeigter Wut andere Emotionen wie Schuldgefühl oder Angst • Im Extremfall: auf eigene Sicherheit achten, im Zweifel Kollegen in der Nähe informieren, ausreichend Abstand halten, ruhige Angehörige hinzuziehen, Gespräch pausieren (einige Minuten bis Tage)
Schuldgefühl	• Die gegenwärtige Situation und Aufgabe von Versäumnissen der Vergangenheit trennen • Gegebenenfalls die Rolle des Angehörigen als „Stellvertreter" des Patienten betonen, der die Meinung des Patienten und nicht seine eigene berichten soll
Sehr ausgeprägte oder prolongierte Emotionen	• Pausieren; mit Sinnesreizen arbeiten, z. B. Getränke anbieten; empfehlen, in der Pause etwas zu essen oder spazieren zu gehen • Weitere Hilfen empfehlen: Seelsorger, Psychiater, Psychotherapeut, Beratungsstellen, Selbsthilfegruppen (z. B. für Trauer)

7.2.2 Selbstschutz

Die beschriebenen Maßnahmen gegen starke Emotionen sind nur möglich, wenn keine akute Selbst- oder Fremdgefährdung besteht. Falls z. B. ein Angehöriger so ausgeprägte Wut zeigt, dass er nicht mehr ansprechbar ist und bei anderen Angst auslöst, oder wenn verbale Attacken persönliche Grenzen überschreiten, dann sollte der Moderator der Ethikberatung seine regulierende Rolle zur Wahrung einer achtsamen Kommunikation einnehmen und das Gespräch unterbrechen oder beenden. Unter Berücksichtigung der oben aufgeführten Schritte kommen solche Eskalationen in Ethikberatungen nur selten vor.

7.2.3 Bedeutung positiver Emotionen

Ethikberatungen erfolgen stets in Dilemmasituationen, d. h., dass keines der denkbaren Ergebnisse nur Vorteile hat. Mit einer Ethikberatung soll ein „gutes“ Ergebnis angestrebt werden, also ein Ergebnis, das mehr Vor- und weniger Nachteile hat als die Alternativen. Während die ethisch-moralischen Dilemmata zu Beginn und während der Ethikberatungen im Regelfall von negativen Emotionen begleitet werden, kommen nach einer erfolgreichen Ethikberatung oft positive Gefühle wie z. B. Erleichterung hinzu. Diese positiven Emotionen – und auch die Reduktion negativer Emotionen – können als ein Indikator für eine erfolgreiche Ethikberatung angesehen werden.

Viele, möglicherweise die meisten Ethikberatungen führen, insbesondere in sehr tragischen Situationen, nicht zu positiven Emotionen. Dann gilt es, mit den auch nach der Beratung bestehenden Emotionen ähnlich umzugehen wie beschrieben, z. B. der Trauer Raum und Zeit zu geben.

Die angestrebte Reduktion negativer und die Verstärkung positiver Emotionen darf nicht mit einer „Wohlfühlethik“ verwechselt werden, die das Wohlfühlen als einziges oder höchstes Ziel anstrebt. Vielmehr berücksichtigt eine professionelle Ethikberatung fachlich-medizinische, ethisch-moralische und auch emotionale Aspekte.

FALLBEISPIEL

Fortsetzung

Das Gespräch mit Herrn K. und seinen Angehörigen gestaltet sich aufgrund der verlangsamten Sprachmöglichkeit über den Sprachcomputer, aber auch wegen des ausgeprägten Ärgers der Angehörigen schwierig und langwierig. Dennoch wird sowohl dem Patienten als auch den Angehörigen Zeit eingeräumt, ihre Bedenken und Verärgerungen zu äußern.

Erst nach Aushalten und Abklingen des Ärgers zeigt sich, dass der Patient und die Angehörigen große *Angst* vor der weiteren Pflege zu Hause haben, denn einige der dort über einen Pflegedienst eingesetzten Intensivpflegekräfte gingen unachtsam mit dem Sprachcomputer um und stießen diesen unbemerkt an. In der Folge riss die Kommunikation des Patienten mit der Umwelt ab, sodass er auch schwerwiegende Probleme wie Luftnot und die Notwendigkeit des Absaugens nicht mitteilen konnte, was zu erheblichen somatischen und psychischen Krisen führte.

In der Ethikberatung wurden die Ängste und Sorgen des Patienten und seiner Angehörigen ernst genommen; es wurde Verständnis geäußert und in enger Absprache nach einer tragfähigen Lösung gesucht. Offen wurde aber auch mitgeteilt, dass die gewünschte (zunächst vehement eingeforderte) Sterbehilfe, aber auch eine Beendigung der Beatmung kurzfristig nicht geleistet werden könne und werde – insbesondere vor dem Hintergrund, dass der Patient sich aufgrund einer Erkrankung, die unabhängig von der Grunderkrankung aufgetreten und inzwischen geheilt war, in stationäre Behandlung begeben hatte (zur ethischen und rechtlichen Diskussion in einem vergleichbaren Fall s. ➤ Kap. 19, zum Vorgehen bei Therapiezieländerung und Therapiebegrenzung z. B. [9]).

Vonseiten des Krankenhauses wurden spezialisierte Wohneinrichtungen und ambulante Pflegedienste gesucht, die mit der speziellen Situation umgehen können; dabei wurden auch die berechtigten Sorgen mitgeteilt. Der Patient und seine Angehörigen erhielten Kontaktdaten weiterer Einrichtungen, die ALS-Betroffene beraten oder auch eine Beendigung der Beatmung begleiten würden.

Herr K. wurde schließlich nach Hause entlassen, was er selbst gegenüber einer spezialisierten Wohneinrichtung favorisierte. Der Pflegedienst wurde gewechselt und das neue Pflegepersonal vom Patienten und seiner Familie zusätzlich instruiert. Herr K. nimmt mit Hilfe des Pflegedienstes und seiner Angehörigen wieder am Leben teil; oft ist er mit seinem Rollstuhl wieder außer Haus unterwegs.

LITERATUR

[1] Montada L, Kals E. Mediation: Psychologische Grundlagen und Perspektiven. Weinheim: Beltz 2013.
[2] von Salisch M (Hrsg.). Gesichtsausdruck und Gefühl: 20 Jahre Forschung von Paul Ekman. Paderborn: Junfermann 1988.
[3] Schuster S. Umgang mit Emotionen in der Ethikberatung – ein psychologischer Beitrag. In: Stutzki R, Ohnsorge K, Reiter-Theil S (Hrsg.). Ethikkonsultation heute – vom Modell zur Praxis. Münster: LIT 2011; 81–94.
[4] Ellis A, MacLaren C. Rational-Emotive Verhaltenstherapie. Paderborn: Junfermann 2014.
[5] Bohus M. Borderline-Störung. Göttingen: Hogrefe 2019.
[6] Berking M. Training emotionaler Kompetenzen. Berlin: Springer 2017.
[7] Stuart MR, Lieberman JA. The Fifteen Minute Hour: Applied Psychotherapy for the Primary Care Physician. Westport: Prager 1993.
[8] Deutschsprachige Gesellschaft für Psychotraumatologie e.V. (DeGPT). S2k-Leitlinie Diagnostik und Behandlung von akuten Folgen psychischer Traumatisierung. AWMF-Registernummer 051-027; Stand: 31.08.2019 (in Überarbeitung); https://register.awmf.org/de/leitlinien/detail/051-027 (letzter Zugriff: 25.2.2025).
[9] Janssens U, Burchardi H, Duttge G, Erchinger R, Gretenkort P, Mohr M et al. Therapiezieländerung und Therapiebegrenzung in der Intensivmedizin. Medizinrecht 2012; 30: 647–650; doi: 10.1007/s00350-012-3247-6.

7

KAPITEL

8

Elke Freudenberg

Kommunikation mit Angehörigen in der Ethikberatung: Verstehen und Verständnis erzielen

Kernaussagen

- Die Situation von Angehörigen ist gekennzeichnet durch (starke) Emotionen, fehlende oder falsche Informationen über den körperlichen Zustand des Patienten bzw. der Patientin, über die tatsächlich sinnvollen therapeutischen Optionen und deren Konsequenzen sowie eine unterschiedliche Bereitschaft zur Entscheidungsfindung und zur Verantwortungsübernahme.
- Daher ist es besonders wichtig, Angehörige auf einer partnerschaftlichen Ebene in eine ethische Fallberatung einzubeziehen.
- Wenn Angehörige sich wahrgenommen, respektiert und wertgeschätzt fühlen, dann sind sie bereit, eine gemeinsame Lösung zu erarbeiten.

8.1 Die Situation pflegender Angehöriger

FALLBEISPIEL

Herr Ernst (89) wohnt mit einem seiner vier Söhne zusammen, der bislang die Versorgung und Pflege des Vaters organisiert. Es liegt eine Bevollmächtigung für zwei Söhne vor, allerdings jeweils in unterschiedlichen Lebensbereichen; eine Patientenverfügung ist nicht vorhanden. Der Patient leidet an verschiedenen alterstypischen Erkrankungen (Hypertonie, Diabetes, kompensierte Niereninsuffizienz, Verdacht auf myelodysplastisches Syndrom). Aktuell besteht eine Exsikkose bei seit Tagen anhaltender Übelkeit und Erbrechen sowie Diarrhö. Der Hausarzt wird gerufen, eine Krankenschwester vom Pflegedienst ist ebenfalls zeitgleich vor Ort. Der Sohn berichtet, dass sein Vater am Abend zuvor stark erbrochen und morgens massiv blutig abgeführt habe. Des Weiteren habe er den Eindruck, der Vater sei durch heftige Bauchschmerzen belastet; die körperliche Schwäche mache zudem ein Gespräch nahezu unmöglich. Operationen werden ebenso strikt abgelehnt wie eine Darmspiegelung bei fehlender Konsequenz; er wolle auf gar keinen Fall in ein Krankenhaus eingewiesen werden. Nach dem Eindruck des Sohnes habe er in der letzten Zeit seine Lebenslust und Energie verloren. Weinend erzählt der Sohn weiter, auch wenn der Vater durch die Blutung sterben würde, sei dies in dessen Sinne; er wünsche eine ausschließlich palliative Versorgung mit analgetischer Therapie. Allerdings sei der zweite bevollmächtigte Sohn anderer Ansicht und mache ihm Vorwürfe, sich nicht genügend um den Vater gekümmert zu haben. Sein Bruder sei auf dem Weg und werde in Kürze eintreffen.

Viele An- und Zugehörige, die sich um ein krankes Familienmitglied, eine Freundin oder einen Freund oder einen nahestehenden Menschen kümmern, tragen eine schwere Last. Sie richten unter Umständen ihr ganzes Leben auf die Versorgung und Pflege des Betroffenen aus. Gerade in körperlichen oder seelischen Krisensituationen fühlen sie sich häufig allein gelassen, wissen nicht, wer sie unterstützen könnte, oder scheuen sich davor, notwendige wichtige Entscheidungen zu treffen.

Hier kann auch im ambulanten Behandlungsbereich eine ethische Fallberatung in mancherlei Hinsicht eine große Hilfestellung sein. Im vorgestellten Fall sollte daher daran gedacht werden, dies auch spontan in der aktuellen Situation anzubieten. Sofern die Zeit dafür erübrigt werden kann, könnte der anwesende Hausarzt zusammen mit der Pflegeperson, dem betreuenden Sohn und dem in Kürze erwarteten Sohn ein Gespräch über die Planung der weiteren Schritte vorschlagen.

In der ethischen Fallberatung geht es um die Fähigkeit, miteinander über die Wertvorstellungen und Wünsche des betroffenen Menschen ins Gespräch zu kommen und im Gespräch zu bleiben. Im Rahmen dieser Gespräche können gemeinsam weitere Therapieplanungen erarbeitet, ggf. Therapiezieländerungen festgehalten werden. Darüber hinaus ergibt sich insbesondere für die Angehörigen die Möglichkeit, über die eigenen Belastungen und Sorgen, die begleitenden Ängste und die Anspannung in dieser Situation zu sprechen.

Nahezu jeder in einer betroffenen Familie kämpft mit seiner eigenen Angst – einer Angst, die oft nicht offen ausgesprochen wird:
- Angst vor Trennung und Verlust
- Angst und Ungewissheit bezüglich des Krankheitsverlaufs
- Angst, all das Leid nicht (mehr) ertragen zu können
- Angst, den eigenen Belastungen Raum zu geben
- Angst, dass vorbestehende Konflikte wieder aufbrechen
- Angst, falsche Entscheidungen zu treffen und damit unter Umständen für das Sterben des Familienmitglieds verantwortlich zu sein
- Angst, Wichtiges versäumt oder nicht alle Möglichkeiten ausgeschöpft zu haben
- …

Die Betreuer und Behandler des Patienten sollten wissen, dass Ängste von Angehörigen/Freunden zu Begleitsymptomen führen können, welche die Interaktion in Krisensituationen erschweren können:
- Ständige Aktivität; bloß nichts vergessen oder unterlassen; alles muss perfekt getan und organisiert werden; unruhige und hektische Atmosphäre.
- Eine gesunde Selbsteinschätzung und das Setzen von eigenen Grenzen fehlen. Gefahr: Überforderung, Zusammenbruch, Erkrankung des Angehörigen.
- Verdrängung: Den nahen Tod des geliebten Menschen will man nicht wahrhaben. Auch die eigenen Ängste werden verdrängt, verschwiegen oder bagatellisiert. Der Sterbende wird nicht losgelassen, stattdessen „mit Liebe erdrückt".
- Die Fassade nach außen wird nur noch mühsam aufrechterhalten.
- Überhöhte, unrealistische Ansprüche an versorgende Einrichtungen bzw. Professionelle; Unzufriedenheit, Anklagen des übrigen sozialen Umfelds („Ihr kümmert euch nicht bzw. zu wenig"), unrealistische Erwartungen.
- Rückzug; Kontakt wird vermieden. Der (sterbende) Angehörige/Zugehörige wird allein gelassen, weil man die eigene Angst nicht mehr aushält.
- „Übereilte" Verlegung in ein (anderes) Krankenhaus oder Pflegeheim.
- …

Weitere relevante Faktoren im sozialen Umfeld:
- Nicht zu vergessen ist der Druck des größeren sozialen Umfelds mit seinen Erwartungen („Du kannst doch deinen Vater nicht einfach sterben lassen!").
- Zudem verfügen die Angehörigen vielleicht über Erfahrungen mit Krankheiten, dem Sterben anderer Menschen, mit dem Versorgungs- und Pflegebetrieb, die sich jetzt in ihre Gedanken drängen und entsprechende zusätzliche Befürchtungen, Ängste und Vorbehalte erzeugen (vgl. [1]). Bei manchen bewirken Schuldgefühle („Wir haben uns nicht genügend gesorgt, haben den Kranken allein gelassen" usw.), dass sie sich zurückziehen. Andere dagegen fangen an zu kämpfen, und dies zeigt sich ggf. in einer sehr fordernden Art gegenüber den Mitarbeitern im ambulanten Bereich oder der jeweiligen Einrichtung [2].
- Für viele Angehörige spielt auch der Satz „Die Hoffnung stirbt zuletzt" eine große Rolle. Auch

wenn vielleicht der Verstand die lebensbedrohliche Krankheitssituation erkennt, drängt sich doch das Herz vor und führt dazu, dass – zumindest immer wieder – diese Erkenntnis zur Seite geschoben wird.

8.2 Die Rolle der ethischen Fallberatung

Wird in solchen Situationen eine ethische Fallberatung angeboten, sind Angehörige in der Regel – vielleicht nach anfänglicher Skepsis – erleichtert. Sie erfahren, dass sie Entscheidungen in der Krise nicht allein treffen und tragen müssen. Vor allem wenn der betroffene Mensch sich nicht (mehr) selbst äußern kann, keine (eindeutige) Patientenverfügung vorliegt und der mutmaßliche Wille des Patienten erforscht werden muss, kann eine ethische Fallberatung dazu beitragen, dass die zur Verfügung stehenden Wege und Behandlungspfade für die Zugehörigen verständlich und nachvollziehbar werden. Zu klärende Fragen können beispielsweise sein:

- Soll eine begonnene Therapie fortgeführt werden, oder ist eine Therapiezieländerung notwendig?
- Sind lebensverlängernde Maßnahmen sinnvoll?
- Können gegebene Versprechen der Angehörigen unter den krankheitsbedingten Lebensveränderungen gehalten werden?
- Wie ist der Einsatz von sedierenden Medikamenten bei unstillbarer Unruhe oder nicht zu lindernden Schmerzen zu beurteilen?
- Können bestehende Uneinigkeiten über das weitere Vorgehen oder Konflikte zwischen den beteiligten Angehörigen geklärt werden?
- …

Die Zusammenschau aller am therapeutischen Prozess beteiligten Personen, das Sammeln der Argumente für und gegen einzelne Entscheidungsmöglichkeiten, das Ausdrücken von subjektiven Empfindungen gegenüber den infrage stehenden Optionen und der erzielte Konsens über das weitere Vorgehen machen allen Mitwirkenden deutlich, dass im aktuellen Behandlungssetting mit viel Engagement und hohem Verantwortungsgefühl um einen angemessenen Weg gerungen wird.

Mit dieser Methode vermittelt die Praxis der Ethikberatung, wie Menschen einander Achtung, Anerkennung und Schutz gewähren [3].

MERKE

Ein zentraler Aspekt auf der Beziehungsebene der Fallberatung ist das Vertrauen. Im Bereich der ambulanten Patientenbetreuung, insbesondere der ambulanten Behandlung von schwer und terminal kranken Patienten, ist der vom Patienten persönlich gewählte Arzt für die medizinische Betreuung verantwortlich.

Der Fach- oder Hausarzt arbeitet eng mit den Pflegediensten und den anderen ambulanten palliativen Diensten zusammen. Er kennt die medizinische, soziale und familiäre Geschichte des Patienten unter Umständen seit Jahren wie kein anderer im Betreuungsteam. Durch diese enge Bindung entsteht ein tragendes Vertrauensverhältnis, das den Arzt auch verpflichtet: Er kennt im besten Fall die Einstellung des Patienten zu Krankheit und Sterben und kann dies in den Entscheidungsprozess einbringen.

8.3 Umgang mit Konflikten während der ethischen Fallberatung

Nicht selten kommt es im Laufe einer ethischen Fallberatung zu Konflikten zwischen den Beteiligten, die das Finden einer gemeinsamen Lösung erschweren können. Angehörige wollen etwas Gutes tun … und erreichen manchmal das Gegenteil.

MERKE

Eine der Aufgaben des Ethikberaters sollte darin bestehen, hinter das vordergründige Verhalten der Angehörigen zu schauen, um mehr Verständnis für deren Verhalten bzw. deren Gedankengänge zu erzielen.

Insbesondere **Entscheidungen am Lebensende** führen bei Angehörigen zu hohen emotionalen Belastungen. Die Bedürfnisse von Familien schwerstkranker und sterbender Menschen sind zahlreich, wobei Informationsvermittlung, Kommunikation, Sicherheit und Vertrauen zu den Basisbelangen gehören. Sowohl die Integration der Familien in den Krankheitsprozess als auch ein würdevolles Sterben des Patienten sind in besonderem Maße von der Haltung der Behandelnden ihnen gegenüber abhängig. Dies setzt voraus, dass man nicht nur ihre Bedürfnisse wahrnimmt, reflektiert und ihnen entsprechend begegnet, sondern dass auch resultierende Hindernisse frühzeitig erkannt und überwunden werden [4].

In solchen schwierigen und belastenden Situationen brauchen Angehörige einfühlsame, wahrhaftige und kompetente Unterstützung, Beratung und Anleitung. Die Lösung muss ethisch vertretbar und im Sinne des Patientenwillens sein. Zudem sollte darauf geachtet werden, dass alle Beteiligten mit dem Ergebnis gut (weiter-)leben können. Hier ist der Ethikberater in seiner Haltung gegenüber den Angehörigen gefordert. Zygmunt Baumann spricht von *„einer postmodernen Ethik der sanften Berührung“* (zitiert nach [5]).

An dieser Stelle hilft das Wissen um die **Ambivalenz**, die innere Widersprüchlichkeit von Personen und ihren Gefühlen: Erlebte Konflikte, Ängste und Trauer bei Angehörigen können sich in offenen oder versteckten **Aggressionen** äußern, etwa als verbale Attacken, Verweigerung oder auch kampflustiges Streiten um des Streitens willen. Die Begleiter sind hier gefordert, diese Attacken nicht persönlich zu nehmen, sondern in ihrer zugrunde liegenden Motivation zu verstehen. Deutlich werdende Unstimmigkeiten oder **Meinungsverschiedenheiten** sollten in der ethischen Fallberatung aufgegriffen und offen angesprochen werden. Erst die gewonnene Klarheit über den vorhandenen Dissens und die Ausarbeitung verschiedener Perspektiven erschließen die Möglichkeit zur Bearbeitung der Konflikte.

8

MERKE

- Die gemeinsame Suche nach einer Lösung entlastet die Beteiligten von ihrer Bedrängnis; so bleibt niemand mit seiner Not allein.
- Aggressionen untereinander werden in der Regel durch das moderierte Gespräch gemindert.
- Die entwickelte Gemeinsamkeit verbessert das Klima und die gegenseitige Aufmerksamkeit.

Neben dem Ausagieren von heftigen Gefühlen findet sich auch das Gegenteil in Form eines (inneren) Rückzugs, von wachsender Traurigkeit und Lähmung. Manchmal hilft die Erarbeitung einer Perspektive: „So kann es weitergehen, und wir gehen diesen Weg gemeinsam.“ Auch anhaltendes Grübeln wird beendet, die Scheu vor einer Entscheidungsfindung gemildert. Häufig geht es bei den als so quälend empfundenen Gedankengängen um den Versuch, der Unerträglichkeit des Unbekannten zu entkommen und wieder Anschluss an die bekannte, normale Welt mit ihrer Geborgenheit, fraglosen Sinnhaftigkeit und überschaubaren Sicherheit zu behalten [6].

MERKE

Eine gemeinsam erarbeitete Perspektive und die klare Struktur des weiteren Vorgehens geben hier Halt und dienen dazu, diese Stimmungslage ein klein wenig abzumildern.

In manchen Familien kommen tiefer gehende, zum Teil langjährige Konflikte oder auch frühere traumatische Erfahrungen zum Vorschein und beeinflussen sowohl das Gesprächsverhalten als auch die Entscheidungsfindung. Hier ist der Ethikberater ganz besonders gefordert. Sofern er nicht als langjähriger Begleiter, etwa als Hausarzt oder als Pflegender, diese Probleme kennt, kann es schwierig werden, im Rahmen einer Fallberatung diese von den gegenwärtigen Fragen zu lösen.

PRAXISTIPP

Als „Radar“ dafür, dass hier möglicherweise tiefer gehende Kontroversen oder andere Faktoren Einfluss nehmen, darf der Ethikberater sein „Bauchgefühl“, etwa in Form eines aufkommenden Unbehagens, nutzen. Er sollte sich nicht scheuen, dieses Empfinden deutlich anzusprechen, aber er sollte sich von dem Anspruch, diese Schwierigkeiten im Rahmen einer Fallberatung lösen zu wollen, unbedingt verabschieden. Dies wird nicht möglich sein; dazu bedarf es eher eines (psycho-)therapeutisch ausgerichteten Rahmens.

Es ist bereits als Erfolg zu sehen, wenn es der Familie gelingt, diese Belastungen für den Moment beiseitezulegen und zu versuchen, sich auf die aktuelle Entscheidungsfindung zu konzentrieren. Sollte eine spannungsreiche Atmosphäre anhalten, empfiehlt es sich, die Beratung zu unterbrechen, um Abstand (für alle Beteiligten) zu erreichen. Es versteht sich von selbst, dass auch der Ethikberater emotional auf bestimmte familiäre Muster und Konflikte reagiert und auch reagieren darf. Dennoch kennzeichnet einen professionellen Umgang mit solchen Situationen, dass dies dem Berater bewusst wird und er in der Lage ist, seine eigenen Empfindungen von denen der Angehörigen und deren Einfluss auf das Beratungsgeschehen zu trennen. Ein erneutes Zusammenkommen im offenen Austausch vermindert Angst, vermittelt Nähe und menschliche Wärme sowie gefühlsmäßige Unterstützung.

Entscheidend kann auch die Frage sein: Welche Art der Kommunikation herrscht in dieser Familie, in diesem sozialen Umfeld? Gibt es offene und deutliche oder eher verschlossene, verschleiernde Gespräche? Die familieneigene Art des Umgangs mit schwierigen Themen nimmt Einfluss auf die Gespräche im Rahmen der ethischen Fallberatung. Wurde z. B. nie über Wünsche im Sterben oder Ähnliches in dieser Familie gesprochen, so fällt es den Angehörigen auch in der aktuellen, höchst emotionalen Situation schwer, sich an diese eher tabuisierten Themen heranzuwagen (z. B. [7]). Hier ist ein behutsames, vorsichtiges Heranführen in einer Atmosphäre der Zuneigung und Wertschätzung sehr hilfreich und wohltuend. Ein den Kranken lange begleitender Hausarzt oder eine Pflegeperson können an dieser Stelle gute Hilfestellungen auf der Grundlage der Kenntnis der familiären Strukturen und der Geschichte der Familie leisten. Meist ist es so, dass Themen, über die nicht gesprochen wurde, dennoch in irgendeiner Form präsent waren, z. B. beim Tod eines Nachbarn oder auch als Thema in Fernsehfilmen. Dies gilt es vorsichtig herauszufinden und Beispiele anzubieten, die es den Angehörigen ermöglichen, Brücken zu den aktuellen Fragen zu betreten (vgl. [8]).

Um eine positive und wertschätzende Kommunikation zu erzielen, ist es für Angehörige ganz besonders wichtig, sich auf partnerschaftlicher Ebene einbezogen zu fühlen, beispielsweise: „Sie sind die ‚Spezialisten' für die Wünsche und Belange des Patienten. Wir Mediziner, psychosoziale, pflegerische und sonstige Mitarbeiter sind die Spezialisten für die Behandlungsoptionen."

Die Rolle der Angehörigen ist insbesondere dann bedeutsam, wenn es um die Erörterung des **mutmaßlichen Willens des kranken Menschen** geht. Wer wüsste es besser als die nahestehenden Personen, was sich der Betroffene in der aktuellen Situation wünschen würde:

- Welche Wertvorstellungen prägten sein Leben?
- Nach welchen Kriterien definierte er seine Lebensqualität?
- Was gehörte für ihn zu einem würdevollen Umgang mit seiner Person?

Möglicherweise hat er sich im familiären Kreis schon einmal dazu geäußert, welche Maßnahmen am Lebensende er unter keinen Umständen tolerieren könnte. Vielfach wird die Integrität von Person und Körper, das Einbezogensein in die familiäre Gemeinschaft als entscheidend genannt und wirken regulierend, unter Umständen korrigierend in Bezug auf die Bewertung der medizinischen Möglichkeiten.

Werden die Angehörigen auf diese Weise einfühlsam als „Stellvertreter" des kranken Menschen angesprochen, führt dies zu einer enormen Entlastung der Angehörigen. Es wird ihnen der Druck genommen, **über** den Betroffenen und stattdessen **für ihn** und **in seinem Sinne** zu entscheiden.

MERKE

Ein solches sensibles Vorgehen fördert die emotionale Verarbeitung des Geschehens aufseiten der Angehörigen! Es werden „Trittsteine" für das weitere Leben gelegt (nach [9]), Haltepunkte für den späteren Abschied und die Trauerbewältigung gefestigt; die erlebte existenzielle Krise wird besser verarbeitet.

Vielleicht plagen die Angehörigen nach einer gemeinsamen Lösungsfindung Zweifel im Sinne von „postdecisional regrets" (z. B. [10]). Sie fragen sich, ob die getroffene Entscheidung richtig war. Zum einen kann die wiederholte Versicherung des Ethikberaters dahingehend entlastend sein, dass die Ziel- und Therapiefindung gemeinsam erfolgt ist und auch gemeinsam getragen wird. Zum anderen empfiehlt es sich ggf., den Angehörigen am Ende einer ethischen Fallberatung einen Satz mitzugeben wie z. B.: „Wir sind sicher, dass Sie im besten Sinne Ihres Vaters entschieden haben … Er hat gewusst, dass er sich auf Sie verlassen kann, wenn er selbst nicht mehr in der Lage wäre, sich [genügend] zu äußern." Ein solcher Satz gibt den Angehörigen Halt, falls zu einem späteren Zeitpunkt Zweifel und Unsicherheiten aufkommen sollten.

Die Ethikberatung führt damit einerseits zu einer Entscheidungsfindung zum weiteren therapeutischen Vorgehen. Dabei ist eine respektvolle und behutsame Einbeziehung der Angehörigen in kommunikativ als auch interaktiv wertschätzender Atmosphäre erforderlich. Darüber hinaus erzielt Ethikberatung für die Angehörigen folgenden Nutzen und folgende Funktion:

- Vermittlung sachlich richtiger Informationen über den Istzustand des kranken Familienmitglieds
- Emotionale Entlastung
- Wiederherstellung des Gefühls der Kontrolle durch das Schaffen einer verlässlichen Strukturierung der weiteren Vorgehensweise
- Anregungen zum Vorgehen bei Zweifeln, weitere Gesprächsangebote
- Hilfestellung bei der Akzeptanz der getroffenen Entscheidung, Entlastung durch Betonung der gemeinsamen Entscheidungsfindung und der geteilten Verantwortung
- Unterstützung in der eigenen Lebens- und Trauerbewältigung
- Ggf. Vermittlung weiterer Angebote (Sozialdienst/Pflegestützpunkte, psychologische Betreuung, Begleitung durch Angebote der Hospizvereine, seelsorgerische Unterstützung …)

8.4 Fazit

8

Eine die Angehörigen angemessen einbeziehende Ethikberatung sollte beinhalten:

- ein vorsichtiges Erforschen der Ansichten und Beweggründe der Angehörigen,
- eine Minderung oder Vertagung bestehender Konflikte in der Familie,
- das Herausarbeiten des mutmaßlichen Patientenwillens,
- ein Erläutern der Grenzen medizinischer Möglichkeiten,
- das Anschauen der Konsequenzen von theoretisch denkbaren Entscheidungen und ein gemeinsames Tragen von Verantwortung.

Diese Faktoren erhöhen das gegenseitige Verständnis und führen zum wertschätzenden Einbeziehen und letztlich zur Entlastung der Angehörigen.

LITERATUR

[1] Hasemann W. Unterstützung (pflegender) Angehöriger in der Palliative Care. In: Knipping C (Hrsg.). Lehrbuch Palliative Care. Bern: Huber 2007; 375–377.
[2] Wild M. Herausforderung Angehörige einbeziehen. Zuhause sterben – die Angehörigen als Adressaten der Pflege. In: Pleschberger M, Heimerl K, Wild M (Hrsg.). Palliativpflege – Grundlagen für Praxis und Unterricht 2. A. Wien: Facultas 2005; 270–272.
[3] Dumke C. Ethik im Alltag der Betreuung von Menschen mit Demenz. Vortrag im Rahmen des Symposiums „Ethik spielt eine Rolle" der Carus Akademie, Universitätsklinikum Dresden 2014.
[4] Vogt C. Ethische Fragestellungen in der Palliativmedizin – eine qualitative Beobachtungsstudie. Dissertation an der Universität Köln. Köln: 2014.
[5] Baumann Z, zit. nach Pantuček J. Ethische Konflikte in der Sozialarbeit. Vortrag im Rahmen der Danube Conference, European Seminar of the International Federation of Social Work, Bratislava, 30.8.2001; www.pantucek.com/index.php/soziale-arbeit (letzter Zugriff: 25.2.2025).
[6] Freudenberg E. Ressourcenorientierte Unterstützung am Ende des Lebens? – Anregungen für eine palliativpsychologische Begleitung. Uelvesbüll: Der Andere Verlag 2011.
[7] Freudenberg E, Filipp SH. Begleitung Schwerkranker und Sterbender. In: Sternberg K, Amelang M (Hrsg.). Psychologen im Beruf. Anforderungen, Chancen und Perspektiven. Stuttgart: Kohlhammer 2008; 37–52.
[8] Aulbert E. Kommunikation mit Patienten und Angehörigen. In: Aulbert E, Nauck F, Radbruch L (Hrsg.). Lehrbuch der Palliativmedizin. 2. A. Stuttgart: Schattauer 2007; 108–123.
[9] Smeding R, Heitkönig-Wilp M. Trauer erschließen. Wuppertal: Hospiz Verlag 2005.
[10] Gilovich T, Medvec H. The experience of regret – What, when, and why. Psychol Rev 1995; 10(102): 379–395.

KAPITEL

9

Erhard Weiher†

Die Bedeutung der Spiritualität in der Ethikberatung

Kernaussagen

- Die Einbeziehung der individuellen Spiritualität von Patienten und Angehörigen bei existenziellen Entscheidungen stellt häufig einen Schlüssel zur gelingenden Ethikberatung dar.
- Existenzielle Entscheidungen werden besser getragen, wenn die Verbindung zum jeweiligen Lebenssinn und Lebensentwurf gelingt. In der ethischen Entscheidung müssen Sach- und Sinnaspekte gemeinsam vermittelt werden.
- Seelsorge im weiteren Sinne kann in Situationen, in denen es um Gewissensentscheidungen geht, die Verbindung zu individueller Spiritualität herstellen.
- Es ist eine wichtige Aufgabe der Professionellen – also nicht nur der Seelsorger –, auf die inneren Bilder und Beweggründe der Betroffenen zu hören und deren spirituelle Überzeugungen zu respektieren und zu würdigen.
- Die Achtung und die Berücksichtigung der individuellen Spiritualität führen zu menschlicher Begegnungstiefe. Davon profitieren nicht nur der Patient und seine Angehörigen, sondern auch die professionellen Helfer.

In der Ethikberatung begegnen die Beteiligten Fragen, die sie an die Grenze der Entscheidbarkeit bringen und die in elementare Bereiche des Lebens reichen. Während im klinischen Setting Seelsorge für Angehörige, aber auch Behandler hinzuziehbar ist, steht fachspezifische Seelsorge im außerklinischen Bereich weniger zur Verfügung. Hier ist es umso wichtiger, „Seelsorge“ auch als Aufgabe und Ressource weiterer Berufe zu verstehen, wie etwa die ärztliche Seelsorge (Viktor Frankl 2017) und die hospizliche oder palliative Seelsorge. Diese kann durch Fort- und Weiterbildung des therapeutischen Personals in einem umfassenden Verständnis von Seelsorge, wie es nachfolgend zum Ausdruck kommt, gefördert werden. So kann Seelsorge nicht nur in der Mitarbeit in klinischen Ethikkomitees wirken, sondern auch die außerklinische Ethikberatung durch einen tieferen Zugang zum Menschen in seiner individuellen Spiritualität nachhaltig bereichern.

9.1 Neue Herausforderungen und Fragestellungen

Bis vor einem Jahrhundert noch wurden die wesentlichen Probleme medizinischen Handelns von den grundlegenden Antworten der philosophischen Ethik und der Religion aufgefangen. Die medizinischen Möglichkeiten, dem Menschen zu schaden und zu nutzen, waren begrenzt. Zudem hat die Kultur dem Erleben und Durchleben von Krankheit und Sterben eine Fassung gegeben, sodass die Menschen dafür kulturelle und religiöse Vorbilder und Leitschienen hatten. Die Menschen, denen die Seelsorge heute begegnet, werden mit vielen neuen Fragestellungen konfrontiert, für die Antworten aus der Tradition nicht mehr ausreichen.

Entscheidungen müssen in vielen Fällen sehr **plötzlich und kurzfristig** getroffen werden: Wenn ein Krankheitsverlauf sich zuspitzt, wenn eine medizinische Option ausgeschöpft ist und Alternativen überlegt werden müssen, wenn ein Kind zu früh mit schweren Komplikationen zur Welt kommt, wenn nach einem schweren Unfall der Hirntod festgestellt wurde und die Angehörigen nach ihrer Zustimmung zur Organentnahme gefragt werden, dann sind die Betroffenen in einer **existenziellen Ausnahmesituation**. Oft werden sie erstmalig in ihrem Leben mit Fragen von höchster Bedeutung konfrontiert. Sie können sich dann nicht auf bewährte Verhaltens- und Entscheidungsmuster beziehen, geschweige denn auf eigene medizinische Kenntnisse und Erfahrungen mit den Folgen solcher Entscheidungen. Wenn die Betroffenen im persönlichen Ernstfall über den Einsatz oder das Weglassen medizinischer Möglichkeiten mitentscheiden sollen, dann geht es für sie meist weniger um medizinische als vielmehr um existenzielle Fragen. In solchen Situationen werden ihnen letztlich **nicht Sach-, sondern Sinnantworten** abverlangt, für die es selten allgemein verbindliche Maßstäbe gibt.

MERKE

Bei allen ethischen Abwägungen müssen Sach- und Sinnaspekte miteinander vermittelt werden. Immer müssen auf der einen Seite die Behandler Fakten und Daten auf die Lebenssituation dieses konkreten Menschen beziehen, und andererseits müssen die Betroffenen deren Bedeutung verstehen und mit ihrer Lebensvorstellung in Beziehung setzen.

9.1.1 Quellen für Sinnvorstellungen, die Menschen bei ihrer ethischen Orientierung helfen

Wir sind heute mit einer **Pluralität von Lebensvorstellungen** in unserer Gesellschaft konfrontiert. Statt abgegrenzter Kulturen existieren viele Glaubensvorstellungen neben- und miteinander, die alle für sich genommen plausibel sind. Und dazu gehören nicht nur die Religionen, sondern auch philosophische und humanwissenschaftliche Sichtweisen. In der Pluralität von Wertvorstellungen, Glaubens- und Religionszugehörigkeiten finden sich viele Menschen, denen ein tradiertes Glaubenssystem fremd geworden ist, die ein solches als altmodisch und einengend empfinden und doch für „etwas Höheres" offen sind.

9.1.2 Spiritualität als alte – und doch neue – Sinnquelle

Auf welche Sinnquellen können Menschen heute dann zurückgreifen, wenn sich ein „Sinn des Lebens" nicht mehr aus einer allgemein anerkannten Kultur oder Religion und deren sinnhaftem Erleben anbietet?

Wenn der Mensch heute sein eigener Sinnstifter sein und sich eine für ihn stimmige Welt jeweils erst erschaffen muss, heißt das dann, dass die Motive für gutes Handeln nun völliger Willkür ausgesetzt sind und nicht mehr durch den Filter „Gewissen" eine eigene Ernsthaftigkeit und Verdichtung erfahren?

Meine These ist: Der Mensch der Moderne und Postmoderne hat zwar nicht mehr die klaren Leitlinien früherer Kulturphasen zur Verfügung. Das bedeutet aber nicht, dass er bei ethischen Entscheidungen keine Orientierung mehr hätte. Er bezieht sich vielmehr auf Sinnquellen, die der Gewissensvorstellung vorausgehen: **seine innerste Lebenseinstellung und sein Identitätsempfinden**. Nicht mehr allgemeine Normen sind dann in erster Linie maßgebend, sondern die Frage nach der eigenen Identität: Wer bin ich, wer will ich sein, dass ich so handle und nicht anders, dass ich so entscheide und nicht anders?

Für die Seelsorge wie für die anderen Professionen geht es daher bei jeder „kleinen" wie „großen" Entscheidung um die Aufgabe herauszuhören, als wer sich jemand versteht, wie er sein Leben bisher verstanden hat und aus welchem Geist heraus er sein Leben entwirft.

MERKE

Es geht darum, Entscheidungen so miteinander zu treffen, dass sie dem Identitätsempfinden der Betroffenen entsprechen und zugleich zu neuer Lebensgewissheit verhelfen, die es den Patienten und ihren Angehörigen möglich machen, mit diesen Entscheidungen zu leben.

FALLBEISPIEL

Fall 1

Der Arzt kommt zu Eltern, die mit ihrem nun 6-jährigen Kind wieder einmal in die Klinik müssen. Der Junge kam als zu früh geborenes Kind mit einem schweren Herzfehler und anderen körperlichen Einschränkungen zur Welt. Von Geburt an lebt er mit einem Herzschrittmacher. Bei jedem neuen Klinikaufenthalt, bei jedem neuen Eingriff stehen die Eltern vor der Frage: Was ist hier gegen was abzuwägen? Diese Frage betrifft zunächst ihr Wertesystem. Es gibt aber auch noch eine tiefer liegende Motivebene:

- die Erfahrung, die sie in diesen 6 Jahren miteinander als Familie gemacht haben: die guten und unbeschwerten Tage und Wochen und die leidvollen Zeiten,
- die Erfüllung und Verbundenheit, die sie dabei erfahren durften,
- die Kraft, die in ihnen bisher freigesetzt wurde, zu der sie immer wieder fähig waren – auch in Krisenzeiten, sowie
- die Erfahrung, die ihren Lebensentwurf verändert, erweitert, vertieft hat; schmerzhaft oft, aber auch tief befriedigend und sinnerfüllend.

Natürlich meldet sich auch immer wieder die Frage: Wie lange werden wir das noch durchhalten können? Dürfen wir uns bei erneuten schwerwiegenden Komplikationen auch für ein Ende weiterer Behandlungen entscheiden? Aber bei allen Überlegungen spielt immer auch die innere Einstellung eine Rolle, die das Leben mit ihrem Kind in ihnen geweckt und die ihr Lebensempfinden geprägt hat. Wie können die Entscheidungen im besten Interesse des Kindes getroffen werden?

Dieses Beispiel ist nach meiner Erfahrung typisch für heutige **Gewissensfragen**. Die Betroffenen fragen sich: Können wir eine Entscheidung mit unserem tiefer liegenden Lebensverständnis in Einklang bringen?

These: Neben dem Gewissensbegriff gibt es eine weitere wichtige Dimension, die bei Entscheidungen eine wesentliche Rolle spielt: das innerste Lebensempfinden, der innerste „Geist", der Menschen zutiefst bewegt. Aus diesem Geist heraus verstehen sie – nicht unbedingt reflektiert – ihr Leben, wissen es inspiriert und treffen Entscheidungen in Krisen, Krankheit und Sterben. Dieses innerste Lebensmotiv nenne ich ihre **Spiritualität** (➤ Abb. 9.1).

Für den Zusammenhang zwischen „Gewissen" und „Spiritualität" ergibt sich daher eine weitere These [2]:

Spiritualität trägt nicht nur wesentlich zur moralischen Entscheidung bei, indem sie die innersten Beweggründe eines Menschen speist, aktiviert und moduliert. In den Beweggründen und Sinnorientierungen drückt sich zugleich auch der „Geist" aus, in dessen Kraft die Betroffenen bei schwierigen Entscheidungen die Verantwortung übernehmen und tragen können.

Spiritualität bietet also neben der Stimme des Gewissens wesentlich auch – möglicherweise transzendente – Ressourcen, welche die Menschen befähigen, der exis-

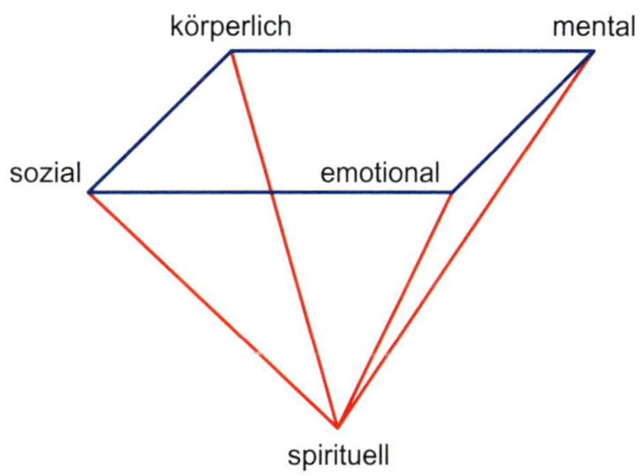

Abb. 9.1 Spiritualität als innerste Motivations- und Sinnquelle („umgekehrte „Pyramide") [L231]

9

tenziellen Herausforderung und ihrer leidvollen Seite zu begegnen und bei Entscheidungen die Verantwortung auch dann zu tragen, wenn diese mit Unausgleichbarem und auch mit Leid und Sterben verbunden sind.

9.2 Was ist heute unter Spiritualität zu verstehen?

Es soll hier nicht um die postmoderne Verwendung des Begriffs „Spiritualität" [3] gehen, sondern vielmehr um Menschen, die sagen: „Ich bin spirituell, aber nicht religiös." Wie dieses Phänomen von Spiritualität im therapeutischen Setting einbezogen werden kann, zeigt die Philosophie der Palliativversorgung. Dort gehört die Beachtung der spirituellen neben der physischen, psychischen und sozialen Dimension zum ganzheitlichen Umgang mit Patienten und ihren Angehörigen. Man kann „Spiritualität" zunächst einmal ganz formal umschreiben mit *„dem ‚inneren Geist', aus dem heraus ein Mensch sich inspiriert fühlt, mit dem er aber auch in Krise und Krankheit hineingeht und aus dem heraus er sowohl alltägliche als auch lebenswichtige Entscheidungen trifft".* Dies ist zwar eine sehr unbestimmte Definition, sie hat aber den Vorteil, dass sie einem vielfarbigen Phänomen Rechnung trägt. Dieser Begriff macht eine grundlegende Wirklichkeit im Menschen wieder benennbar und kommunizierbar, die in der Eindimensionalität der Moderne fast verloren gegangen war: der authentische Erfahrungs- und Bedeutungsreichtum der Innenwelt des Menschen, der Geist, der einen Menschen zuinnerst erfüllt, was ihm zutiefst bedeutsam ist, aus dem heraus er sein Leben (nicht unbedingt bewusst) entwirft und zu gestalten versucht. Eine solche Umschreibung hat zudem den Vorteil, dass man einen solchen inneren „Geist" jedem Menschen zusprechen kann (und muss), dass sie offen ist für die Sinnsuche und Sinnentwürfe von Menschen (➤ Abb. 9.2):

- für Formen diesseits, aber auch jenseits des kirchlich-religiösen Symbolsystems,
- für andere Religionen und deren Spiritualität und
- letztlich auch für humanistische oder auch atheistische Einstellungen und für säkulare Spiritualitäten, aber auch für alltagspragmatisch eingestellte Menschen („ich brauche da nichts, das Leben geht auch so …").

Abb. 9.2 Spiritualität muss als Spektrum gesehen werden [L231]

Die spirituellen Einstellungen der Menschen wahr- und ernst zu nehmen, bedeutet allerdings noch nicht, sie als einzige Motive stehen- und gelten zu lassen. Im Folgenden soll weiter geklärt werden, wie in Entscheidungsprozessen damit umzugehen ist.

9.3 Spiritualität in der Alltagspraxis

Versteht man Spiritualität wie oben dargelegt, werden existenzielle Entscheidungen nie ohne den spirituellen Hintergrund der Beteiligten getroffen. Immer spielen nicht nur äußere Gründe, sondern oft noch mehr die Motive und Ideen aus dem innersten Selbst der Menschen eine Rolle. Und diese mischen sich in Entscheidungen oft in größerem Maße ein, als bewusst zur Sprache kommt und objektiv erkennbar ist.

9.3.1 Spiritualität als Motiv und Ressource bei Gewissensentscheidungen

FALLBEISPIEL

Fall 2

Die zwei erwachsenen Töchter und der Sohn sträuben sich vehement gegen die Verlegung ihrer 78-jährigen Mutter auf die Intensivstation. Im Gespräch mit der Seelsorge öffnen sie ihre Motive: Sie wollen auf gar keinen Fall, dass es wieder so kommt wie bei ihrem Vater, der wochenlang auf der Intensivstation lag und weder leben und noch sterben konnte. Was wie eine rein affektgesteuerte Reaktion „aus dem Bauch heraus" erscheint und medizinisch-sachlich vielleicht gar nicht begründet ist, hat eine wesentlich spirituelle Dimension:

- die Verbundenheit mit der Mutter, die mehr bedeutet als nur emotionale Bewegtheit oder soziale Zugehörigkeit,
- die Vorstellung, was für die Mutter ein gutes Sterben sein soll – also eine spirituelle Wertvorstellung, und

- die Fürsorge und Verantwortung, zu der sie sich für fähig halten, also ihre Identitätsvorstellung: Wer sind wir, dass wir unsere Mutter einem solchen Schicksal überlassen würden? Und: Wer sind wir, dass wir das nicht zusammen schaffen könnten?

Oft nähern sich Menschen einer Entscheidung weniger aus bewussten ethischen Überlegungen als vielmehr aus ihrer Lebens-, Identitäts- und Beziehungsvorstellung heraus. Das könnte beispielsweise heißen: Aus Liebe zu unserer Mutter sind wir imstande, sie zu pflegen, auch wenn sie dann vielleicht früher stirbt. Ganz gleich, ob die **Motive** der Betroffenen sachlich begründet sind oder nicht: Es ist eine wichtige Aufgabe der Professionellen – also nicht nur der Seelsorger –, auf die inneren Bilder und Beweggründe der Betroffenen zu hören und deren spirituelle Überzeugungen zu respektieren und zu würdigen. Es geht zunächst nicht um „richtig" oder „falsch", sondern darum, was die Betroffenen als *lebensdienlich* sehen. Die Kategorie „lebensförderlich" bedeutet in dieser Hinsicht nicht, dass sie eine kurzfristige und schnelle Problemlösung suchen. Vielmehr rufen sie Ressourcen in sich auf, die es ihnen ermöglichen, dem Schwierigen zu begegnen. Wenn ein Vorhaben als „Sinn-voll" erkannt ist, dann vermag die damit verbundene Spiritualität auch nichtideale Lösungen und Unausgleichbares zu tragen. Seelsorge macht die Erfahrung, dass Patienten und Angehörige weiteren ethischen Überlegungen viel eher folgen können, wenn ihre tiefer liegenden – letztlich spirituellen – Motive nicht nur angehört und dann durch Sachargumente sofort entkräftet, sondern vor allem zuerst anerkannt und gewürdigt werden. Vielen Menschen, die Entscheidungen mitvollziehen und mittragen müssen, geht es meines Erachtens weniger um die Respektierung ihrer Autonomie als vielmehr darum, dass sie sich ihres inneren Grundes versichern können, um auf dieser Basis weitere Schritte eines ethischen Prozesses mitgehen zu können. Sie sind dann viel eher bereit, sich auch mit moralischen Vorstellungen, für die sie sich zunächst nicht hätten öffnen können, auseinanderzusetzen und diese als Motiv in ihre Überlegungen einzubeziehen. Es häufen sich – oft auch im interkulturellen Kontext – die Fälle, bei denen Angehörige entgegen der ärztlichen Expertise verlangen, dass „noch alles gemacht wird". Schließlich scheinen die Möglichkeiten der heutigen Medizin grenzenlos zu sein. Gerade hier sollten die Begleiter nicht bei den erstbesten Forderungen stehen bleiben, sondern sich in die Motive – auch spirituelle wie z. B. Liebe und Verbundenheit – einhören.

In spiritueller Perspektive muss also die Leitfrage für alle im therapeutischen Kontext mit Entscheidungen befassten Menschen lauten: Wie kommt der Patient, wie kommen die mitbetroffenen Angehörigen zu ihrem „Eigenen", ihrer Spiritualität, sodass sie sich selbst stimmig zu einer (meist schwierigen) Situation stellen können? Erst auf dieser Grundlage können sie das Schwierige besser annehmen und es auf den Weg mitnehmen, den sie zu gehen haben. „Spiritualität" ist also nicht nur in der Hochform eines religiösen Glaubens oder einer ausgearbeiteten und bewusst gepflegten Einstellung (explizit) anzutreffen. Sie ist für viele Menschen auch nicht so einfach benennbar, sodass man den Patienten oder Angehörigen bei ethischen Entscheidungen nur direkt zu fragen bräuchte: „Was sagt Ihr Glaube, Ihre Religion, Ihre spirituelle Grundüberzeugung zu diesem Problem?" Der Fundus der Spiritualität ist oft eher „still". Er ist weitaus häufiger in die Identitäts- und Lebensvorstellungen der Betroffenen eingewoben und darin *implizit* enthalten. Die spirituelle Einstellung wird in der Regel (wenn es nicht unmittelbar um ausdrücklich religiöse Fragen geht) in indirekter und nicht reflektierter – also impliziter – Form geäußert. Was Menschen bedeutsam und heilig ist, äußert sich nicht nur in explizit religiösen, sondern oft eher implizit in ihren Lebens-, Bedeutungs- und Beziehungsgeschichten (➤ Abb. 9.3).

Abb. 9.3 Wo und wie Spiritualität anzutreffen ist [L231]

9.3.2 Mit Spiritualität sind alle Berufe befasst

FALLBEISPIEL

Fall 3

In der Ethikberatung geht es um einen Patienten, dessen Krankheitsprozess nicht mehr aufgehalten, aber mit antibiotischer Behandlung immer noch in der Schwebe gehalten werden kann. Der Patient selbst kann sich zu Entscheidungen über das weitere Vorgehen nicht mehr äußern.

Die Moderatorin fragt die Ehefrau: „Wer ist Ihr Mann eigentlich? Was war, was ist ihm im Leben wichtig?" Die Ehefrau: „Er hat immer gesagt: Lieber genieße ich jetzt und lebe dafür ein bisschen kürzer."

Hier hilft es der Frau, wenn sie vom Lebensbild ihres Mannes erzählen und aus Liebe zu dessen Erfüllung und Abrundung beitragen kann. Dort sind seine und ihre Spiritualität miteinander in Verbindung.

Die Frage „Wer ist dieser Mensch eigentlich, wie versteht er sich, was hat sein Leben bisher für ihn bedeutet?" ist die Frage nach der impliziten, der ins Leben eingewobenen Spiritualität [2]. Entscheidungsfragen müssen also mit dem Blick auf die „Alltagsspiritualität" der Menschen gesehen werden. Aber auch Menschen, die einen bewusst gepflegten religiösen Glauben mitbringen, schätzen es, wenn sie nicht gleich mit ihrer religiösen Überzeugung identifiziert, sondern in ihren Lebens- und Identitätssymbolen wahrgenommen werden. Die Wahrnehmung der Spiritualität in Alltagsform und der Dimension „Identität" ist allen Professionen zugänglich und aufgegeben. Nur so können sie den Betroffenen ganzheitlich begegnen und deren „Menschenkompetenz" in schwierigen Situationen stärken und sie zu **Entscheidungen aus dem Herzen heraus** befähigen.

9

Das Plädoyer für die Einbeziehung der spirituellen Dimension in ethische Entscheidungsprozesse gilt in seiner Bedeutung **grundsätzlich für alle Behandler und Begleiter**. Wenn Spiritualität eine anthropologisch angelegte Dimension in jedem Menschen ist, dann gilt diese Sichtweise allerdings nicht nur im Blick auf den „Geist" des Patienten und seiner Angehörigen, sondern auch für die Therapierenden selbst. Auch sie müssen sich ihre spirituellen Einstellungen bewusst machen, da diese ja bei ethischen Entscheidungen den (oft nicht bewussten) Hintergrund bilden und solche Entscheidungen immer mit einer bestimmten, meist aber nicht ausdrücklichen Sinnvorstellung verbunden sind. Auch Ärzte, Pflegefachkräfte, Psychologen und Sozialarbeiter müssen sich ihrer Spiritualität vergewissern und diese pflegen. Sie dürfen die spirituelle Dimension nicht von ihrem beruflichen Handeln abspalten. Vielmehr können sie erst dann den spirituellen „Raum" in ihren Begegnungen mit Patienten offen halten und sich auf die Motive und Ressourcen einlassen, die diesen bedeutungsvoll sind. Letztlich ist es auch für die Berater erfüllend, wenn sie mit ihren Klienten zusammen spirituelle Motive entdecken. Wenn beide Seiten Kontakt zur spirituellen Dimension finden, kann dies eine Ethikberatung enorm bereichern und bei allen, die mit einer Entscheidung leben müssen, zu einem tiefen Frieden führen. Spiritualität nach dem obigen sehr weit gespannten Verständnis verlangt von den Therapierenden nicht unbedingt, dass sie selbst religiös sein oder eine ausgearbeitete Spiritualität entwickelt haben müssen. Es genügt, sich auf die Annahme eines „Höheren" zu verständigen, das in jedem Menschen, in der Welt und in der eigenen Seele gesehen werden kann, auch wenn dieses Höhere (oder Tiefere) nicht von jedem Beteiligten auf einen eindeutigen Nenner gebracht und auch nicht transzendent im religiösen Sinn gedeutet werden muss.

9.3.3 Privates und berufliches Gewissen?

Es mag merkwürdig klingen, wenn in diesem Zusammenhang zwischen einem „privaten" und einem „beruflichen" Gewissen bzw. einer „privaten" und einer „beruflichen" Haltung unterschieden wird. Beide Bereiche sind natürlich aufeinander bezogen. Trotzdem müssen sie auch in ihrer Differenz gesehen werden.

Als „privat" sollen hier Motive gelten, die sich vorwiegend aus eigenen biografischen Erfahrungen herleiten und von Affekten und Gefühlen bestimmt sind. Entscheidungen über die Änderung von Therapiezielen oder den Abbruch von Behandlungen stellen für die Therapierenden ja auch eine erhebliche emotionale, soziale und spirituelle Zumutung dar. Da melden sich Erfahrungen aus dem eigenen Leben („als damals mein Vater …", „wenn das mein Kind wäre …"), aber auch persönliche Vorlieben und

Abneigungen, Betroffenheiten und der „gesunde Menschenverstand" – vor allem, wenn die Therapierenden eine längere Beziehung zu einem Patienten und seinen Angehörigen aufgebaut haben. Die Berufung auf ganz persönliche Motive steht in erster Linie dem Patienten zu. Diese werden aber im Dialog mit den Beratern sowieso in einem Prozess noch weiter geklärt.

Professionelle dagegen müssen fähig sein, bei ihren Entscheidungen ihre private Sicht zurückzustellen und sich ihre berufliche Rolle bewusst zu machen. Sie haben eine menschheitliche Aufgabe, die verlangt, auch spirituelle und moralische Auffassungen gelten zu lassen, die ihren Empfindungen vielleicht nicht entsprechen. Sie müssen auch von fachlichen Vorlieben und Neigungen abstrahieren können. Ein Chirurg wird vielleicht sein Können noch dort unter Beweis stellen wollen, wo ein Palliativmediziner eine andere Weichenstellung sieht. Ethische Entscheidungen im beruflichen Kontext verlangen, dass die Behandler ihren Horizont über das Private hinaus weiten und ihre Urteilsbildung im fachlich-ethischen Diskurs überprüfen und verantworten. Letztlich geht es dabei auch um das Ethos, das aus einer beruflichen Spiritualität erwächst.

9.4 Was gilt für die Fachseelsorge im spezifischen Sinn?

Die bisherigen Ausführungen zur Rolle der Spiritualität bei Gewissensfragen gelten für alle therapierenden und begleitenden Berufe.

9.4.1 Das Spiritualitätsverständnis gilt auch für die Seelsorge

Zunächst gilt natürlich auch für die kirchliche Seelsorge, dass sie sich ein über ihre Religion und deren tradiertes Glaubensgut hinausgehendes Verständnis von Spiritualität zu eigen machen muss [4, 5]. Heutige Seelsorge begegnet in Klinik und Altenheim, in Hospiz und auf der Palliativstation Menschen mit Einstellungen, die sich bei ihnen in ihrer Lebensgeschichte und Lebenserfahrung in Liebe und Leid herausgebildet haben und die oft zu einer tiefer liegenden Quelle geworden sind als eine Sinngebung, die man sich rational zurechtgelegt oder aus einer Tradition adaptiert hat. Das gilt auch für manches religiöse Lebenswissen, das Menschen gelernt haben, das aber nicht unbedingt das „Heilige" in ihnen widerspiegelt. Diesen Menschen und dem, was ihnen im Leben „heilig" geworden ist, ist auch christliche Seelsorge verpflichtet. Wenn Seelsorge „Spiritualität" in dieser offenen und zugleich anspruchsvollen Weise versteht, kann sie auch in den Dialog mit den anderen Berufen eintreten und in der formellen wie informellen ethischen Beratung und in der Fortbildungsarbeit für die Beachtung der spirituellen Dimension werben und ihre Bedeutung konkret einsichtig und erfahrbar werden lassen.

9.4.2 Entscheidungsmotive mehrstufig sehen

Seelsorge aber hat mit Blick auf die Spiritualität eine spezifischere Aufgabe. Sie versteht die spirituelle Dimension mehrstufig. Danach gibt es über die Sicht erster Ordnung hinaus auch die Sicht höherer Ordnung, ähnlich wie in der ethischen Reflexion Werte erster und Werte höherer Ordnung angenommen und unterschieden werden. Auch die ethische Beratung bleibt im Gespräch mit Patienten und Angehörigen nicht bei Werten erster Ordnung stehen, sondern versucht, nach Werten höherer Ordnung vorzustoßen, die einer ethischen Entscheidung erst ihre volle Bedeutung geben. Ähnlich plädiere ich bei der Spiritualität für eine mehrstufige Sichtweise.

FALLBEISPIEL

Fall 4

Die erwachsene Tochter will mit dem Seelsorger sprechen. Ihr 82 Jahre alter Vater liegt auf der Intensivstation. Es gab viele schwere Komplikationen, und jetzt stellt sich die Frage, ob bei der nächsten Komplikation – zum Beispiel einer Pneumonie – noch einmal eingegriffen wird. Der Patient ist seit 2 Wochen nicht mehr ansprechbar; es liegt keine Patientenverfügung vor. Die Tochter hat schwere Bedenken gegen ein Aufgeben: „Als religiöser Mensch darf man nicht den Tod herbeiführen."

Das wäre **Spiritualität (und Religiosität) erster Ordnung**. Soll man jetzt mit ihr über aktive oder passive Sterbehilfe debattieren? Die Frau ist mit anderen Motiven beschäftigt; rationale Überlegungen erreichen sie jetzt

9

nicht. Der Begleiter fragt: „Wer ist Ihr Vater für Sie?" Die Tochter erzählt, dass er von Kind an immer sehr hart mit ihr umgegangen sei. Und dann: „Ich möchte nicht, dass es wie Rache aussieht, Rache für seine grobe und barsche Art, wenn ich jetzt für eine Reduktion der Therapie eintrete."
Sie ist jetzt bei ihrer „**Spiritualität zweiter Ordnung**": Sie hat Wut und Trauer im Blick auf ihr Leben. Gleichzeitig will sie diese nicht in Form von Rache ausleben. Das gebietet auch ihr religiöses Wertesystem. Aber das Motiv „keine Rache" ist defizitorientiert; es erlaubt noch keine positive Entscheidung. Der Seelsorger lenkt den Blick von der Negativseite auf die Ressource. „Ich will keine Rache üben" hat eine Rückseite: dass sie Verantwortung für ihr Tun auch in der Beziehung zu ihrem Vater übernehmen will. Der Gesprächspartner braucht das „nur" zu öffnen und auf die Kehrseite aufmerksam machen. Ihre Verantwortungsbereitschaft ist schon vorhanden; die darf ihr jetzt voll bewusst werden, und sie darf sie für ihre Entscheidung in Anspruch nehmen.
Vielleicht hat sie den Seelsorger wegen der Spiritualität erster Ordnung bestellt. Im weiteren Prozess konnte sie aber zur Spiritualität höherer Ordnung gelangen.

Fall 5

Der 80-jährige Mann liegt auf der Weaning-Station analgosediert mit infauster Prognose. Die Enkelin wünscht sich so sehr, dass der Opa noch einmal aufwacht und sie „ansehen" kann. Dazu müsste aber die Beatmung umgestellt und ein erneuter, den Patienten hoch belastender und eher erfolgloser Aufwachversuch gestartet werden. Spiritualität erster Ordnung wäre hier, dass die Enkelin nochmals den liebevollen Blick des Großvaters erfährt. Die junge Frau erzählt, dass sie den Opa noch vor wenigen Wochen mit ihrem Freund zusammen besucht und der Großvater gesagt habe: „Es ist gut, dass du diesen Freund hast und dass ihr zusammen seid." Der Seelsorger fragt: „Und das ist, wie wenn er Sie beide gesegnet hätte?" Die Enkelin kann jetzt unter Tränen ihrem Großvater sagen, dass er nicht mehr wach werden und die Qual zu geringer Abschirmung auf sich nehmen müsse und dass sie seinen Segen schon bekommen habe.
Sie ist bei einer Spiritualität höherer Ordnung angekommen. Das verändert ihren Wunsch völlig. Sie kann sich neu entscheiden und die aktuelle Situation aushalten, und sicher kann sie auch ganz anders mit der spirituellen Quelle, sich gesegnet zu wissen, in die kommende Trauer hineingehen.

9.4.3 Es geht um das Heilige

Seelsorge wird mit vielen alltäglichen Gewissenskonflikten konfrontiert, bei denen sie zunächst der Spiritualität erster Ordnung begegnet:

- Jetzt mussten wir unseren Vater doch noch in die Klinik bringen, weil wir zu Hause mit der Atemnot überfordert waren. Dabei hat er das nie gewollt.
- Als ich nur mal für kurze Zeit rausging, um einfach mal durchzuatmen, gerade da ist mein Mann gestorben. Hätte ich das nur nicht gemacht!
- Dürfen wir die Hoffnung aufgeben und ihm wünschen, dass er bald sterben kann?
- Meine Frau will eigentlich zu Hause sterben. Aber das schaffe ich doch nicht. Und ins Hospiz will sie auch nicht.
- Haben wir wirklich alles getan, was möglich war? Man fühlt sich da so hilflos und ohnmächtig.

Solche und ähnliche Fragen quälen die Betroffenen oft aktuell und noch lange nach dem Tod. Letztlich geht es den Betroffenen, auch wenn es sich zunächst sehr alltäglich und banal anhört, um das, was ihnen „heilig" ist. In einem vertieften Sinn lässt sich **Spiritualität** definieren als **Erfahrung, bei der sich ein Mensch mit dem Heiligen des Lebens in Verbindung weiß**. Dafür aufmerksam zu sein, die spirituelle Erfahrung der Betroffenen behutsam zu erschließen, das Heilige darin zu berühren, gehört zur Kunst der Seelsorge. Seelsorge hilft Menschen, mit diesem innersten Lebensmotiv in Beziehung zu kommen und diese Ressource so zu stärken, dass sie Gewissensfragen aus ihrem Herzen heraus mitentscheiden und dafür Verantwortung übernehmen können.

Ganz gleich, ob sich Menschen vor Sorge zermürben oder gar kein Verantwortungsgefühl zeigen – Seelsorge geht davon aus, dass alle Menschen ihr „Heiliges" haben, auf dem sich aufbauen lässt.

9.4.4 Religion als Orientierungs- und Sinnquelle

Zur Kunst der kirchlichen Seelsorge gehört es einerseits, vielfältig anschlussfähig zu sein sowohl für innerweltliche als auch für transzendente und religiöse Sichtweisen des einem Menschen „Heiligen". Andererseits bezieht sich Seelsorge bei der Gewissensthematik natürlich auch auf ihre Orientierungsweisheit aufgrund ihrer biblischen Tradition, ihrer theologischen Reflexion und des Reichtums der Religion. Sie bringt mit ihrer Rolle immer auch transzendente Sinnräume in die Gewissensthematik am Krankenbett ebenso wie in die strukturierte Ethikberatung mit. Die Weisheit und das Orientierungswissen der Religion bringt Seelsorge allerdings nicht vorab normierend und moralisch verpflichtend ein (zum Beispiel mit der Rede vom Kreuz, dem Gebot der Nächstenliebe, den zehn Geboten), sondern eher als Symbol- und Weisheitsräume, in denen sich Menschen orientieren, sich wiederfinden und sie als Motiv- und Kraftquelle nutzen können:

- für die Begegnung mit Endlichkeit und Grenzen,
- als Weisheit für den Umgang mit Verantwortung und
- als Raum des Angenommenseins mit Fehlern, Schuld und Fragmentarität.

Fachseelsorge bringt die Sicht der Religion eher als Raum und Weisheitsquelle ein angesichts der Fragmentarität des Lebens und der Verantwortlichkeit, die dennoch dazugehört, aber auch als Motiv für Solidarität und Liebe angesichts des Unauflösbaren und Unausweichlichen.

Die Spiritualität bei existenzieller Entscheidung wacher zu machen und möglicherweise die höherer Ordnung zu erschließen und die religiöse Sichtweise angemessen einzubringen, ist im spezifischen Sinn Aufgabe der Fachseelsorge.

9.5 Fazit

Die säkulare Welt hat in den letzten Jahrzehnten eine Dimension im Menschen wiederentdeckt, die in der Zeit der Moderne fast in Vergessenheit geraten war: die Spiritualität. Auch die therapeutische Welt beginnt sich für diese Dimension zunehmend zu öffnen und sie als wichtigen Teil der beruflichen Begleitung anzuerkennen. Im ethischen Diskurs wird Spiritualität allerdings in ihrer Bedeutung als Quelle und Motiv für existenzielle Entscheidungen noch unzureichend wahrgenommen und nicht bewusst in die berufliche Praxis einbezogen.

Im palliativen Kontext ist die Beachtung der Spiritualität bereits konstitutiver Teil einer ganzheitlichen Versorgung. Inzwischen hat sie durch das Pflichtfach Palliativmedizin sogar einen Platz im Medizinstudium gefunden. Der Umgang mit Spiritualität sollte auch in anderen Begegnungs- und Betreuungskontexten vertrauter werden und auch in der ethischen Beratung eine selbstverständlichere Rolle spielen.

Es ist allerdings schon jetzt notwendig, dass die verschiedenen Professionen bei ethischen Entscheidungen zusammenarbeiten:

- die Seelsorge in Achtung vor dem ärztlichen Ethos und Können, wenn der Arzt die Letztverantwortung bei schwierigen Entscheidungen übernehmen und tragen muss, und
- der Arzt in Achtung vor dem Heiligen, das es Patienten und Angehörigen zu „glauben" gilt. Wenn er dabei an die Grenzen des Verstehens kommt, sollte die Seelsorge einbezogen werden – und das nicht erst bei spezifisch religiösen Gewissensfragen.

In schwierigen Lebens- und Entscheidungssituationen gibt es heute selten sachlich eindeutige und glatte Lösungen. Dann braucht es für alle Betroffenen noch andere Quellen, als die rationale oder die instrumentelle Logik sie hergibt. Letztlich muss es das Ziel aller Professionen sein, der ärztlichen wie auch der seelsorglichen, im Ringen mit den Möglichkeiten der Medizin, aber auch der Endlichkeit des Lebens, mit dem Machbaren und Nichtmachbaren, mit Leben und Tod zum Frieden beizutragen – zum Frieden des Menschen mit sich selbst, mit der Welt und auch mit Gott.

LITERATUR

[1] Viktor Frankl. Wer ein Warum zu leben hat. Lebenssinn und Resilienz. Weinheim: Beltz 2017.
[2] Weiher E. Das Geheimnis des Lebens berühren. Spiritualität bei Krankheit, Sterben, Tod. Eine Grammatik für Helfende. 4. A. Stuttgart: Kohlhammer 2014 (Zitate S. 64 bzw. S. 100).
[3] Zur weiteren Diskussion siehe z. B. Utsch M, Klein C. Religion, Religiosität, Spiritualität. In: Klein C, Berth H, Balck F (Hrsg.). Gesundheit – Religion – Spiritualität. Weinheim, München: Beltz Juventa 2011; 25–45.
[4] Weiher E., Seelsorge und Spiritualität. Lebendige Seelsorge 2009; 60: 218–223.
[5] Swift C, Handzo G, Cohen J. Healthcare chaplaincy. In: Cobb M, Puchalski CM, Rumbold B (eds.). Oxford Textbook of Spirituality in Healthcare. Oxford: Oxford University Press 2012; 185–190.

KAPITEL

10 Außerklinische Ethikberatung im interkulturellen Kontext

Ilhan Ilkilic

Kernaussagen

- Ethische Fallberatung im interkulturellen Kontext erfordert eine kulturoffene und kultursensible Annäherung an den Fall.
- Außerklinische Ethikberatung im interkulturellen Kontext erfordert zusätzliche Kompetenzen bei Moderatoren und Ethikberatern.
- Am Anfang einer außerklinischen Fallberatung sollte festgestellt werden, ob eine Sprachbarriere vorliegt. Sofern dies der Fall ist, sollten deren Bedeutung, Funktion und Ausmaß konkretisiert werden.
- Für eine gelungene Kommunikation beim Fehlen einer gemeinsamen Sprache sind in der Regel professionelle Dolmetscher geeignet, deren Einsatz jedoch mit mehreren organisatorischen und finanziellen Hürden verbunden ist.
- Jeder Kulturkreis ist von Heterogenität gekennzeichnet. Deswegen ist eine Stereotypisierung und eine von „Othering" geprägte Annäherung an den Fall für die Konfliktlösung nicht zielführend.

10.1 Klinische Ethikberatung in wertpluraler Gesellschaft

Laut Statistischem Bundesamt lebten 2023 in Deutschland 24,9 Millionen Menschen mit Migrationshintergrund, die 29,7 % der Landesbevölkerung ausmachen. Auch wenn die Wertepluralität einer Gesellschaft nicht auf die Migration reduziert werden darf, dürfen solche statistischen Angaben als Hinweis auf die kulturelle Heterogenität des jeweiligen Landes verstanden werden. Zudem deutet die steigende Alterung der Menschen mit Migrationshintergrund in der Bevölkerung darauf hin, dass Kontakte zwischen diesen Menschen und dem deutschen Gesundheitssystem häufiger stattfinden werden. Auch in Einrichtungen wie Senioren- und Pflegeheimen werden solche Kontakte in absehbarer Zeit öfter vorkommen. Somit ist es nicht schwierig vorherzusagen, dass im Laufe der Zeit die Anzahl der interkulturellen Behandlungssituationen und die damit verbundenen Herausforderungen zunehmen werden [1].

Kulturell geprägte Werthaltungen und Wertvorstellungen führen im medizinischen Alltag öfter zu unterschiedlichen Bewertungen derselben medizinischen Intervention. Diese sind häufig Anlass für ethische Interessen- und Entscheidungskonflikte in der medizinischen und pflegerischen Versorgung. Solche Konflikte kommen nicht nur in Krankenhäusern, sondern auch bei niedergelassenen Ärztinnen und Ärzten in Praxen, aber auch in Pflege- und mittlerweile in Seniorenheimen vor. Selbst wenn diese Konfliktfelder in der Alltagspraxis schon längst bekannt sind, bleibt der angemessene Umgang mit derartigen Problemen für eine wertplurale Gesellschaft eine Herausforderung. Eine gebührende Berücksichtigung solcher Problemfelder und angemessene institutionelle Vorbereitungen in entsprechenden Einrichtungen liegen derzeit weit hinter dem praktischen Bedarf zurück. Die Komplexität und der Fremdheitscharakter solcher Probleme machen häufig eine klinische Ethikberatung erforderlich. Solche Beratungen können zwar Infrastrukturen für eine kulturoffene Gesundheitsversorgung nicht ersetzen, in Krisensituationen können sie jedoch eine Entscheidungshilfe leisten und ethische Orientierung anbieten.

10.2 Bedarf an klinischer und außerklinischer Ethikberatung

Im Rahmen einer repräsentativen Studie in den Niederlanden wurden Pädiater nach Interessen- und Entscheidungskonflikten zwischen dem Behandlungsteam und den Eltern des kranken Kindes gefragt [2]. Es wurde festgestellt, dass in 20 % der insgesamt 116 untersuchten Fälle ein solcher Konflikt vorlag. In fast allen (22 von 23) Fällen forderten die Eltern eine maximale Therapie bzw. die Fortsetzung der aktuellen medizinischen Behandlungen, obwohl diese Behandlungsstrategie vom Behandlungsteam nicht priorisiert wurde. Bekanntermaßen gehören solche Konfliktsituationen zu den klassischen Themen der klinischen Ethikberatung. Diese Studie liefert auch interessante Ergebnisse hinsichtlich kultureller Diversität und medizinischer Aussichtslosigkeit am Lebensende. Danach waren muslimische Eltern signifikant höher in diese Konflikte involviert (58 %) als nichtmuslimische bzw. einheimische Eltern (12 %) [2]. Leider lässt sich aus den Studienergebnissen nicht ableiten, welche Gründe für diesen Unterschied verantwortlich sind.

Repräsentative Studien über ethische Konflikte mit Angaben zum Migrantenanteil wurden in Deutschland bislang nicht durchgeführt, weshalb uns empirisch belastbare Daten für konkrete Aussagen derzeit noch fehlen. Langjährige Tätigkeiten des Autors als Mitglied des Klinischen Ethikkomitees einer Universitätsklinik und diverse Erfahrungen anderer Kollegen in demselben Bereich zeigen jedoch, dass ethische Konflikte in interkulturellen Behandlungssituationen nicht selten sind. Auch wenn der reale Bedarf an klinischer und außerklinischer Ethikberatung in der Praxis groß ist, findet nur bei einem Bruchteil dieser Konfliktfälle eine Ethikberatung statt, von einer kompetenten, kultursensiblen ethischen Fallberatung ganz zu schweigen.

Die Ursachen für zu wenige und hinter dem realen Bedarf zurückbleibende Ethikberatungen sind vielfältig. Verantwortlich sind strukturelle, organisatorische, aber auch sachliche Gründe. Häufig sind Menschen mit Migrationshintergrund – vor allem der ersten Generation – nicht über das Vorhandensein eines solchen Angebots informiert. Manchmal fehlen die Kenntnisse über Sinn und Zweck einer ethischen Fallberatung. Aber auch bei den Mitgliedern klinischer Ethikkomitees bestehen gelegentlich Hemmschwellen, weil nicht zu bewältigende Herausforderungen befürchtet werden; teils haben auch negative Erfahrungen in der Vergangenheit zu Frustration oder Motivationsverlust geführt.

10.3 Der Charakter ethischer Konflikte im interkulturellen Kontext

Eine berechtigte Frage in der theoretischen und praktischen Auseinandersetzung mit ethischer Fallberatung im interkulturellen Kontext lautet: Gibt es

Unterschiede zwischen intra- und interkulturellen Fallberatungen, und, wenn ja, wodurch zeichnen sie sich aus und welche Relevanz haben sie für die ethische Argumentation und Konfliktlösung?

Eine differenzierte Analyse ethischer Konflikte in interkulturellen Behandlungssituationen zeigt, dass der Unterschied zwischen intra- und interkulturellen Konflikten nicht kategorischer, sondern vielmehr **gradueller Art** ist. Unter graduell unterschiedlichen ethischen Konflikten im interkulturellen Kontext sind Konflikte zu verstehen, die zwar auch in einem intrakulturellen Kontext (d. h., Arzt und Patient verstehen sich als Angehörige desselben Kulturkreises) vorkommen können, aber nicht als kulturelle Praxis gelten. Durch die Interkulturalität erlangen sie allerdings eine gewisse neue ethische Dimension. Dabei ist nicht die Konfliktart von Belang, sondern die zum Entscheidungs- und Interessenkonflikt führende **kulturspezifische Argumentation oder Haltung**, z. B.: Der Arzt empfiehlt eine Therapie, der Patient lehnt sie aus kulturspezifischen Gründen für sich ab. Insofern haben wir es im Bereich der ethischen Konflikte im interkulturellen Kontext in der Regel nicht mit Differenzen kategorischer Art zu tun. Der wesentliche Unterschied besteht im Ausgangspunkt der konfligierenden Argumente und ihrer kulturspezifischen Begründung.

Auch wenn interkulturelle und intrakulturelle Behandlungssituationen von ihrem Wesen her zahlreiche Gemeinsamkeiten aufweisen, so gibt es dennoch bedeutsame Unterschiede, die von praktischer und ethischer Relevanz sind.

MERKE

Kulturell geprägte subjektive Interpretationssysteme über Ursachen und Entstehung von Krankheiten und deren Verlauf, Behandlungsmöglichkeiten und Erfolgsaussichten verursachen in der Praxis zahlreiche Barrieren, die intrakulturellen Behandlungssituationen fremd sind. Kulturell geformte Wertvorstellungen und daraus resultierende Werthaltungen können der *eigenen Heimwelt* aus unterschiedlichen Gründen nicht zugeordnet werden.

10.4 Gründe für ethische Konflikte im interkulturellen Kontext

Basierend auf den Charakteristika der erwähnten interkulturellen Behandlungssituationen sind Sprachbarrieren, kulturelle Praxis und moralische Diversität Anlass für eine ethische Fallberatung. Diese werden im Folgenden näher dargestellt und problematisiert.

FALLBEISPIELE

Fall 1

Bei Frau Kaya, einer 78 Jahre alten türkischen Hausfrau, die vor 5 Jahren ihren Ehemann verloren hat und allein in ihrer Wohnung lebt, wurde vor Kurzem ein Morbus Alzheimer diagnostiziert. Da sich die Demenz noch im Frühstadium befindet, kann sie Haushalt und Körperpflege mit Hilfe ihrer Tochter zunächst noch bewältigen. Sie benötigt jedoch zunehmend weitere häusliche Unterstützung. Ihre Tochter und ihr Schwiegersohn haben drei Kinder und sind im selben Stadtteil berufstätig. Ihre zwei Söhne wohnen außerhalb ihrer Stadt. Nachdem sich Frau Kaya an einer nicht ausgeschalteten Herdplatte schwer verbrannt hat, hält die Hausärztin die Verlegung in eine Pflegeeinrichtung für indiziert. Sie kennt Frau Kaya seit 20 Jahren gut. Es stellt sich heraus, dass dies nicht das erste gefährliche Ereignis war. Die Tochter ist gegen die Verlegung und möchte die Mutter gerne weiter in deren Dreizimmerwohnung pflegen. Eine Verlegung ihrer Mutter in ein Seniorenheim würde für sie die Nichtwahrnehmung ihrer familiären Verpflichtungen und somit auch ein Versagen bedeuten. Frau Kaya ist derzeit begrenzt einwilligungsfähig, aber unentschieden. Sie hat weder eine Patientenverfügung noch Vorsorgebevollmächtigte bzw. gesetzliche Betreuer. Deswegen schaltet die Hausärztin im Qualitätszirkel eine außerklinische Ethikberatung ein.

Fall 2

Der 75-jährige Herr Yilmaz ist praktizierender Muslim türkischer Herkunft und wohnt mittlerweile verwitwet im Pflegeheim. Er lebt seit 40 Jahren in Deutschland. Die Familie besucht ihn und bringt ihm dabei auch regelmäßig selbst zubereitete Speisen mit. Er ist allerdings insulinpflichtiger Typ-2-Diabetiker und leidet an Bluthochdruck. Seine Blutzuckerwerte sind instabil, weshalb sie häufige Kontrollen und eine enge ärztliche Begleitung erfordern. Wegen seiner sehr hohen Glukosewerte musste er mehrmals ins Krankenhaus. Sein Hausarzt behandelt ihn seit 2 Jahren. Seit Beginn des muslimischen Fastenmonats Ramadan fastet Herr Yilmaz und verzichtet dabei tagsüber auf Essen und Trinken. Auch die Einnahme aller Medikamente – Insulin, Antihypertensiva, Antiarrhythmika – lehnt er von der Morgendämmerung bis zum Fastenbrechen, d.h. bis nach Sonnenuntergang, ab. Er fühlt sich dabei körperlich nicht ganz wohl. Das Pflegeteam unterrichtet den Hausarzt über diese Probleme und auch, dass Herr Yilmaz besorgt sei, man wolle ihm das Fasten untersagen. Eine Ethikberatung wird so vom Pflegeheim anberaumt, dass Hausarzt und Familie zu diesem Anlass mit den Bezugspflegekräften und der Einrichtungsleitung zusammenkommen können.

Fall 3

Herr Abdallah ist ein 68 Jahre alter arabischer Patient. Vor seiner Rente hat er 35 Jahre in einer Chemiefabrik gearbeitet und ist seit 20 Jahren starker Raucher (2 Packungen/Tag). Seit einigen Wochen hat er unklare Bauchschmerzen, die er nicht ernst genommen hat. Seit Kurzem treten Appetitlosigkeit und Gewichtsverlust hinzu. Er geht nur ungern zum Arzt und wenn, dann in Begleitung seines ältesten Sohnes, der ihn dabei als Dolmetscher unterstützt. Auf die eindringliche Bitte dieses Sohnes, der in einem Krankenhaus als Krankenpfleger arbeitet, sucht er seinen internistischen Hausarzt auf. Der Arzt untersucht ihn gründlich und führt eine Ultraschalluntersuchung durch. Er überweist ihn wegen eines Verdachts zum Radiologen. Die MRT-Untersuchung bestätigt die Diagnose eines fortgeschrittenen Pankreaskarzinoms. Als der Hausarzt den Patienten einbestellen möchte, um ihn über die Diagnose aufzuklären, meldet sich der älteste Sohn. Er möchte auf gar keinen Fall, dass sein Vater von der Krebsdiagnose erfährt. Eine solche Mitteilung würde für Herrn Abdallah ein „Sterben vor dem Sterben" bedeuten. Außerdem sei es im arabisch-muslimischen Kulturraum üblich, Menschen nicht über ihre Krebserkrankung aufzuklären. Um seines Vaters Wohl willen bittet er den Arzt inständig um Respekt vor seiner Kultur. Der Arzt ist irritiert und fühlt sich ratlos.

10.4.1 Sprachbarrieren

Die fehlende gemeinsame Sprache prägt mit ihren unterschiedlichen Facetten das Kommunikationsdefizit in interkulturellen Behandlungssituationen. Dadurch entstehen nicht nur diverse ethische Probleme, sondern es wird auch die Lösung solcher Probleme verhindert. Denn ein solches Kommunikationsdefizit gestaltet die Wahrnehmung und Erfahrung des Anderen als Fremden mit. Das Kranksein als existenzielle Grenzerfahrung ist somit mit einer gewissen Sprachlosigkeit verbunden. Berücksichtigt man die Rolle und Bedeutung der Kommunikationslücken im Rahmen interkultureller ethischer Fallberatungen, so ist es nicht schwierig, die prägende Funktion einer solchen Sprachlosigkeit vorherzusagen [3].

Zur Behebung der Sprachbarrieren stehen in der Regel drei Wege offen:

- Eine praktische und schnelle Lösung ist es, Angehörige des Patienten als Dolmetscher einzusetzen, die vielleicht besser Deutsch sprechen als der Patient.
- Die zweite Möglichkeit besteht darin, einen Kollegen von der hausinternen Dolmetscherliste hinzuzuziehen.
- Drittens bietet sich der professionelle Dolmetscher an, der jedoch erst mit einem gewissen organisatorischen und finanziellen Aufwand einsetzbar ist.

Alle drei Lösungswege können zwar mit unterschiedlicher Qualität Kommunikationslücken füllen. Dennoch gilt es bei der Gestaltung einer ethischen Fallberatung einige wichtige Punkte zu berücksichtigen:

- **Familienangehörige als Laiendolmetscher:** In diesem Fall sind zwei wesentliche Punkte zu beachten: Erstens sollte die ausreichende Sprachkompetenz der dolmetschenden Person sichergestellt sein. Zweitens sollte ihr Dolmetscherethos, das eine unparteiliche, ehrliche Übersetzung ohne Zensur und Filtrierung voraussetzt, auf den Prüfstand gestellt werden. Beides kann der Ethikberater in der Regel kaum überprüfen und kontrollieren. Deshalb ist in solchen Situationen Zurückhaltung geboten, und ein Dolmetscher aus dem Angehörigenkreis des Patienten sollte im Rahmen einer ethischen Fallberatung möglichst nur in Ausnahmefällen hinzugezogen werden.
- **Mitarbeiter der jeweiligen Institution als Dolmetscher:** Hier sind zunächst die personalen und organisatorischen Ressourcen entscheidend. Nicht jedes Pflegeheim und nicht jede niedergelassene Praxis beschäftigt Mitarbeitende mit den jeweils gewünschten Sprachkenntnissen. Auch das Vorhandensein einer Dolmetscherliste ist keineswegs eine Garantie für einwandfreie Kommunikation rund um die Uhr. Manchmal ist die potenzielle Dolmetscherin die einzige Krankenschwester auf der Station, die solche zusätzlichen Dienste nicht leisten kann. Manchmal bestehen aufseiten mehrsprachiger Mitarbeiter auch persönliche Vorbehalte, die ebenfalls berücksichtigt und respektiert werden sollten (z. B. persönliche

Vorbehalte gegen das Dolmetschen, um nicht von den betroffenen Landsleuten ausgenutzt zu werden).

- **Professionelle Dolmetscher:** Aus mehreren guten Gründen stellt diese dritte Alternative den Königsweg dar. Es ist jedoch darauf zu achten, dass der professionelle Dolmetscher mit der medizinischen Fachsprache vertraut ist und ggf. über weitere erforderliche Kompetenzen verfügt. Vor allem bei ethisch komplexen Themen ist eine kultursensible Kommunikation wichtig. Professionelle Dolmetscher mit all diesen Kompetenzen sind in Deutschland recht selten, und ihre Hinzuziehung ist wegen organisatorischer und finanzieller Hürden kaum zu leisten.

10.4.2 Kulturpraxis

Die Kulturpraxis in einem interkulturellen Kontext umfasst diejenigen Entscheidungs- und Handlungsformen, die maßgeblich von kulturellen Phänomenen geprägt sind und für den Interaktionspartner als fremd wahrgenommen werden. Zusätzlich zu den sprachlichen Barrieren können diese Praktiken unterschiedliche Konflikte nach sich ziehen, wenn etwa religiöse Grundpflichten und Speisevorschriften in einer Kultur mit der vorgesehenen Therapieform konfligieren. Ebenso sind ein kulturell-religiös bedingtes Verständnis von Intimität und ein damit verbundenes Schamgefühl, traditionell geprägte Geschlechterbilder und Familienrollen häufig Anlass für Konflikte.

Bekanntermaßen ist das *Schamgefühl* ein kulturübergreifendes menschliches Gefühl, jedoch von unterschiedlicher Intensität und Ausprägung. In Kulturkreisen, in denen der körperliche Kontakt zwischen nicht verwandten Personen unterschiedlichen Geschlechts als Verletzung der körperlichen Unversehrtheit verstanden wird, existiert eine größere Hemmschwelle bei der Behandlung durch das andere Geschlecht. Im Rahmen einer Studie wurden in New York 500 Frauen unterschiedlicher Religionszugehörigkeit zur Bedeutung der Geschlechtszugehörigkeit des Arztes im Bereich Gynäkologie und Geburtshilfe befragt. 56 % der befragten Protestantinnen und 58 % der befragten Katholikinnen und Jüdinnen bevorzugten eine Frauenärztin. Signifikant höher war dieser Anteil bei Hindus (74 %). An der Spitze lagen jedoch muslimische Patientinnen, von denen sich 89 % eine Frauenärztin wünschten [4]. Aufgrund des dargestellten Körperverständnisses und Schamgefühls entsteht im Rahmen der Behandlung und Pflege der Wunsch, von gleichgeschlechtlichem Personal behandelt und gepflegt zu werden. Die Realität im medizinischen Praxisalltag lässt jedoch oft nur wenig Raum für die Berücksichtigung solcher Wünsche.

Auch durch *religiöse Grundpflichten und Speisevorschriften* entstehen ethisch relevante Konflikte. So hat z. B. das Fasten im Fastenmonat Ramadan für viele Muslime als religiöse Praxis eine besondere Bedeutung. Fastende Muslime verzichten von der Morgendämmerung bis nach Sonnenuntergang auf flüssige und feste Nahrung. Während dieser Zeit ist die regelmäßige Medikation oder Infusion etc. nicht möglich. Zwar gilt im Islam für solche Situationen der ethische Grundsatz: „Eine Notlage hebt die Verbote auf." Für einen Krankheitszustand bedeutet dies, dass die im Alltagsleben gültigen religiösen Pflichten außer Kraft gesetzt werden. Trotz dieser religiösen Freistellung würden praktizierende Muslime im Ramadan ungern auf diese religiöse Grundpflicht und die damit verbundene spirituelle Erfahrung verzichten. Deswegen begegnen uns in der Praxis unterschiedliche individuelle Interpretationen solcher Prinzipien und diverse Handlungsformen [5]. Eine sinkende Zahl von Hausarztbesuchen während des Ramadans, die Verschiebung von Therapien auf den Zeitraum nach der Fastenzeit oder Fasten trotz Krankheit sind praktische Erfahrungen, die mittlerweile auch empirisch belegt sind [5].

Die Speisevorschriften machen bei jüdischen und muslimischen Patienten einen wichtigen Teil der Religionspraxis aus. Dass praktizierende Juden und Muslime auf Schweinefleisch verzichten, ist in deutschen Krankenhäusern durchaus bekannt, und dem kann durch organisatorische Maßnahmen heute auch weitgehend Rechnung getragen werden. Manche Muslime verzichten auch auf Arzneien, die islamischen Quellen zufolge als verboten („haram") geltende Mittel enthalten. Darunter fallen z. B. alle alkoholhaltigen Flüssigarzneien sowie aus Schweinen gewonnene Präparate, Herzklappen oder Arzneibestandteile wie Gelatine bei Kapseln. Auch hier gilt der ethische Grundsatz: „Eine Notlage hebt die Verbote auf." Dennoch kann bei einigen muslimischen Patienten, abhängig vom Grad der Krankheitsschwere und der Frömmigkeit, eine ablehnende Haltung gegenüber der Therapie entstehen, wenn sie die Anwendung solcher Substanzen oder Medizinprodukte beinhaltet. In solchen Fällen könnte eine ethische Fallberatung – wenn möglich, mit Beteiligung eines Imams – hilfreich sein. Ziel sollte es dabei sein, die vorhandenen religiösen Wissenslücken zu schließen und keinesfalls den Patienten zu überreden. Selbstverständlich sollte die endgültige autonome Entscheidung des Patienten respektiert werden.

10.4.3 Moralische Diversität

Divergierende moralische Wertvorstellungen gelten mittlerweile als konstituierende Eigenschaft moderner Gesellschaften. Hinsichtlich der ethischen Konflikte im interkulturellen Kontext kommt ihnen eine besondere normative Bedeutung zu. Dem US-amerikanischen Ethiker H. Tristram Engelhardt zufolge begegnen sich die Menschen in wertpluralen Gesellschaften entweder als moralische Freunde („moral friends") oder als moralische Fremde („moral strangers") [6]. Moralische Fremdheit in einem Arzt-Patient/Pflege-Verhältnis bedeutet danach, dass die jeweiligen Parteien unterschiedlichen moralischen Gemeinschaften angehören und bei ihrer Entscheidungsfindung auf verschiedene moralische Normquellen zurückgreifen. Ebenso dürfte die ethische Güterabwägung in solchen Konfliktfällen mit einer Herausforderung verbunden sein. In diesem Zusammenhang könnte die moralische Diversität in interkulturellen Behandlungssituationen bei der ethischen Bewertung medizinischer Maßnahmen zu Differenzen führen. Eine elementare und wichtige Fragestellung für die ethische Fallberatung ist dabei, wie auf der ethischen Ebene mit dieser moralischen Diversität umzugehen ist. Dabei handelt es sich vor allem um die Frage nach Kulturbedingtheit bzw. Kulturinvarianz der angewendeten ethischen Prinzipien.

In Bezug auf außerklinische Ethikberatung scheint moralische Diversität mindestens zwei wichtige Bedeutungen zu haben:

- Die eine ist die **moralisch divergierende Bewertung derselben medizinischen Maßnahme**. So stellt z. B. eine Bluttransfusion bei einem starken intraoperativen Blutverlust für einen Chirurgen eine gebotene lebensrettende Maßnahme dar. Für einen Zeugen Jehovas könnte sie dagegen eine Katastrophe für sein religiöses Leben und die Zerstörung seines Selbstbildes bedeuten. Für einen Gynäkologen ist die gynäkologische Untersuchung seiner Patientinnen elementarer Bestandteil seines Praxisalltags. Für eine afghanische Muslimin mit Burka, die sich noch nie in ihrem Leben in Anwesenheit eines „Fremden" entblößt hat, kann diese Untersuchung einen massiven Eingriff in ihre körperliche Unversehrtheit und den Schock ihres Lebens darstellen.
- Die zweite Bedeutung der moralischen Diversität betrifft das **normative Gewicht** und die **Funktion der ethischen Prinzipien**, die in einer ethischen Fallberatung angewandt werden. Wir dürfen nicht vergessen, dass ethische Prinzipien sich im Laufe einer bestimmten Denktradition und unter historischen Rahmenbedingungen entwickelt haben. Auch ihre ethischen Implikationen entstehen nicht in einem kultursterilen Raum. Beispielsweise ist die Patientenautonomie mit ihren rund 40 Jahren in der langjährigen Medizingeschichte als vergleichsweise jung anzusehen und steht ebenfalls unter einem kontinuierlichen Implikationswandel. Die Fachwelt hat sich mittlerweile vom absolutistischen Verständnis der Patientenautonomie der 1990er-Jahre verabschiedet. Auch wenn die individuelle Einwilligung des Patienten eine unvermeidbare Voraussetzung für die ethische Legitimierung ärztlichen Handelns ist, wurde Patientenautonomie durch die Begriffe Relationalität und Authentizität hinsichtlich ihrer Ansprüche relativiert und ihre Autorität deutlich abgeschwächt. Es gibt jedoch Kulturräume, in denen Patientenautonomie nicht den höchsten Rang in der Prinzipienhierarchie hat. Im medizinischen Alltag und im sozialen Leben hat Familienautonomie in diesen Kulturräumen gegenüber der Patientenautonomie häufig Vorrang [7].

PRAXISTIPP

Überträgt man die unterschiedlichen Facetten moralischer Diversität auf außerklinische Ethikberatung, so ist Folgendes zu berücksichtigen:

1. Es darf nicht vergessen werden, dass wir eine bestimmte Handlung und Entscheidung des Patienten deswegen als fremd bewerten, weil die „Kultur des Patienten" uns selbst fremd ist. Angesichts dessen

sollte der Ethikberater zu Beginn einer Ethikberatung zunächst versuchen, den vorhandenen Konflikt zu verstehen, anstatt ihn zu bewerten; insbesondere sollte er die fremden moralischen Haltungen nicht verurteilen.

2. Die kulturell divergierenden moralischen Implikationen der ethischen Prinzipien verdienen im Rahmen einer interkulturellen Ethikberatung besondere Aufmerksamkeit. Das sollte dazu führen, dass man diese Prinzipien zunächst reflektiert und es möglichst vermeidet, allzu schnell „Standard"-Handlungsoptionen abzuleiten [8].

10.5 Fazit

Durch strukturelle Veränderungen und technische Entwicklungen in der Gesundheitsversorgung wird die Krankenhausverweildauer immer kürzer. Diese Entwicklung führt dazu, dass immer mehr Behandlungsfälle auf die ambulanten Bereiche und somit auch die mit diesen Fällen verbundenen ethischen Fragen und Entscheidungen verlagert werden. Außerdem häufen sich im außerklinischen Bereich die ethischen Fragen am Lebensende insbesondere in Pflege- und Seniorenheimen. Dabei geht es öfter um Fragen wie die Anlage einer PEG oder um Reanimation in fortgeschrittenem Alter und medizinisch aussichtsloser Situation. Im Gegensatz zu klinischen Ethikberatungen haben sich außerklinische Ethikberatungen in Deutschland noch nicht umfangreich und ausreichend etabliert. Bereits 2008 hat der Deutsche Ärztetag auf diese Situation und die damit verbundenen Bedarfe an außerklinischer Ethikberatung aufmerksam gemacht und dazu folgenden Beschluss gefasst [9]:

„Der 111. Deutsche Ärztetag fordert die Bundesärztekammer sowie die Landesärztekammern auf, geeignete, aber auch berufsrechtskonforme Maßnahmen für eine ambulante Ethikberatung in Deutschland zu entwickeln, um Hausärzten bei ethischen Grenzfällen eine Unterstützung zur Einholung einer fachlichen Zweit meinung oder eines Ethikvotums anbieten zu können."

Angesichts der Tatsache, dass fast ein Drittel der Bevölkerung in Deutschland einen Migrationshintergrund hat und Altern auch in dieser Gruppe stattfindet, ist davon auszugehen, dass auch hier der Bedarf an außerklinischer Ethikberatung in Grenzsituationen steigen wird.

In Krankenhäusern geht es um gesundheitliche Grenzsituationen, wohingegen Pflegeheime und Seniorenheime eher häusliche Lebensorte für Menschen darstellen. Deswegen ist zu erwarten, dass die beschriebenen kulturellen Praktiken und religiösen Rituale auch in diesen Einrichtungen Teil des alltäglichen Lebens werden. Sie gewinnen hier eine höhere Bedeutung für die persönliche Entfaltung dieser Menschen. Es ist zu erwarten, dass sie insbesondere im letzten Lebensabschnitt eine tiefgreifende Bedeutung erlangen, ggf. zu diversen Entscheidungs- und Interessenkonflikten führen und somit auch Gegenstand von Ethikberatungen werden.

Die konstituierenden Eigenschaften der Strukturierung, Organisation und Durchführung einer klinischen Ethikberatung gelten in der Regel auch für die außerklinische Ethikberatung. Die spezifischen Aspekte außerklinischer Ethikberatung und der damit verbundenen Schwierigkeiten wurden bereits in der einschlägigen Literatur und in diversen Stellungnahmen problematisiert. Sie sind Gegenstand einiger Beiträge in diesem Buch. Ausgehend von den obigen Ausführungen ergeben sich für die außerklinische Ethikberatung im interkulturellen Kontext jedoch einige wichtige Anhaltspunkte und Empfehlungen (➤ Box 10.1).

Box 10.1

Empfehlungen

Da klinische und außerklinische Ethikberatung Menschen aus anderen Kulturkreisen häufig (oder in vielen Kulturkreisen) unbekannt sind, sollten in Zusammenarbeit mit Kulturvereinen, religiösen Einrichtungen sowie anderen Institutionen entsprechende Aufklärungskampagnen durchgeführt werden.

Bei der Organisation und Durchführung einer außerklinischen Ethikberatung könnte ein Angehöriger des Patienten oder der Patientin, der der deutschen Sprache mächtig ist und in der Familienhierarchie einen hohen Rang einnimmt, hilfreich sein. Im Entscheidungsprozess selbst sollte er jedoch Neutralität und Unparteilichkeit wahren.

Sprachbarrieren

Vor einer außerklinischen Ethikberatung sollte geprüft werden, ob eine Sprachbarriere vorhanden ist. Wenn ja, sollte ihr Ausmaß im jeweiligen Fall konkretisiert und präzisiert werden. Bei Bedarf sollten Maßnahmen zur Überwindung der Sprachbarriere geplant und getroffen werden. Bei komplexen und schwierigen außerklinischen Ethikberatungen in einer Grenzsituation ist bei Sprachbarrieren dringend die Hinzuziehung eines professionellen Dolmetschers mit den erforderlichen Kompetenzen angeraten.

Kompetenzen des Moderators bzw. Ethikberaters

Hier sind hauptsächlich zwei Kompetenzbereiche wichtig:

Zum einen sollte der Moderator/Ethikberater über Fertigkeiten verfügen, die ihn dazu befähigen, kulturelle Phänomene wahrzunehmen und die hinter einem Konflikt stehenden Argumente und Begründungen zu verstehen. Hierfür können der Erwerb und die Vermittlung von interkultureller Kompetenz hilfreich sein [8].

Um die kulturellen Phänomene und Argumente im Rahmen einer außerklinischen Ethikberatung angemessen berücksichtigen zu können, sind jedoch weitere Kompetenzen erforderlich. Gegenstand der ethischen Reflexion sind in diesem Zusammenhang etwa die Implikationen der konventionellen ethischen Prinzipien im konkreten Fall sowie die Reichweite und Grenzen dieser Prinzipien. Dies stellt hohe Ansprüche an die Tätigkeit von Ethikberatern. Da diese Kompetenzen nicht bei allen klinischen Ethikberatern vorausgesetzt werden können, ist eine Vernetzung unter den professionellen Ethikberaterinnen und -beratern sinnvoll, um ggf. komplexe ethische Fragen anonym zu beraten.

Involvierung eines Seelsorgers aus der Religion des Patienten

Es ist durchaus denkbar, in die außerklinische Ethikberatung einen Seelsorger einzubeziehen, der derselben Religion angehört wie der Patient und der über die erforderlichen Kompetenzen verfügt. In diesem Zusammenhang sind mehrere Fragen zu berücksichtigen:

- Ist die Teilnahme eines Seelsorgers aus der Religion des Patienten erforderlich, sinnvoll und vom Patienten gewünscht?
- Verspricht die Teilnahme des Seelsorgers einen wichtigen Beitrag zur Klärung und/oder Lösung des ethischen Konflikts?
- Hat der teilnehmende Seelsorger genügend Erfahrung und Wissen über die Funktion und Zielsetzung einer klinischen Ethikberatung?
- Kann von seiner Neutralität im Sinne professionellen Beistands ausgegangen werden?[1]

[1] Damit ist hier gemeint, dass der Krankenseelsorger hinsichtlich des Falls nicht seine religiösen Sichtweisen diktiert. Er soll vielmehr begleitend agieren.

LITERATUR

[1] Spallek J, Zeeb H. Handbuch Migration und Gesundheit: Grundlagen, Perspektiven und Strategien. Göttingen: Hogrefe 2021.

[2] De Vos MA, van der Heide A, Maurice-Stam H, et al. The process of end-of-life decision-making in pediatrics: a national survey in the Netherlands. Pediatrics 2011; 127(4): e1004–e1012.

[3] Ilkilic I. Ethische Aspekte der interkulturellen Kommunikation. Z Med Ethik 2019; 65(4): 425–435.

[4] Zuckerman M, Navizedeh N, Feldman J, McCalla S, Minkoff H. Determinants of women's choice of obstetrician/gynecologist. J Womens Health Gend Based Med 2002; 11(2): 175–180.

[5] Ilkilic I, Ertin H. Ethical conflicts in the treatment of fasting Muslim patients with diabetes during Ramadan. Med Health Care Philos 2017; 20: 561–570.

[6] Engelhardt HT. The Foundations of Bioethics. New York: Oxford University Press 1996.

[7] Fan R. Self determination vs. family determination: two incommensurable principles of autonomy. Bioethics 1997; 11(3/4): 309–322.

[8] Ilkilic I. Interkulturelle Kompetenz als Schlüsselqualifikation für Gesundheitsberufe. Gesundheit Gesellschaft Wissenschaft 2018; 17(2): 24–30.

[9] Deutscher Ärztetag. Beschluss des 111. Deutschen Ärztetages 2008, Drs.-Nr. VI-61: „Ambulante Ethikberatung"; www.bundesaerztekammer.de/arzt2008/media/applications/BVI61_beschluss.pdf (letzter Zugriff: 25.2.2025).

II Anwendungsbereiche und Organisationsformen

KAPITEL

11 Mobile Ethikberatung in Lippe (MELIP): ein außerklinisches Angebot im Palliativnetz

Fred Salomon und Johannes Niemand

Kernaussagen

- Ethische Entscheidungskonflikte sind häufig Folge einer leistungsfähigen Medizin, deren Ergebnisse nicht den Erwartungen entsprechen oder deren Angebote nicht gewollt sind.
- Vernetzte Versorgungsstrukturen am Lebensende bieten Sicherheit und können Versorgungslücken in kritischen Krankheitssituationen vermeiden.
- Ethik-Fallberatung kann Orientierungshilfe bei kritischen Entscheidungen in der kurativen und der palliativen Versorgung geben.
- Ethik-Fallberatung erfordert hohe interprofessionelle Kompetenz und Kommunikationsfähigkeit.

Die medizinisch-technischen Entwicklungen der letzten Jahre und die ambulanten Möglichkeiten der Intensivpflege führen zu einer erheblichen Steigerung des Bedarfs an ethischer Beratung. Vor 15–20 Jahren konnten beatmete Patienten nur in Zentren außerhalb des Kreises Lippe dauerhaft versorgt werden. Heute sind über 25 Heimbeatmungsplätze in Pflegewohngemeinschaften verfügbar. Hinzu kommen Patienten, die 24 Stunden täglich in ihrer häuslichen Umgebung von Intensivpflegeteams versorgt werden. Gleichzeitig nimmt die Liegedauer in den Krankenhäusern weiter ab. Intensive Pflege und anspruchsvolle medizinische

Versorgung von Schwerstkranken im häuslichen Bereich werden zur Regel. Die ethischen Fragen nehmen dadurch im gleichen Maße zu oder werden vom klinischen in den ambulanten Sektor verschoben.

11.1 Entscheidungszwang

Mit jeder diagnostischen und therapeutischen Möglichkeit in der Medizin stellt sich die Frage nach deren Einsatz. In Zeiten, in denen z. B. Reanimation oder Beatmung nicht bekannt waren, konnte man bei einem Herz- oder Atemstillstand zwar mit Gott oder dem Schicksal hadern, musste den so verursachten Tod aber hinnehmen. Doch wenn wirksam gehandelt werden kann oder sogar Handlungsalternativen existieren, ist die Entscheidung unvermeidlich. Auch abzuwarten oder vermeintlich nicht zu handeln, ist die Entscheidung, jetzt nichts zu tun. Wenige Minuten später kann es für eine effektive Hilfe zu spät sein.

MERKE

Entscheiden können heißt entscheiden müssen!	*unausweichlich*
Entschieden haben heißt verantworten müssen!	*rechtlich zwingend, moralisch geboten*
Verantworten können heißt begründen müssen!	*ethische Aufgabe*

11.2 Vorgeschichte der außerklinischen Ethikberatung im Kreis Lippe

11.2.1 Sensibilität und Achtsamkeit im Pflegeheim

FALLBEISPIEL

Fall 1 (Teil 1): Anfrage an das Ethikkomitee

Herr M. (63) ist alleinstehend und lebt im Pflegeheim. Nach einem schweren Unfall in der Jugend kam es langsam zu neurologischen Auffälligkeiten. Das Krankheitsbild wurde nie geklärt. Studium und Beruf waren zunächst möglich. Mit 54 Jahren gab er seine Fahrerlaubnis ab und zog ins Pflegeheim, weil er nicht mehr allein leben konnte. Er bestimmte seinen Bruder als Vorsorgebevollmächtigten und wählte sich einen Hausarzt. Mündlich lehnte er lebensverlängernde Maßnahmen, die ihm Schmerzen bereiten oder belasten, ab. Es gibt keine Patientenverfügung.
Acht Jahre lang war Herr M. noch in einer Behindertenwerkstatt arbeitsfähig. Im letzten Jahr verschlechterte sich sein Zustand, besonders in den letzten Wochen. Die Pflegebedürftigkeit nahm zu, und er war immer weniger kommunikationsfähig. Lange konnte er noch „ja" und „nein" sagen, jetzt auch nicht mehr. Herr M. hat panische Angst vor Krankenhäusern, wird in Gegenwart mehrerer Personen aggressiv und ängstlich. Die Pflege wird von ihm schwer ertragen.
Nahrungs- und Flüssigkeitsaufnahme sind unzureichend: Außer ab und zu etwas Obst nimmt Herr M. keine Nahrung zu sich. Er nimmt kaum Kontakt auf und wendet sich ab, wenn Besucher kommen. Auch Familienangehörige werden nur kurze Zeit ertragen. Daher ist der Bruder die einzige familiäre Bezugsperson. Herr M. ist zu Zeit, Ort und Person nicht mehr orientiert.
Das Pflegeteam wendet sich an den Hausarzt: Ist eine PEG angezeigt? Welche Maßnahmen sind indiziert und im Sinne des Bewohners? Der Hausarzt wendet sich an das Ethikkomitee der Klinik.

Im Klinischen Ethikkomitee (KEK), das seit einigen Jahren arbeitete, waren bis dahin nur Ethik-Fallberatungen zu stationären Patienten des Klinikums erfolgt: Patienten auf Intensivstationen, kritisch kranke Neugeborene, geriatrische und neurologische Patienten. Daneben bat der Gastroenterologe wiederholt um Beratungen, weil mehrfach Bewohner aus Pflegeeinrichtungen in die Gastroenterologie eingewiesen wurden, um ihnen eine PEG zu legen. Oft hatte der zuständige Arzt Zweifel am Sinn dieser Maßnahme und bat um Orientierungshilfe.

Der nachfolgend beschriebene Fall 1 war der erste, bei dem der Hausarzt und das Pflegeheim vor einer stationären Einweisung eine Ethikberatung anforderten. Sie wollten den Aufwand einer Klinikaufnahme und die damit verbundenen Belastungen für alle, insbesondere den Patienten, vermeiden, sofern die Therapie als nicht angemessen oder nicht indiziert beurteilt würde.

An der Ethikberatung nahmen teil: Hausarzt, verantwortliche Pflegekraft des Wohnbereichs im Pflegeheim, bevollmächtigter Bruder des Patienten, Gastroenterologe, drei Mitglieder des KEK.

FALLBEISPIEL

Fall 1 (Teil 2): Ergebnis der Ethik-Fallberatung

Folgender Konsens wurde erzielt:

- Der ethische Konflikt besteht zwischen den Werten Fürsorge/Schaden vermeiden und Achtung der Patientenautonomie.
- Das ungeklärte Krankheitsbild schreitet kontinuierlich fort. Eine Besserung ist nicht zu erwarten.
- Die Indikation zur PEG-Anlage ist medizinisch höchst fragwürdig.
- Frühere Willensäußerungen des Patienten lassen den Schluss zu, dass er der PEG nicht zustimmen würde.
- Die Rekonstruktion des Patientenwillens aus früheren Äußerungen und Verhaltensweisen über seinen Bruder und den behandelnden Arzt sowie sein Verhalten in der Pflegeeinrichtung legen nahe, dass Herr M. keine PEG-Anlage wünschen würde.
- Da die Krankheit nicht heilbar und die Prognose ungünstig ist, sollte der Übergang auf eine palliative Versorgung erfolgen. Flüssigkeit und Nahrung sollten weiter angeboten, aber nicht aufgezwungen werden. Herr M. darf sterben.

Zu erwartender Dissens:

- Der Verzicht auf PEG-Ernährung könnte bei einigen Teammitgliedern Akzeptanzprobleme bereiten und eine emotionale Belastung hervorrufen.

Weitere Schritte:

- Im Pflegeheim sollte Verständnis für diese Empfehlungen erzielt werden.
- Bei Bedarf sollte im Pflegeheim ein Gespräch/eine Fortbildung zu diesem Thema stattfinden.

Das Pflegeteam des Wohnbereichs akzeptierte die Entscheidung des bevollmächtigten Bruders und des Hausarztes, entsprechend der Empfehlung des KEK vorzugehen. Herr M. starb innerhalb von 2 Monaten bei guter Versorgung. Im Pflegeheim fand danach eine Fortbildung zu diesem Themenfeld große Resonanz. In der Folgezeit wurden verschiedene Konzepte zu Fragen am Lebensende erarbeitet.

11.2.2 Zusammenspiel von Idee und Organisation

Anfang 2014 fand eine Fortbildung über ethische Entscheidungskonflikte und die Hilfe des KEK statt. Hierin äußerte der Erstautor als Referent vor dem Hintergrund des geschilderten Falles die Idee, dass auch in den außerklinischen Versorgungseinrichtungen ein Ethikberatungsangebot hilfreich sein könnte. Unter den Teilnehmenden waren Mitglieder des Palliativärztlichen Konsiliardienstes (PKD) und des Ambulanten Hospiz- und Palliativberatungsdienstes (AHPB). Die Erfahrung aus deren langjähriger Tätigkeit bestätigte die Notwendigkeit außerklinischer Ethikberatung.

Die Presse, die über den Vortrag berichtete, stellte pointiert die Idee einer außerklinischen Ethikberatung in den Vordergrund. Das führte kurzfristig zu mehreren Anrufen aus verschiedenen Pflegeheimen, in denen die Idee unterstützt wurde und sogar schon konkrete Fallberatungen angefragt wurden.

11.2.3 Bedarf in der Region

Der Kreis Lippe im Nordosten Nordrhein-Westfalens ist mit seinen zehn Städten und sechs Gemeinden ländlich geprägt. Auf 1.250 km^2 leben 355.000 Einwohner. Das Klinikum Lippe mit fast 50.000 Patientenbehandlungen jährlich ist Hauptanbieter der stationären Patientenversorgung. Ein KEK gibt es seit fast zwei Jahrzehnten.

Der 2007 gegründete PKD versorgt im Jahr knapp 1.000 Patienten. Seit Beginn stehen ethische Fragestellungen auf der Tagesordnung. Doch fehlten das strukturierte Vorgehen eines Ethikkomitees und eine qualifizierte Ausbildung zur Ethikberatung.

Zwei Studien bilden auch die damals empfundene Situation im Kreis Lippe ab. Über die Hälfte der befragten Hausärzte hielt die Etablierung einer ambulanten Ethikberatung für sinnvoll [1]. Bei den Kernfragen zu Lebensende, Sterbehilfe und Patientenverfügung bestehen bei Ärzten deutliche Unsicherheiten [2]. Dabei kommt es gerade in der häuslichen Versorgung schwer kranker Patienten oft zu Entscheidungskonflikten, wenn über Beendigung oder Fortsetzung lebensverlängernder Maßnahmen entschieden werden muss, z. B. Ernährung oder Medikamentengabe.

11.3 Entwicklung einer Struktur und Organisation

11.3.1 Ethikberatung erfahren, Fälle üben

Kurz nach dem ersten Vortrag fand ein Gespräch zur möglichen Realisierung statt. Die bestehenden Organisationen stellten ihre Logistik und Struktur zur Verfügung. Der Referent, der das örtliche Klinische Ethikkomitee mitaufgebaut und geleitet hatte, entwickelte Pläne, um eine vergleichbare Form für die vielen Pflegeeinrichtungen und medizinischen Angebote außerhalb des Klinikums aufzubauen.

Der erste Schritt waren Fortbildungen mit Interessierten. Darin wurden Grundlagen zur Ethik im Gesundheitswesen und Grundformen von Entscheidungsfindungen bei Fragen am Lebensende vorgestellt und an praktischen Beispielen eingeübt. Nach solchen „Schnupperkursen" fand sich eine multiprofessionelle Gruppe Interessierter aus verschiedenen Organisationen, die sich nach den Standards der Akademie für Ethik in der Medizin (AEM) zum Ethikberater im Gesundheitswesen qualifizierten [3].

In der knapp 2-jährigen Aufbauphase gingen bereits mehrere Anfragen ein, zum Teil aus den Einrichtungen der Teilnehmenden und zum Teil, weil bekannt wurde, dass eine Ethikberatung aufgebaut wird. Die Anfragen wurden zeitnah bearbeitet.

11.3.2 Strukturen etablieren

Wie ist MELIP organisiert?

Die Mobile Ethikberatung in Lippe (MELIP; https://hospiz-lippe.de/melip-2015/; ➤ Abb. 11.1) wurde als Angebot des Ambulanten Hospiz- und Palliativberatungsdienstes Lippe e. V. konzipiert, der in der Region seit 30 Jahren besteht, arbeitet und hohe Anerkennung genießt (https://hospiz-lippe.de).

Das Büro des Hospizdienstes, das die Sterbebegleitung organisiert, ist rund um die Uhr erreichbar und koordiniert auch die Anfragen zur Ethikberatung.

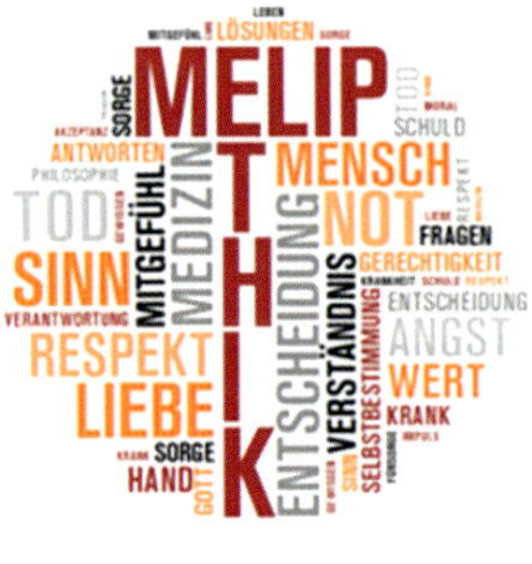

Abb. 11.1 Logo von MELIP [W1340]

Rund 60 Ethikberatende wurden nach AEM-Standard qualifiziert. Die Kerngruppe der davon in der Beratung eingesetzten umfasst gut 20 Personen. Die geschulten Mitglieder repräsentieren ein breites Berufs- und Qualifikationsspektrum. Es sind Pflegende sowie Ärzte aus unterschiedlichen Disziplinen und Arbeitsfeldern. Daneben sind juristische, theologische, logopädische, beraterische und kriseninterventionelle Kompetenzen vertreten.

Das vierköpfige Leitungsteam klärt bei einer Anfrage, ob der Fall für die Ethikberatung geeignet ist. Nicht übernommen werden z. B. arbeits- oder versicherungsrechtliche Fragen. Ebenso erfolgt keine Beratung in Fällen, die dem Klinischen Ethikkomitee zuzuordnen sind. Weiterverwiesen wird, wenn das Problem außerhalb des erklärten Themenfeldes der MELIP liegt, z. B. bei Fragen zu Schwangerschaft oder Schwangerschaftsabbruch.

Das MELIP-Team trifft sich alle 3 Monate, um organisatorische und planerische Fragen zu besprechen. Bei jedem Treffen wird auch ein Fall besprochen, im Rollenspiel simuliert oder zur Klärung ethischer Grundsatzfragen genutzt.

Wie läuft eine Ethik-Fallberatung ab?

Eine Ethik-Fallberatung können alle beantragen, die an der Versorgung eines Patienten oder Bewohners beteiligt sind. Dazu gehören der Betroffene selbst, seine Angehörigen und Freunde, Betreuende, Bevollmächtigte, behandelnde Ärzte, Pflegende sowie haupt- und ehrenamtlich Mitarbeitende.

Nach Rücksprache mit dem Leitungsteam stellt der zuständige Koordinator ein dreiköpfiges Beratungsteam zusammen. Der Beratungstermin wird nach Dringlichkeit festgelegt. Als Ort der Beratung ist in der Regel der Wohn- oder aktuelle Aufenthaltsort des Betroffenen vorgesehen. Meist ist dies das Pflegeheim, kann aber auch der Wohnbereich oder die eigene Wohnung eines Langzeitbeatmeten sein.

Teilnehmen sollten neben dem MELIP-Team die an der Versorgung und Begleitung beteiligten Menschen, rechtliche Vertreter, entscheidungsverantwortliche Personen aus den Pflegeeinrichtungen und – wenn möglich – der Betroffene selbst und eine von ihm gewünschte Vertrauensperson.

Die meisten Ethik-Fallberatungen sind innerhalb von 1 Stunde abgeschlossen. Wenn es allein schon aufgrund der Anzahl der Teilnehmenden länger dauert, sollten 90 Minuten nicht überschritten werden. Besser wäre dann ein weiterer Termin, was bei den MELIP-Beratungen bislang aber noch nicht nötig war. Die seit 2020 vermehrt vorkommenden Beratungen zu Anfragen bei Wunsch nach assistiertem Suizid werden jedoch für einen Zeitraum von rund 2 Stunden geplant. Dieser Zeitrahmen reicht dafür aus.

Das Ergebnis ist möglichst eine gemeinsam getragene Orientierungshilfe, die den Verantwortlichen Argumente und Sicherheit für ihre Entscheidung bietet. Den Verantwortungsträgern wird – wie auch beim KEK – die Entscheidung und damit die Verantwortung nicht abgenommen. Auch ein verbleibender Dissens muss formuliert und festgehalten werden (Fall 1). Abschließend ist festzuhalten, wer welche weiteren Schritte zu unternehmen hat.

Das Ergebnis der Beratung wird mit den dafür wichtigen Aspekten und Argumenten in einem Protokoll festgehalten, das allen Beteiligten zugeleitet und in die Patienten-/Bewohnerakte aufgenommen wird.

Was kostet eine Ethik-Fallberatung?

Die Ethik-Fallberatung ist die einzige kostenpflichtige Leistung des AHPB. 210 Euro werden demjenigen in Rechnung gestellt, der die Anfrage an MELIP gestellt hat. Davon erhalten die drei Beratenden je 60 Euro Aufwandsentschädigung für Zeit und Fahrt. 30 Euro entfallen auf den Organisationsaufwand. Die Kosten werden von Angehörigen, Betreuern oder auch vom Pflegeheim übernommen. Bisher war die Orientierungshilfe allen diese Summe wert. Als Dank für erfolgte Klärungen sind auch wiederholt darüber hinausgehende Spenden eingegangen. In besonderen Situationen steht auch der Spendenpool des AHPB zur Verfügung.

11.3.3 Einbindung ins Palliativnetz

Unter dem Namen Palliativnetz Lippe kooperieren partnerschaftlich Ehrenamtliche, Pflegende und Palliativmediziner (➤ Abb. 11.2), ohne ihre Eigenständigkeit zu verlieren (www.palliativnetz-lippe.de/). Gemeinsames Ziel ist die bestmögliche Versorgung und Betreuung am Lebensende.

Neben dem AHPB, dem PKD und dem Intensiv- und Palliativpflegedienst stehen dem Patienten das stationäre Hospiz und die Palliativstation des Klinikums Lippe am Standort Lemgo zur Verfügung. In dieser gut vernetzten Gemeinschaft ist MELIP an den AHPB angegliedert.

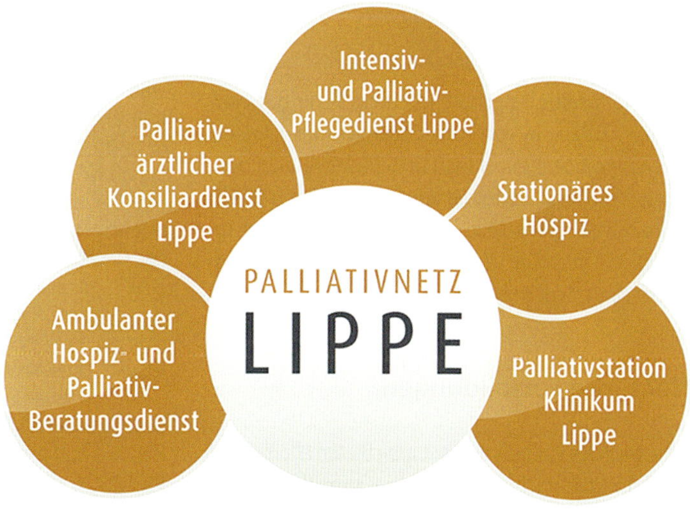

Abb. 11.2 Partner im Palliativnetz Lippe [W1340]

11.4 Öffentlichkeitsarbeit

Erfahrungen durch Teilnahme

Schon in der Planungsphase, in der Mitarbeitende aus verschiedenen Einrichtungen für mögliche Angebote sensibilisiert wurden, sprach sich die Idee der Beratung in ethischen Entscheidungskonflikten herum. Wer eine Ethik-Fallberatung in Schulungen oder in der Praxis kennengelernt hat, berichtet darüber und motiviert zu weiteren Anfragen. Die regelmäßig durchgeführten Kurse nach AEM-Standard hatten einen eigenen Werbeeffekt.

MELIP hat so bereits zur Bildung einer weiteren eigenständigen Ethikberatung beigetragen. Aus der großen diakonischen Einrichtung Eben Ezer für Menschen mit Behinderungen und psychosozialem Unterstützungsbedarf in Lemgo (www.eben-ezer.de/eben-ezer.html) kamen Anfragen an MELIP zu Ethik-Fallberatungen. Außerdem nahmen Mitarbeitende dieser Einrichtung an den Qualifizierungskursen teil und erhielten die Zertifizierung der AEM.

Das trug dazu bei, dass in der Einrichtung, die rund 3.500 Menschen aller Altersgruppen verteilt im gesamten Kreis betreut, ein eigenes Ethikteam gebildet wurde. Die spezifischen Fragestellungen werden eigenständig bearbeitet. Dabei besteht eine enge Zusammenarbeit mit dem Palliativnetz Lippe und auch der MELIP.

Flyer und Medien

MELIP stellt seine Angebote in einem Flyer dar, der in hoher Auflage in den Einrichtungen des Kreises zur Verfügung steht und bei Fortbildungen oder anlässlich von Ethik-Fallberatungen verteilt wird [4]. Regelmäßige Presseartikel machen die Arbeit ebenso bekannt wie Vorträge in politischen, kirchlichen und pflegerischen Gruppen.

Öffentliche Fortbildungen

Die Partner des Palliativnetzes Lippe bieten allein oder als Verbund zahlreiche Fortbildungen zum Thema Palliativmedizin und Versorgung sowie Trauerarbeit und Ethik in der Medizin an. In öffentlichen Veranstaltungen präsentieren sich die einzelnen Netzpartner. Infostände bieten die Gelegenheit, mit den Besuchern in Kontakt zu treten und in Einzelgesprächen die tägliche Arbeit von MELIP vorzustellen. Häufig wurden im Nachgang solcher Veranstaltungen gezielte Anfragen an das außerklinische Ethikkomitee MELIP gestellt.

11.5 Fallbeispiele aus der Praxis

Von 2015 bis 2024 führte MELIP fast 60 Ethik-Fallberatungen durch, die von Angehörigen, Betreuern, Pflegeeinrichtungen, Ärzten und Pflegeheimen angefragt wurden. Meist ging es um Fragen am Lebensende wie Therapiezieländerungen oder Verzicht auf künstliche Ernährung, aber wiederholt auch um die Beachtung von Autonomie bei psychischen Erkrankungen und möglichen Zwangsmaßnahmen. Wegen einer frühen Positionierung des AHPB zum Wunsch nach assistiertem Suizid in 2020 [5] kamen vermehrt Anfragen dazu. Sie führten zu Beratungen und weiteren Konzepten für den Umgang mit diesem Thema [6].

FALLBEISPIEL

Fall 2

Die 91-jährige Witwe Frau K. lebt allein im eigenen Haus. Einziger Verwandter ist ihr vorsorgebevollmächtigter Neffe, der 400 km entfernt wohnt. Er kommt jede Woche einmal. Frau K. war nie ernsthaft krank, hat eine beginnende Demenz und braucht keine Dauermedikation. Die Hausärztin betreut sie seit 17 Jahren. Frau K. ist nach mehrfachen Stürzen mobilitätseingeschränkt, seit mehreren Monaten vollständig bettlägerig. Das Pflegebett ist durch Bettgitter gesichert. Ein ambulanter Pflegedienst versorgt sie dreimal täglich für insgesamt ca. 4 Stunden. Sie hat Pflegegrad 5. Frau K. ernährt sich von Kleinkindernahrung in Gläsern und ab und zu von etwas Obst. Sie trinkt ca. 600 ml/Tag. Das Gewicht wird auf ca. 40 kg geschätzt.

Frau K. hat eine Patientenverfügung. Jede Klinikaufnahme und eine Übersiedelung in ein Pflegeheim lehnt sie strikt ab. Auch bei den wiederholten Stürzen stimmte sie lediglich einer ambulanten Abklärung im Klinikum zu. Das äußert sie immer wieder deutlich.

Der Pflegedienst hält den Zustand für nicht verantwortbar. Frau K. brauche eine engmaschigere, am besten eine kontinuierliche Pflege.

An der Ethikberatung nehmen neben dem MELIP-Team der Neffe, die Hausärztin, drei Vertreter des Pflegedienstes und zwei Vertreter des Palliativnetzes teil. Folgender Konsens wird vereinbart:

- Der ethische Konflikt wird zwischen Fürsorge und Autonomie gesehen.
- Dem Wunsch der Patientin, zu Hause zu bleiben, soll entsprochen werden. Die Zeiten des Alleinseins sollen möglichst kurz sein.
- Für eine ausländische Pflegekraft zur 24-Stunden-Betreuung fehlt das Geld. Ein Kredit auf das Haus der Frau wird wegen ihres Alters nicht gewährt.
- Der Pflegedienst erhöht die Frequenz auf fünf Besuche täglich. Ehrenamtliche des AHPB kommen an 2 Tagen für je 2 Stunden.
- Nachbarn werden für Kontrollbesuche und nötige Benachrichtigungen eingebunden.
- Zweimal wöchentlich wird Essen auf Rädern mit passierter Kost bestellt.
- Es wird ein Tagebuch angelegt, in das die wechselnden Betreuungspersonen alle Vorkommnisse und Informationen eintragen.
- Die zwischenzeitliche Zeit des Alleinseins wird als unvermeidbar akzeptiert, ebenfalls, dass die Patientin in dieser Zeit sterben kann.

Frau K. macht einen zufriedenen Eindruck, weil sie bei deutlich verbesserter Versorgung in ihrem Haus bleiben kann. Nach etwas mehr als 3 Monaten stirbt sie.

Fall 3

Herr J. ist 57 Jahre alt; seine Ehefrau ist die gesetzliche Betreuerin. Bei multiplen Vorerkrankungen erlitt der Patient vor 2 Jahren einen Schlaganfall. Die Lysetherapie führte zur intrazerebralen Blutung. Mit Tracheostoma und PEG wurde er in eine Wohngemeinschaft für Intensiv- und Beatmungspatienten verlegt, wo er durch einen Hausarzt medizinisch versorgt wird.

Inzwischen hat er stark abgebaut, erbricht häufig und wiegt bei 185 cm Größe nur 44 kg. Er hat multiple Kontrakturen und ist nicht mehr kommunikationsfähig. Sein Bruder lebt seit einem Unfall in der Jugendzeit schwerstbehindert in einer Pflegeeinrichtung. Er selbst hatte immer wieder gesagt, so wolle er nicht leben. Dann wolle er „lieber von der Welt gehen". Es gibt keine Patientenverfügung, aber diese Aussagen sind dokumentiert.

Bei akutem Fieber wird der Bereitschaftsdienstarzt geholt, der Herrn J. nicht kennt. Beim Studium der Krankenakte empfindet er eine Diskrepanz zwischen dem früher geäußerten Willen und der laufenden Behandlung. Dem Hausarzt, den er anruft, ist das nicht bewusst. Die Ehefrau sieht das zwar, hat sich aber bisher nicht getraut, es zur Sprache zu bringen, weil „alles so läuft".

Der Bereitschaftsarzt wendet sich an MELIP. An der Ethik-Fallberatung nehmen teil: anfragender Arzt, Hausarzt, Ehefrau, vier Mitarbeitende der Beatmungs-WG. Folgender Konsens wird vereinbart:

- Die Erkrankung ist nicht besserbar.
- Die nur unterkalorisch mögliche Ernährung über die PEG ist nicht mehr indiziert.
- Frühere Äußerungen belegen, dass eine Weiterführung der Therapie dem Willen von Herrn J. widerspricht.

Ernährungs- und Flüssigkeitstherapie werden am Folgetag eingestellt. Nicht symptomorientierte Medikamente werden abgesetzt. Das Sterben wird zugelassen.

11.6 Fazit

- Eine frühzeitige Ethik-Fallberatung kann unnötige und vom Betroffenen nicht gewollte diagnostische und therapeutische Maßnahmen und die damit verbundenen Belastungen verhindern.
- Allein die Möglichkeit, eine Ethik-Fallberatung anfragen zu können, führt zu einer Entlastung in den Teams der regionalen Pflegeeinrichtungen und zur Sensibilisierung für ethische Themen.
- Die Offenheit für ethische Themen und die Qualifizierung zum Umgang mit ethischen Entscheidungskonflikten in den verschiedenen Einrichtungen erleichtert die Weiterleitung von Anfragen an die Ethikberatung. Sie macht sie zugleich in manchen Fällen überflüssig, weil die Fragen vor Ort bereits gelöst werden können.

LITERATUR

[1] Kallusky K, Gágyor I, Heßling A, Himmel W. Häufigkeit ethischer Konflikte in der ambulanten Versorgung und Bedarf an Ethikberatung – aus Sicht von Hausärzten. Dtsch Med Wochenschr 2018; 143: e146–e151.

[2] Wandrowski J, Schuster T, Strube W, Steger F. Medical ethical knowledge and moral attitudes among physicians in Bavaria. Dtsch Arztebl Int 2012; 109(8): 141–147.

[3] Akademie für Ethik in der Medizin: Curriculum Ethikberatung im Gesundheitswesen. www.aem-online.de/fileadmin/user_upload/Curriculum_Ethikberatung_im__Gesundheitswesen_2019-06-24.pdf (letzter Zugriff: 25.2.2025).

[4] Mobile Ethikberatung in Lippe: Flyer; https://hospiz-lippe.de/wp-content/uploads/2019/10/MELIP_flyer_2019.pdf (letzter Zugriff: 25.2.2025).

[5] Ambulanter Hospiz- und Palliativberatungsdienst Lippe: Haltung zum assistierten Suizid – Positionspapier;

https://hospiz-lippe.de/wp-content/uploads/2022/09/Positionspapier.pdf (letzter Zugriff: 25.2.2025).
[6] Salomon F. Der Wunsch nach assistiertem Suizid – Herausforderungen und praktische Erfahrungen aus der ambulanten Ethikberatung. In: Giese C, Rabe M, Salomon F (Hrsg.). Assistierter Suizid – Ein Thema in der Pflege? Berlin: de Gruyter Oldenbourg 2025; XX–YY.

KAPITEL 12

Tanja Kirchner und Klaus Kobert

Zwischen den Welten: Ethikberatung als Brücke zwischen ambulanter und stationärer psychiatrischer Versorgung

Kernaussagen

- Klinische und außerklinische Versorgung ergänzen sich.
- Ethikberatung hilft bei der Verständigung zwischen klinischen und außerklinischen Bereichen und bei divergierenden Lebenswirklichkeiten.
- In Ethik-Fallgesprächen ist es deshalb wichtig, den jeweils anderen Bereich einzubeziehen. Das heißt: Wenn ein Fallgespräch im außerklinischen Setting stattfindet, sind auch die klinischen Behandler einzubeziehen und umgekehrt.

12.1 Hintergrund

Der Umgang mit ethischen Fragestellungen stellt Hausärztinnen und Hausärzte, Klinikärztinnen und Klinikärzte, Pflegende und nicht zuletzt die Patientinnen und Patienten selbst vor komplexe und für sie nichtalltägliche Herausforderungen [1], sei es im klinischen oder auch im ambulanten Setting [2]. Entscheidungen für oder gegen eine Behandlungsoption werden vor dem Hintergrund verschiedener Wertegefüge getroffen [3]. Insbesondere, wenn verschiedene Vorstellungen divergieren und ethische Unsicherheit herrscht, kann Ethikberatung eine hilfreiche Unterstützung für eine ethisch rechtfertigbare Entscheidung sein [4].

Alle Beteiligten erleben den Patienten oft schlaglichtartig – vor allem dann, wenn dieser sich sowohl in ambulanter als auch in stationärer Behandlung und Begleitung befindet. So zeigen sich unter Umständen sehr unterschiedliche Lebenswelten, die sich zunächst aus dem jeweils anderen Blickwinkel oft nicht erschließen.

Eine Stärke der Ethikberatung ist es, alle für die Bearbeitung der aktuellen Dilemmasituation relevanten Personen an einen Tisch zu bringen. Dies sind in der Regel professionell an der Behandlung, Begleitung und Pflege Beteiligte, der Patient oder die Patientin selbst, An- und Zugehörige und auch z. B. Ehrenamtliche. Für eine angemessene Betrachtung der Situation des Patienten sind alle Facetten seines Lebens wertvoll [3]. Ethikberatung kann dabei von der Multiprofessionalität der Teilnehmenden deutlich profitieren [5]. So können verantwortungsvolle Empfehlungen entstehen, die nicht auf der Einschätzung Einzelner beruhen und so nicht auf nur wenigen Beteiligten lasten, ohne dabei die rechtliche Entscheidungsbefugnis und Verantwortung aufzuheben [5]. Insbesondere in ambulanten Versorgungsstrukturen gibt es, beispielsweise für den Hausarzt, im konkreten Fall kaum Möglichkeiten zum kollegialen Austausch. Er muss Entscheidungen oft allein treffen [6].

Erfreulicherweise haben die Angebote von Ethikberatung in den letzten Jahren zugenommen, sodass es bisweilen inner- und außerklinisch gute Unterstützungsmöglichkeiten für Patienten und auch Klienten gibt [7], und das unabhängig davon, an welchem Ort sie gerade leben.

Ethikberatungen, die nur im klinischen oder lediglich im außerklinischen Bereich ohne Beteiligung des jeweils anderen Versorgungsumfelds stattfinden, greifen für Fälle, die in beiden Bereichen versorgt werden, oft zu kurz. Die tatsächliche Lebenswirklichkeit des Patienten ist hier nicht ausreichend abgebildet. Es fehlen dann die Perspektive und die Expertise der anderen Seite, also der ambulanten bzw. der stationären Strukturen. Diese sind jedoch sowohl für die Entscheidungsfindung als auch für die zukünftige Umsetzung der Empfehlungen in der Praxis zwingend erforderlich. Eine von der Informationsbasis her unvollständige Empfehlung, isoliert getroffen in dem einen Setting für das jeweils andere, wird mutmaßlich nicht auf breites Verständnis und Akzeptanz stoßen und damit nur schwer zu realisieren sein.

PRAXISTIPP

Wesentliche Voraussetzungen für eine gelingende Ethikberatung

- Die **Einhaltung der Schweigepflicht** für alle Gesprächsinhalte garantieren, um eine offene Kommunikation zu ermöglichen.
- Der **Verbleib der juristischen Verantwortung beim einwilligungsfähigen Patienten** selbst oder seinem gesetzlichen Vertreter sowie beim zuständigen Arzt: Die Empfehlung der Ethikberatung kann ausschließlich von den rechtlich Verantwortlichen, z. B. in Form einer Anordnung für das weitere Vorgehen, umgesetzt werden.
- Das **Einverständnis des Patienten** bzw. seines gesetzlichen Vertreters zur Durchführung der Ethikberatung sowie zu den Teilnehmenden.
- Die Schaffung einer **vertrauensvollen Gesprächsatmosphäre**. Die Klärung ggf. vorhandener vorheriger Zerwürfnisse sollte möglichst im Vorfeld erfolgen.
- Die **Gewährleistung der Unparteilichkeit und Unvoreingenommenheit der Ethikberater**: Die Moderation eines Fallgesprächs im eigenen Bereich (Station, Wohngruppe u. Ä.) ist daher ausgeschlossen.
- Eine **sorgfältige Vor- und Nachbereitung der Ethikberatung**: Ein im Vorfeld ausgewählter Mitarbeiter bleibt auch nach der Ethikberatung an der Seite des Patienten bzw. seiner Angehörigen, um bei Bedarf Halt und Hilfestellung zu geben.
- Die **Dokumentation der Empfehlung**: Das Protokoll wird den Beteiligten der Ethikberatung vor der Erstellung der Endfassung für die Patientenakte zur Korrektur vorgelegt.

Seit 2005 bietet das Evangelische Klinikum Bethel (EvKB) moderierte Ethikberatungen an [8, 9]. Das EvKB – Universitätsklinikum OWL der Universität Bielefeld – ist ein Haus der Maximalversorgung und führt gemeinsam mit dem Krankenhaus Mara 30 fachübergreifende Zentren, chefarztgeführte Kliniken und Institute sowie drei Belegabteilungen. Jährlich erfahren hier 180.000 Menschen eine spezialisierte stationäre, ambulante oder teilstationäre Behandlung. Die Ethikgespräche werden durch zwei Ethikberater begleitet, wobei der eine moderiert und der zweite co-moderiert und das Protokoll für die Patientenakte führt [10].

Obwohl als klinische Ethikberatung konzipiert, moderieren die Ethikberater des EvKB auf Anforderung auch in außerklinischen Bereichen. Anfragende sind dabei beispielsweise auch Pflegeheime, Einrichtungen für Menschen mit Behinderungen, die beiden Bielefelder Hospize sowie auch Hausärzte oder gesetzliche Betreuer und Angehörige, die eine Ethikberatung als Unterstützung wünschen.

Oftmals geht es in den ethischen Fallgesprächen zu Menschen mit chronischen Erkrankungen um Perspektiven für deren längerfristige Behandlung. Von einem bereichsübergreifenden Einsatz von Ethikberatung profitieren insbesondere Patienten und Bewohner, die über einen längeren Zeitraum erkranken und sich wechselnd sowohl in stationärer als auch in ambulanter Behandlung befinden.

12.2 Ethikberatung bei psychisch erkrankten Menschen

Neben der Klinik für Psychiatrie und Psychotherapie des EvKB fragen auch die umliegenden Einrichtungen der von Bodelschwinghschen Stiftungen (vBS) Bethel mit Angeboten für psychisch kranke Menschen und Personen mit zusätzlichem Unterstützungsbedarf sowie Hausärzte regelmäßig Ethikberatungen zu Menschen mit psychiatrischen Erkrankungen an.

Die Ethikberatung im psychiatrischen Kontext, sei er klinisch oder außerklinisch, kann die Strukturen vor Ort insofern bereichern, als die ethische Auseinandersetzung mit Fragestellungen grundsätzlich und insbesondere auch im Einzelfall gefördert wird [11]. Dies stellt einen Zugewinn zu den in der Regel kommunikationsgeschulten psychiatrischen Bereichen dar.

Zu ethischen Fallbesprechungen in psychiatrischen Kliniken wurde im Vergleich zur Somatik bislang wenig geforscht [12, 13]. Neben Gemeinsamkeiten gibt es auch Hinweise auf Unterschiede, die in den verschiedenen Bereichen deutlich werden [14].

12.2.1 Patientenbeteiligung

In vielen Ethikberatungen im somatischen Kontext können die Patientinnen und Patienten oft aufgrund schwerwiegender körperlicher Erkrankungen nicht selbst an den Gesprächen teilnehmen. Im psychiatrischen Bereich hingegen waren häufiger Patienten selbst bei Ethikberatungen anwesend, die Gesamtteilnehmerzahl war höher, und die Ethikberatungen waren zeitaufwendiger ([15] [➤ Tab. 12.1]). Das Einverständnis einwilligungsfähiger Patienten zur Durchführung einer Ethikberatung wird in jedem Fall eingeholt. Einem kommunikationsfähigen Patienten wird die Teilnahme daran grundsätzlich angeboten und ermöglicht.

Tab. 12.1 Vergleich der Sektoren Psychiatrie und Somatik (N = 808*, Untersuchungszeitraum 1.1.2006 bis 31.12.2024)

	Psychiatrie (N = 218)	Somatik (N = 590)
Teilnehmerzahl (Personen)	10,5 SD 3,4	7,9 SD 2,6
Dauer der Ethikberatung (in Minuten)	77,5 SD 20,5	61,0 SD 21,3
Patientenbeteiligung (in %)	36,7	10,1
Konsens (in %) Konsens bei Patientenbeteiligung (in %)	91,7 85,0	94,2 91,8

SD = standard deviation (Standardabweichung)
* Eigene Untersuchung 2025. Es wurden nur Ethikberatungen zu volljährigen Patientinnen und Patienten berücksichtigt.

Eine Beteiligung von Patienten an Ethikberatungen wird von der Zentralen Kommission zur Wahrung ethischer Grundsätze in der Medizin (ZEKO) begrüßt [5]. Die Patientenbeteiligung ist auch aus unserer Sicht wertvoll für das Gespräch als solches, aber auch für die letztliche Empfehlung und deren spätere Umsetzung. Daher ist ihre Beteiligung im EvKB ausdrücklich erwünscht [16].

Voraussetzung für eine Beteiligung des Patienten ist in jedem Fall, dass dieser teilnehmen möchte. Dazu werden ihm im Vorfeld das Unterstützungsangebot und der Ablauf einer solchen Ethikberatung vorgestellt. Dies geschieht in der Regel durch ihm vertraute Mitarbeitende des Krankenhauses oder der Einrichtung, in der er lebt. Es ist wichtig, dem Patienten einen Eindruck davon zu vermitteln, was ihn in dem Gespräch erwartet, und ihn in seiner Position zu stärken und zu ermuntern, sich aktiv an der Ethikberatung zu beteiligen und diese als Chance für sich selbst zu erkennen. Des Weiteren ist zu klären, ob und inwieweit ihm das Gespräch in seiner psychischen Erkrankungslage dienlich ist oder ob eine Ethikberatung ihn hauptsächlich belasten würde.

Unsere bisherige Erfahrung zeigt, dass sich psychisch erkrankte Menschen sehr konstruktiv in das Gespräch einbringen können und wollen sowie einen wertvollen Beitrag als Experten in eigener Sache leisten können [16]. Eine partizipative Entscheidungsfindung kann zu mehr Eigenverantwortung des Patienten beitragen, auch wird eine solche im Sinne der Gleichberechtigung von den Patienten als positiv empfunden [17].

Während des Ethik-Fallgesprächs ist strikt darauf zu achten, dass auf die Bedürfnisse des Patienten eingegangen wird und er dem Gespräch folgen kann. Bei Bedarf können Pausen eingelegt werden. Wichtig ist dabei, dass der gesamte Gesprächsfluss nicht durch das Verhalten Einzelner ins Stocken gerät oder in einer Art und Weise dominiert wird, dass andere Gesprächsteilnehmer nicht zu Wort kommen. Gerade wenn Patienten mit psychiatrischer Grunderkrankung teilnehmen, hat der Ethikberater hierfür in besonderem Maße Sorge zu tragen.

Es wird den Patienten regelhaft angeboten, eine oder mehrere Vertrauenspersonen zu der Ethikberatung einzuladen. Dabei kann es sich um Verwandte, Freunde oder auch vertraute Mitarbeitende handeln. Diese können Sicherheit und Unterstützung bieten, indem sie die Patienten durch das Gespräch begleiten und ggf. ihre Position stützen.

Die nach [18] durchgeführte Untersuchung ergab, dass Ethikberatungen in der Psychiatrie häufiger im Dissens endeten als in anderen Bereichen. Dies begründet sich im Wesentlichen darin, dass bei Beteiligung des Patienten seltener ein Konsens zwischen ihm und den Behandlungsteams zu erzielen war (vgl. ➤ Tab. 12.1). So wurden im Einzelfall Empfehlungen ausgesprochen, die dem Patientenwunsch zuwiderliefen, z. B. indem eine Zwangsbehandlung als zum Wohle des einwilligungsunfähigen Patienten indiziert erachtet wurde.

MERKE

Jede Zwangsbehandlung ist auch als sogenannter wohltätiger Zwang nur bei gut begründeter Ausnahmesituation gestattet (➤ Kap. 12.2.2). Ansonsten kann der Wunsch eines Patienten zu seiner Behandlung nicht ohne Weiteres außer Kraft gesetzt, sondern sollte berücksichtigt werden [19].

12.2.2 Anlässe im psychiatrischen Bereich

Besonders im psychiatrischen Sektor geht es oft um die Frage der persönlichen Freiheit des Einzelnen und deren mögliche Beschränkungen, um Selbst- und Fremdgefährdung und auch um Fürsorge gegenüber dieser vulnerablen Patientengruppe. Anlass für ethische Fragestellungen können z. B. eine schwere, lebensgefährdende Anorexie, eine Suizidgefahr, aber auch fremdgefährdendes Verhalten sein.

Die Frage nach einer möglichen Zwangsbehandlung bei nicht einwilligungsfähigen psychisch erkrankten Menschen ist in Ethikberatungen daher besonders präsent und deutlich häufiger als in anderen Bereichen das zentrale Thema. Hier gilt es, die Basis für eine derart einschneidende Entscheidung ethisch und rechtlich interdisziplinär zu reflektieren [21] und diese fundiert herbeizuführen.

INFO

Eine Zwangsmaßnahme oder Zwangsbehandlung ist lediglich dann zu erwägen,
- wenn sie grundsätzlich geeignet erscheint, die gesundheitliche Situation des nicht einwilligungsfähigen Patienten erheblich zu verbessern [11],
- drohenden erheblichen gesundheitlichen Schaden von ihm abzuwenden,
- wenn bei dem Patienten wiederholt für die Behandlung geworben und versucht wurde, ihn von der Notwendigkeit der Maßnahme zu überzeugen und
- wenn diese alternativlos ist (vgl. dazu § 1833 BGB).

Die Durchführung von Zwangsmaßnahmen ist nicht automatisch gerechtfertigt, wenn eine der genannten Voraussetzungen gegeben ist. In die Abwägung bei der Entscheidungsfindung müssen stets alle Faktoren einbezogen werden.

12.2.3 Behandlungsvereinbarung

Ethikberatung bietet das Potenzial der expliziten Berücksichtigung von ethischer Reflexion bei der weiteren Behandlungsplanung [20]. Die Erstellung einer Behandlungsvereinbarung zwischen Patient und Behandelnden kann auch Teil einer komplexen Empfehlung als Ergebnis einer Ethikberatung sein. Mithilfe gemeinsam durchdachter und aufgesetzter Dokumente können perspektivisch Zwangsbehandlungen aus der klinischen Erfahrung heraus reduziert bzw. vermieden werden [21, 22]. Auch von ambulanter Seite wird das Aufsetzen einer Behandlungsvereinbarung oftmals begrüßt und unterstützt [22].

12.3 Sektorenübergreifende Ethikberatung in der Praxis

Patienten, die sowohl im ambulanten als auch im stationären Bereich Begleitung und Behandlung erfahren, erhalten in der Regel von beiden Seiten Hilfs- und Unterstützungsangebote. Die damit verbundenen inhärent unterschiedlichen Einschätzungen des Patienten und seiner Situation können jedoch beim Patienten auch zu Verwirrung, Unverständnis und Frustration führen. Schnell kann sich bei ihm das Gefühl einstellen, nirgends richtig aufgehoben zu sein und verstanden zu werden.

FALLBEISPIEL

Eine Frau mittleren Alters ist psychisch krank und leidet dazu an einer fortgeschrittenen Niereninsuffizienz. Aufgrund ihrer Vorerfahrungen kann sie die Dialysebehandlung kaum durchstehen, denn sie erlebt darunter ein Gefühl des Ausgeliefertseins, das sie schwer belastet. Für das somatische Behandlungsteam ist schwer nachvollziehbar, warum im Falle dieser Patientin ein höheres Maß an Sorgfaltspflicht sowie Vor- und Nachbereitung der Behandlung erforderlich ist. Den außerklinisch Tätigen, die mit der Vorgeschichte und der psychiatrischen Situation der Frau vertraut sind, ist dagegen unverständlich, warum eine engmaschige Betreuung unter der Dialyse zunächst nicht möglich erscheint. In dieser Zwickmühle wird, ausgehend von der Patientin und einer ihr vertrauten Mitarbeiterin der ambulanten Psychiatrie, ein sektorenübergreifendes Ethikkonsil initiiert.

Letztlich können in der Ethikberatung Strategien für die weitere klinische und außerklinische Behandlung sowie den perspektivischen Informationsfluss abgestimmt werden.

FALLBEISPIEL

Eine Patientin gerät aufgrund ihrer psychischen Erkrankung und eines damit verbundenen exzessiven Alkoholabusus immer wieder in hilflose Lagen und richtet auch Sachschäden an. Wiederholt wird die Polizei hinzugezogen, die zunehmend Unverständnis für die prekäre Lage der Patientin äußert und sich fragt, warum es zu diesen Situationen kommt.

Es hat sich bereits ein Drehtüreffekt eingestellt, bei dem die Patientin zwischen verschiedenen Einrichtungen und Akteuren hin- und herpendelt, ohne dass eine tragfähige Perspektive für die weitere Behandlung und Begleitung gefunden werden kann. Die Mitarbeiter der ambulanten Versorgungsstrukturen sowie die Polizei veranlassen häufig Klinikaufnahmen in der Hoffnung, dadurch Sicherheit für die Patientin zu schaffen. Außerdem versprechen sie sich Erfolge bei der Behandlung der Grunderkrankung, wodurch Häufigkeit und Ausmaß der Krisen reduziert werden sollen. Die Mitarbeiter der Psychiatrischen Klinik hingegen sehen wenig therapeutisches Potenzial und wünschen sich eine bessere Begleitung und Betreuung im Alltag der Patientin. Folglich wird sie meistens nach kurzem stationärem Aufenthalt wieder entlassen. Beide Sektoren, der ambulante wie der stationäre, sehen also die Zuständigkeit und Verantwortung beim jeweils anderen Sektor.

Mit Einverständnis des gesetzlichen Betreuers und der Patientin wird ein Ethik-Fallgespräch anberaumt. Dazu werden Mitarbeitende aus dem ambulanten und stationären Bereich sowie auch zwei Polizisten eingeladen, die bereits mehrfach in schwierige Situationen mit der Patientin involviert waren. Sie machen deutlich, dass sie sich an ihren Grenzen sehen. Auch die Mitarbeitenden der Eingliederungshilfe, die die Frau ambulant begleiten, berichten, dass sich ihre Handlungsmöglichkeiten zunehmend erschöpfen und Unsicherheit darüber besteht, wann die Frau stationäre Hilfe benötigt. Die Angehörigen der Patientin stehen der Situation ebenfalls hilflos gegenüber.

Letztlich leistet die ethische Reflexion einen wichtigen Beitrag zur Überwindung von Unverständnis und Schuldzuweisungen Die unterschiedlichen Wertesysteme werden transparent. Dies mündet in einer komplexen Empfehlung, wann und unter welchen Voraussetzungen die Patientin künftig stationär aufgenommen wird und wann nicht. Diese Empfehlung erweist sich im Nachhinein durch eine konstruktive Zusammenarbeit der Beteiligten als tragfähig. Das Beispiel macht deutlich, dass auch extern Beteiligte eine Bereicherung für den Teilnehmerkreis der Ethikberatung sein können, sofern sie selbst mit dem Patienten in Kontakt sind. Auch sie erleben die Teilnahme unserer Erfahrung nach als für sich hilf- und erkenntnisreich. Das gemeinsame Nachdenken führt dabei zu einer sorgfältigen Abwägung von Schaden und Nutzen verschiedener Maßnahmen unter Berücksichtigung und Respektierung der Grenzen der jeweiligen Bereiche.

12.4 Ethikberatung als Brücke zwischen den Welten

Die Teilnehmer der Ethikberatung treten auf der Suche nach einer Empfehlung im Sinne und zum Wohle des Patienten zusammen. Durch die ethische Reflexion, den vertieften gegenseitigen Einblick in Möglichkeiten und Grenzen aller Akteure und den wechselseitigen Austausch bietet sich so die Chance auf eine gemeinsame Basis für weitergehende Überlegungen und Kooperation. Unsere Erfahrung zeigt, dass auch aus dem Kreis der nicht in direkter therapeutischer Verantwortung stehenden Personen die Bereitschaft groß ist, an einer Ethikberatung teilzunehmen, da auch sie den Mehrwert erkennen. So können mit dem Einverständnis des Patienten auch weitere Externe einbezogen werden [12].

Eine Ethikberatung erfordert meist einen bestimmten zeitlichen Vorlauf und verlangt allen Akteuren ein gewisses Maß an personellem und zeitlichem Aufwand ab [23], insbesondere bei klinischer und außerklinischer Beteiligung. Die Teilnehmer profitieren in der Regel vom aktiven Beitrag des Patienten an der Ethikberatung. So ist für alle eine direkte und bidirektionale Interaktion möglich. Dieser unmittelbare Austausch ist lebendiger und unverfälschter als eine Informationsübermittlung durch Dritte und schafft die Möglichkeit einer verantwortungsvolleren Entscheidungsfindung.

Auch erlebt der Patient selbst häufig, dass weitere Entscheidungsträger, z. B. sein gesetzlicher Vertreter oder der behandelnde Arzt, nicht leichtfertig mit seiner Situation umgehen, sondern Zeit und ein ernsthaftes Interesse für ihn haben und gemeinsam mit ihm bemüht sind, zu einer tragfähigen und ihm gerecht werdenden Empfehlung zu kommen. Zudem kann der Patient seine Position zu den ihn betreffenden Themen selbst vortragen und vertreten.

Durch die unmittelbare Beteiligung erfahren die Patienten Wertschätzung und Respekt, wovon viele Patienten auch im Nachhinein berichten; zudem fühlen sie sich als Individuen wahrgenommen. Der Patient erfährt auch, dass er wesentlichen Einfluss auf die letztliche Entscheidungsfindung hat und diese mitgestalten kann [24].

Die Beteiligung von Patienten an Ethikberatungen in der Psychiatrie wird von den Mitarbeitenden geschätzt und als wichtig und entlastend auch in Bezug auf ihre eigene Rolle wahrgenommen [24]. Durch den sorgfältigen Abwägungsprozess in der Ethikberatung wird das Risiko von Fehlbeurteilungen und von Entscheidungen durch Einzelpersonen reduziert. Hiervon profitieren sowohl der Patient und sein rechtlicher Vertreter als auch der jeweilige ärztliche Entscheidungsträger sowie die übrigen Beteiligten. Ethikberatung wird von Mitarbeitenden aller Bereiche als hilfreich und entlastend erlebt. Neben der gewonnenen Verantwortbarkeit einer vereinbarten Vorgehensweise werden als positive Effekte auch ein Zugewinn an Rechtssicherheit und eine Stärkung der therapeutischen Beziehung angegeben [24]. Besonders Hausärzte sind situationsbedingt ansonsten oft auf Alleinentscheidungen zurückgeworfen.

Die Mitarbeiter der Klinik erhalten Einblicke in die ambulante Arbeit und umgekehrt, was für beide Seiten gewinnbringend ist. Die sektorenübergreifende Ethikberatung eröffnet die Chance auf einen wechselseitigen Informationsaustausch: Zum einen bietet er die Gelegenheit, eine solide Basis für die Beurteilung der Gesamtsituation zu schaffen, also ein möglichst vollständiges Bild der aktuellen Lage zu zeichnen, zum anderen kann aus der direkten und umfassenden Kommunikation ein besseres Verständnis für die jeweils anderen Bereiche resultieren. Es wird wechselseitig klarer, welchen Limitationen therapeutischer und organisatorischer Art die einzelnen Akteurinnen und Akteure unterliegen. Dies kann sich bei der zukünftigen Zusammenarbeit förderlich auswirken, z. B. durch konkrete Vereinbarungen zwischen psychiatrischer Klinik und ambulantem Bereich zum gemeinsamen Vorgehen bei zukünftigen Krisen. Die erste Bewährungsprobe einer solchen Allianz stellt sich regelhaft bei der Umsetzung der im aktuellen Gespräch gemeinsam erarbeiteten Empfehlungen zur weiteren Vorgehensweise.

MERKE

Positive Effekte der bereichsübergreifenden Ethikberatung

- Gemeinsames Handeln im Sinne und zum Wohle der Patienten: Der Patient, nicht der eigene Mikrokosmos steht im Vordergrund.
- Prozessuale Ermöglichung verantwortungsvoller und transparenter Entscheidungsfindung durch Hinzuziehen der Ethikberatung als „Dritte Instanz".
- Verringerung von Entscheidungen Einzelner, damit einhergehende Entlastung der Beteiligten.
- Vertiefte Einsicht in den jeweils anderen Bereich und Information über ggf. vorhandene Handlungsgrenzen.
- Abbau von Reibungseffekten beim Informationsaustausch durch Erfassung eines möglichst vollständigen Bildes (Anamnese, Interessen und Wünsche des Patienten, jeweilige Lebenswirklichkeiten, Grenzen etc.).
- Reduktion von „Drehtüreffekten".
- Wahrnehmung gemeinsamer Verantwortung gegenüber den Patientinnen und Patienten, Beitrag zur Aufrechterhaltung bzw. Stärkung der therapeutischen Beziehung [24]
- Für die künftige Zusammenarbeit:
  - Zeitnaher Austausch durch niedrigere Kontakthemmschwelle
  - Konstruktive Zusammenarbeit
  - Höhere geteilte Verbindlichkeit der Beteiligten
  - Schaffung einer Vertrauensbasis
  - Vermeidung von schwelenden Konflikten
  - Ermöglichung schnellen und abgestimmten Handelns in der Krise

LITERATUR

[1] Geschwandtner G, Dinges S, Kemetmüller E. Unterstützungsbedarf bei moralisch-ethischer Entscheidungsfindung erheben und organisieren. Konzeptuelle Aspekte und Strategien für ein Erhebungsinstrument zur Ethikberatung im Kontext der Pflege. Ethik Med 2020; 32(1): 21–37.

[2] Heßling A, Marx G, Simon A, Nauck F, Hummers-Pradier E, Gágyor I. Ethikberatung für die ambulante Versorgung – eine qualitative Pilotstudie. ZS Palliativmed 2014; 15: 124.

[3] Kobert K, Löbbing T. Entscheidungsfindung bei Menschen mit Behinderungen – das Ethische Fallgespräch. Inkl Med 2018; 15: 51–60.

[4] Dubler NN, Webber MP, Swiderski DM, Faculty and National Working Group for the Clinical Ethics Credentialing Project. Charting the Future: Credentialing, privileging, quality, and evaluation in clinical ethics consultation. Hastings Cent Rep 2009; 39(6): 23–33.

[5] Stellungnahme der Zentralen Kommission zur Wahrung ethischer Grundsätze in der Medizin und ihren Grenzgebieten (Zentrale Ethikkommission) bei der Bundesärztekammer: „Außerklinische Ethikberatung". Dtsch Arztebl 2020; 117(12): A-628/B-536.

[6] Bruns F, Noack A, Döpfmer S. Ethik in der Hausarztmedizin: „Wer bin ich eigentlich, eine solche Entscheidung zu fällen?". Z Allg Med 2017; 93: 319–323.

[7] Thiersch S, Friedrich O, Marckmann G. Außerklinische Ethikberatung: Eine Evaluation des Angebots in den Landkreisen Traunstein und Berchtesgadener Land mittels Dokumentenanalyse und Befragung von Hausärzten. Ethik Med 2019; 31: 45–59.

[8] Kobert K, Pfäfflin M, Reiter-Theil S. Der klinische Ethikberatungsdienst im Evangelischen Krankenhaus Bielefeld. Ethik Med 2008; 20(2): 122–133.

[9] Pfäfflin M, Kobert K, Reiter-Theil S. Evaluating clinical ethics consultation. Camb Q Healthc Ethics 2009; 18(4): 406–419.

[10] Heesch E, Kobert K. Das Konzept der dualen Moderation. In: Dialog Ethik (Hrsg.). Praxisordner Ethik. Basel: Schabe 2011; 5–1–5–6.

[11] Bruns H, Gather J, Henking T, Vollmann J. Überlegungen aus klinisch-ethischer Perspektive. In: Henking T, Vollmann J (Hrsg.). Zwangsbehandlung psychisch kranker Menschen. Berlin, Heidelberg: Springer 2015; 91–104.

[12] Löbbing T, Schulz M, Driessen M, Noelle R, Kobert K. Ethikberatung in der Psychiatrie. Kerbe 2014; 32(3): 32–35.

[13] Reiter-Theil S, Schürmann J, Schmeck K. Clinical ethics in psychiatry: State of the art. Psychiatr Prax 2014; 41(7): 376–378.

[14] Reiter-Theil S, Schürmann JM. Zur ethischen Orientierung in der Psychiatrie. Einblicke aus der Ethikberatung. In: Prüter-Schwarte C, Gouzoulis-Mayfrank E (Hrsg.). Ethik in der psychiatrischen Praxis. Lengerich: Pabst 2018; 83–104.

[15] Löbbing T, Carvalho Fernando S, Driessen M, Schulz M, Behrens J, Kobert KKB. Clinical ethics consultations in psychiatric compared to non-psychiatric medical settings: Characteristics and outcomes. Heliyon 2019; 4: e01192; https://doi.org/10.1016/j.heliyon.2019.e01192

[16] Kobert K, Pfäfflin M, Löbbing T. Praxisbeispiel klinische Ethikberatung: Erfahrungen aus Bethel. In: Vollmann J (Hrsg.). Ethik in der Psychiatrie. Ein Praxisbuch. Köln: Psychiatrie Verlag 2017; 122–132.

[17] Schnichels S. Patienten- und Teamkommunikation für Ärzte. Konstruktiv, lösungsorientiert, praxisnah. München: Elsevier Urban & Fischer 2019; 96–97.

[18] Löbbing T, Kobert K. Amputation wider Willen? Gefäßchirurgie 2019; 24: 461–466.

[19] Deutscher Ethikrat. Hilfe durch Zwang? Professionelle Sorgebeziehungen im Spannungsfeld von Wohl und Selbstbestimmung. Berlin: Deutscher Ethikrat (DER) 2018.

[20] Kratz T, Diefenbacher A. Konsiliarpsychiatrie: Ethische Fragestellungen an der Schnittstelle von psychiatrischer und somatischer Praxis. In: Vollmann J (Hrsg.).

Ethik in der Psychiatrie. Ein Praxisbuch. Köln: Psychiatrie Verlag 2017; 122–132.
[21] Simon A. Zwischen Selbstbestimmung und Zwang: Zwangsbehandlung in der Psychiatrie aus ethischer Perspektive. Psychiatr Prax 2014; 41(01): S58–S62.
[22] Brandtner D. Praxisbeispiel Vorausverfügung: Die Bielefelder Behandlungsvereinbarung. In: Vollmann J (Hrsg.). Ethik in der Psychiatrie. Ein Praxisbuch. Köln: Psychiatrie Verlag 2017; 170–177.
[23] Kobert K, Löbbing T. Klinische Ethikberatung in der Praxis. Handel im Sinne des Patienten. Unterstützung und Entscheidungshilfe für Mitarbeiter. Klinik-Wissen-Managen 2016; 4: 12–15.
[24] Löbbing T. Klinische Ethikberatung in der Psychiatrie aus dem Blickfeld der Mitarbeitenden – eine quantitative und qualitative Befragung von Mitarbeitern einer psychiatrischen Klinik vor dem Hintergrund ethischer, rechtlicher und medizinischer Gesichtspunkte. Masterarbeit im Rahmen des Masterstudiengangs Medizin-Ethik-Recht (M. mel.) an der Martin-Luther-Universität Halle-Wittenberg 2012.

KAPITEL 13

Karin Gollan

Außerklinische Ethikberatung am Beispiel der Altenhilfe- und Pflegeeinrichtungen der Malteser Deutschland

Kernaussagen

- In Altenhilfe- und Pflegeeinrichtungen gibt es einen Bedarf für Ethikberatung.
- Die außerklinische Ethikberatung benötigt eigene Konzepte, die an die Bedarfe von Altenhilfe- und Pflegeeinrichtungen angepasst werden müssen. Etablierte Strukturen der klinischen Ethikberatung sind nicht identisch übertragbar.
- Gegenstand der Ethikberatung sind neben medizin- und pflegeethischen Themen auch sozialethische Fragestellungen.
- Zentrales Element im Malteser Ethikkonzept für Altenhilfe- und Pflegeeinrichtungen ist die prospektive, moderierte, interdisziplinäre ethische Fallbesprechung.
- Die interdisziplinäre Ethikberatung erfordert regelmäßig die Einbindung externer Partner.
- Ethikberatung ist in Malteser Altenhilfe- und Pflegeeinrichtungen fester Bestandteil der gesundheitlichen Versorgungsplanung, einem Beratungsangebot zur Stärkung der Selbstbestimmung in der letzten Lebensphase.

13.1 Ausgangslage und Struktur

Der Aufbau von Ethikberatungsstrukturen in Einrichtungen und Diensten der Malteser startete in den 1990er-Jahren im klinischen Bereich mit der Einführung von Ethischen Fallbesprechungen (EF) und dem Aufbau von Ethikkomitees. Nach einigen Jahren Praxiserfahrung mit klinischer Ethikberatung entstand mehr und mehr das Bewusstsein, dass ethische Fragestellungen selbstverständlich nicht auf die Klinik beschränkt sind und die Möglichkeit zu deren strukturierter Bearbeitung auch für weitere Bereiche im Gesundheits- und Sozialwesen hilfreich wäre. Für den stetig wachsenden Bereich Altenhilfe- und Pflegeeinrichtungen der Malteser wurde daher ab 2006 ein Ethikberatungskonzept entwickelt. Ziel war es, mithilfe der Ethikberatung ein ethisch verantwortliches Handeln der Mitarbeitenden im Umgang mit Bewohnerinnen und Bewohnern in den Altenhilfe- und Pflegeeinrichtungen durch strukturierte Reflexion zu verankern und auf diese Weise das Werteprofil des Trägers konkret und spürbar umzusetzen, um so die Qualität der Begleitung, Pflege und Behandlung der Bewohnerinnen und Bewohner zu sichern.

Der Aufbau von Ethikberatungsstrukturen für die Altenhilfe- und Pflegeeinrichtungen vollzog sich vor dem Hintergrund der im klinischen Bereich gesammelten Erfahrungen, aber auch im Bewusstsein, dass die spezifischen Merkmale von Altenhilfe- und Pflegeeinrichtungen spezifische Lösungen bei der Entwicklung von Ethikberatungsstrukturen benötigen würden.

Dauert der Aufenthalt von Patienten im Krankenhaus in der Regel nur wenige Tage, liegt die Verweildauer von Menschen in der vollstationären Pflege – wenn auch kontinuierlich sinkend – im Mittel bei etwa 2 Jahren. So kommen neben den medizin- und pflegeethischen Fragestellungen, die aus dem klinischen Bereich bekannt sind, sozialethische Konflikte hinzu, die sich aus dem Zusammenleben und Zusammenwirken vieler verschiedener Menschen in einer Einrichtung ergeben. Im Krankenhaus gehören in der Regel die hauptsächlich miteinander interagierenden Berufsgruppen zu einer Dienstgemeinschaft; für Altenhilfe- und Pflegeeinrichtungen kennzeichnend ist dagegen die **multiprofessionelle Zusammenarbeit** über die Einrichtung hinaus mit verschiedenen externen Partnern, wie Haus- und Fachärzten, Teams der allgemeinen und spezialisierten ambulanten Palliativversorgung, Rettungsdiensten und Krankenhäusern. Dies gilt es auch in der Ethikberatung zu berücksichtigen. Eine weitere spezifische Anforderung an die Ethikberatung in Altenhilfe- und Pflegeeinrichtungen ist der hohe Anteil von Bewohnerinnen und Bewohnern – etwa 60–70 % –, bei denen eine **kognitive Dysfunktion**, wie z. B. eine Demenz, diagnostiziert wurde. Damit kommt der Ermittlung des (mutmaßlichen) Willens der Bewohner und dem Umgang mit deren rechtlichen Vertretung sowie An- und Zugehörigen eine besonders wichtige Bedeutung im Einrichtungsalltag und in der Ethikberatung zu. Dass es sich bei Altenhilfe- und Pflegeeinrichtungen im Vergleich zu einem Krankenhaus oder einer Klinik in der Regel um wesentlich kleinere Organisationseinheiten handelt, ist ein weiterer Faktor, der bei der Konzeption der Ethikberatungsstrukturen in diesem Bereich berücksichtigt werden muss. Die 34 Malteser Altenhilfe- und Pflegeeinrichtungen variieren in der Größe von um die 60 bis zu etwa 130 vollstationären Pflegeplätzen und liegen in vier Schwerpunktregionen: Nordrhein-Westfalen, Sachsen und Brandenburg, Hamburg und Norddeutschland, Bayern.

Im Rahmen eines von der zentralen Malteser Fachstelle für Ethik geleiteten Pilotprojekts wurde gemeinsam mit den Leitungen der fünf Malteser Altenhilfe- und Pflegeeinrichtungen in der Region Sachsen-Brandenburg ein Ethikkonzept entwickelt und implementiert, das danach sukzessive auch auf andere Regionen übertragen wurde und bis heute kontinuierlich weiterentwickelt wird.

INFO

Das Malteser Ethikkonzept basiert auf den drei tragenden Säulen der Ethikberatung, die für den Bereich Wohnen und Pflegen angepasst wurden [1]:

1. Ethische Fallbesprechung zur Ethikberatung von ethischen Fragestellungen im konkreten Einzelfall
2. Bearbeitung von den Einzelfall übergreifenden ethischen Fragestellungen im Ethikkomitee in Form von ethischen Leitlinien und Empfehlungen
3. Ethik-Fortbildungen und Vortragsveranstaltungen zur Vermittlung von medizin- und pflegeethischem Wissen und zur Sensibilisierung für ethische Fragestellungen

Als neuestes Element wurde seit 2018 die gesundheitliche Versorgungsplanung nach § 132 g SGB V in das Ethikkonzept integriert.

13.2 Ethische Fallbesprechung

Zentrales Element im Malteser Ethikkonzept für Altenhilfe- und Pflegeeinrichtungen ist die prospektive, moderierte, interdisziplinäre EF nach der **Nimwegener Methode** [2]. Diese kommt zum Einsatz, wenn bei der Versorgung und Begleitung einzelner Bewohner ethische Fragestellungen, Konflikte und Dilemmata entstehen. Ziel ist es, mithilfe der EF im Rahmen eines multidisziplinären Ethikberatungsprozesses die ethisch am besten begründbare Handlungsempfehlung für die jeweiligen Entscheidungsträger zur weiteren Versorgung des jeweiligen Bewohners zu erarbeiten [3].

Gibt es bei den an der Pflege, Behandlung und Begleitung beteiligten Akteuren – den Mitarbeitenden der Einrichtung, dem behandelnden Arzt, dem Bewohner, seinen An- und Zugehörigen – unterschiedliche Vorstellungen darüber, wie bei der weiteren Versorgung vorgegangen werden soll, kann jede der genannten Personengruppen eine EF zur strukturierten gemeinsamen Bearbeitung solcher Probleme und Konflikte einberufen [4]. Dafür wendet sich diese Person, im Weiteren als **Fallbringer** bezeichnet, an das sogenannte Ethikteam, das sich aus drei entsprechend geschulten Mitarbeitenden zusammensetzt und in jeder Malteser Altenhilfe- und Pflegeeinrichtung für die Organisation und Moderation von EFs verantwortlich ist. Ist die EF verbindlich vereinbart, wird eine Person aus dem Ethikteam, die nicht in die Versorgung des betroffenen Bewohners eingebunden ist, als neutrale Moderation benannt.

Es werden Ort und Zeit für die EF festgelegt, die spätestens binnen einer Woche stattfindet, und die je nach Fragestellung erforderlichen Teilnehmenden eingeladen. Dabei ist der Grundsatz leitend, Betroffene zu Beteiligten zu machen; d. h. alle Personen bzw. Berufsgruppen, die in den ethischen Konflikt involviert sind, auch in dessen Bearbeitung einzubinden. Durch die Beteiligung verschiedener Berufsgruppen und Personen werden unterschiedliche Perspektiven in den Ethikberatungsprozess integriert und verschiedene unterschiedliche Handlungsoptionen erwogen. Intern ist die Teilnahme für den Fallbringer sowie die Bezugspflegekraft obligatorisch. Weitere Mitarbeitende der Einrichtung, z. B. aus den Bereichen Sozialdienst, Palliative Care oder Seelsorge, können zusätzlich eingebunden werden, wenn sie an der Versorgung beteiligt sind bzw. ihre Fachexpertise für die Konfliktbearbeitung als hilfreich eingeschätzt wird. Mögliche externe Teilnehmende sind der behandelnde Arzt, andere in die Versorgung eingebundene kooperierende Dienste und nicht zuletzt die rechtliche Vertretung sowie An- und Zugehörige des Bewohners. Insbesondere die Einbindung von Ärzten gestaltet sich aufgrund ihrer begrenzten Zeitressourcen nicht immer einfach. Da im Zentrum der EF der Bewohner steht, ist schließlich zu bedenken, wie er selbst integriert werden kann – etwa durch direkte Beteiligung, durch Befragung im Vorfeld oder durch sorgfältige Ermittlung seines mutmaßlichen Willens.

Kennzeichnend für die EF nach der Nimwegener Methode sind die **Interdisziplinarität** und **Gleichberechtigung aller Teilnehmenden** unabhängig von Berufsgruppe und Status sowie die **Neutralität der Moderation**. Dieser kommt in der EF nicht die Funktion eines inhaltlich bewertenden Experten für ethische Fragestellungen zu, sondern sie unterstützt die Teilnehmenden bei der eigenverantwortlichen Erarbeitung von Lösungen und Empfehlungen für ihre ethische Fragestellung. Die Nimwegener Methode sieht vier Teilschritte in der EF vor. Dieser strukturierte Gesprächsverlauf wird durch den **Malteser Frage- und Protokollbogen für EF** vorgegeben, mit dessen Hilfe die Moderation durch die etwa 60–90 Minuten dauernde EF steuert.

INFO

Der Malteser Frage- und Protokollbogen für EF ist in vier Teile untergliedert:
1. Klärung von Anlass und Fragestellung
2. Analyse der aktuellen Situation
3. Bewertung der Fakten
4. Ergebnis und Empfehlung

Im ersten Teil werden zunächst durch den Fallbringer und im Anschluss durch alle Beteiligten die ethischen Fragestellungen benannt und gesammelt, die im weiteren Verlauf des Gesprächs bearbeitet werden sollen.

Im zweiten Schritt tragen die Teilnehmenden wichtige Informationen und Fakten zu biografischen, pflegerischen, medizinischen und psychosozialen Aspekten des Bewohners zusammen, sodass ein ganzheitliches Bild der Situation entsteht. Auf diese Weise können alle Beteiligten ihre Perspektive auf den Fall einbringen, und es wird ein gleicher Informationsstand als Grundlage für die weitere Maßnahmensammlung und Bewertung im dritten Teil der EF sichergestellt.

Dieser Teil des Malteser Fragebogens für EF für Altenhilfe- und Pflegeeinrichtungen unterscheidet sich durch seinen Aufbau und die damit verbundene Vorgehensweise von den üblichen Fragebögen: Ausgehend von den zu Anfang festgehaltenen ethischen Fragestellungen für die EF und den zusammengetragenen Fakten werden wie bei einem Brainstorming zunächst ohne abwägende Diskussion mögliche Handlungsoptionen gesammelt. Anschließend erfolgt für diese möglichen Maßnahmen eine ethische Bewertung mithilfe einer Matrixtabelle, in der die vier bioethischen Prinzipien – **Wohltun, Selbstbestimmung, Nichtschaden und Gerechtigkeit** [5] – sowie als zusätzliche, in Altenhilfe- und Pflegeeinrichtungen relevante Kriterien **biografische Integrität** und **Nachhaltigkeit** verankert sind.

Für jede einzelne Maßnahme wird in der EF gemeinsam festgehalten, ob diese nach Meinung der Teilnehmenden die genannten Kriterien erfüllt bzw. nicht erfüllt, was in der Matrix mit einem Plus (+) bzw. Minus (–) bewertet wird. Ist den Teilnehmenden eine einheitliche oder abschließende Wertung nicht möglich, wird ein Fragezeichen (?) festgehalten. Mithilfe dieser transparenten Visualisierung des ethischen Diskurses ergibt sich ein guter Überblick darüber, welche der erwogenen Maßnahmen aus Sicht der Gruppe die meisten ethischen Prinzipien erfüllen und für die ethische Empfehlung in Betracht gezogen und welche dagegen verworfen werden sollten, weil sie mit wichtigen ethischen Prinzipien kollidieren.

Nach dieser ethischen Prüfung und Priorisierung möglicher Maßnahmen wählen die Teilnehmenden schließlich im vierten und letzten Schritt eine Maßnahme oder mehrere miteinander kombinierbare Maßnahmen aus und formulieren sie als Handlungsempfehlung. Ein Konsens unter den Teilnehmenden ist wünschenswert, aber nicht zwingend. Im Protokoll kann auch ein zusätzliches Minderheitenvotum festgehalten werden. Es wird vereinbart, wer die Empfehlung den betroffenen Personen – dem Bewohner, dessen rechtlicher Vertretung, An- und Zugehörigen, Mitarbeitenden und Kooperationspartnern – mitteilt, falls diese nicht an der EF teilgenommen haben, und wer bis wann die Umsetzung und den Erfolg der empfohlenen Maßnahmen prüft. Bei Bedarf kann aufbauend auf den Ergebnissen des ersten Gesprächs eine erneute EF stattfinden. Der von Moderation und Protokollführung unterzeichnete Protokollbogen der EF wird in der Bewohnerakte archiviert; zusätzlich erhält zu Informationszwecken das Ethikkomitee eine anonymisierte Version [6, 7].

13.3 Ethikkomitee Altenhilfe

Während Krankenhäuser und Kliniken meist über ein eigenes Ethikkomitee verfügen, sind Altenhilfe- und Pflegeeinrichtungen in der Regel kleinere Einheiten, für die ein eigenes Ethikkomitee mit einem hohen Organisationsaufwand verbunden wäre. Daher haben sich die Malteser für die Einrichtung übergreifender regionaler Ethikkomitees Altenhilfe (EKA) entschieden. In diesen EKAs sind die Pflegeeinrichtungen einer Region durch ein Mitglied des Ethikteams vertreten. Neben den internen Mitgliedern sind als externe Berufsgruppen Hausärzte, Juristen, Seelsorgende und ambulante Hospizdienste im EKA vertreten. In den Regionen, in denen es Malteser Krankenhäuser gibt, wird in das EKA auch ein Vertreter des Klinischen Ethikkomitees entsandt. Da das Malteser Konzept der gesundheitlichen Versorgungsplanung (GVP, ➤ Kap. 13.6) als integratives Modell die Ethikberatungsstrukturen einbezieht bzw. als ein Baustein im Ethikkonzept verstanden wird, gehört mittlerweile auch ein Berater für GVP aus den Einrichtungen der Region zum EKA.

Die **Aufgaben** der EKAs umfassen die Reflexion und Bearbeitung übergreifender ethischer Fragestellungen in der Pflege, Behandlung und Begleitung von Bewohnerinnen und Bewohnern. Dies bedeutet im Einzelnen:

- die Sorge für die strukturelle Verankerung des Instruments EF durch Absicherung der damit verbundenen Prozesse,
- die Erarbeitung von ethischen Leitlinien zu wiederkehrenden ethischen Fragestellungen,
- die Ethikberatung der Geschäftsführung, der Mitarbeitenden sowie der Bewohnerinnen und Bewohner und ihrer An- und Zugehörigen und
- die Organisation von Veranstaltungen und Fortbildungen zu ethischen Themen.

Damit sind die Aufgaben eines Malteser EKA, abgesehen von der Fokussierung auf die Zielgruppe der Bewohner und der damit verbundenen Unterschiede, in den Themen und Fragestellungen mit den Aufgaben eines klinischen Ethikkomitees identisch. Die EKAs tagen drei- bis viermal im Jahr und werden in ihrer Arbeit durch die zentrale Malteser Fachstelle Ethik beraten und unterstützt.

13.4 Vernetzung von Ethikstrukturen

Ethikberatung profitiert von der Vernetzung sowie vom fachlichen und kollegialen Austausch der beteiligten Akteure. Solche Netzwerkstrukturen können z. B. auf kommunaler bzw. regionaler Ebene, innerhalb eines Bistums oder eines größeren Trägers angesiedelt sein. Die Netzwerkarbeit kann etwa über regelhafte Treffen der Vorsitzenden von Ethikkomitees erfolgen, um von aktuellen Fragestellungen und Themen zu berichten, diese zu diskutieren und so auch Anregungen, Impulse und Best-Practice-Beispiele zu erhalten. Eine weitere Möglichkeit der Vernetzung ist ein übergreifendes Ethikberatungsgremium, in dem verschiedene Träger einer Region oder verschiedene Unternehmensbereiche eines Trägers wie z. B. Altenhilfe, ambulante Dienste, Krankenhäuser, Hospize und Hospizdienste vertreten sind und in dem übergreifende, für alle Organisationsteile relevante ethische Fragestellungen gemeinsam bearbeitet werden. Auf diese Weise lassen sich zum einen Synergieeffekte nutzen, zum anderen kann auch eine abgestimmte und konsistente Weiterentwicklung der Ethikstrukturen sichergestellt werden.

13.5 Ethik-Fortbildungen

Die Ethik-Fortbildungen dienen der Sensibilisierung der Mitarbeitenden für ethische Fragestellungen, der Erweiterung ihres Wissens zu ethischen Themen, der Anwendungsschulung von zentralen Instrumenten im Ethikkonzept, wie der EF, sowie der Ausbildung von Moderatoren für EF und der Qualifizierung zur Mitarbeit im Ethikkomitee. Das durch den Träger vorgehaltene Fortbildungsangebot setzt sich zusammen aus regelmäßigen Inhouse-Schulungen, die auf regionaler Ebene durch die Malteser Fachstelle Ethik zu Standardthemen, wie dem Malteser Modell der EF, durchgeführt werden, und zentral ausgeschriebenen Fortbildungen. Letztere werden seit vielen Jahren in Kooperation mit anderen katholischen Trägern angeboten. Diese Zusammenarbeit ermöglicht ein vielfältiges Kursangebot, das so durch einen einzelnen Träger nicht umsetzbar wäre. Aufwendigere Kurse wie der Kurs zur Qualifizierung von Mitgliedern von Ethikkomitees nach einem eigenen Curriculum für kirchliche Einrichtungen [8] können auf diese Weise regelmäßig ausgeschrieben werden und bieten zusätzlich einen anregenden Austausch mit Kolleginnen und Kollegen zum Thema Ethikberatung über den eigenen Träger hinaus. Darüber hinaus können die Mitarbeitenden auch aus dem Fortbildungsangebot anderer Anbieter wählen.

13.6 Das Malteser Konzept zur gesundheitlichen Versorgungsplanung

13.6.1 Grundlagen der GVP

Um die Selbstbestimmung und Verbesserung der Lebensqualität in der letzten Lebensphase zu stärken, wurde 2015 im Rahmen des Hospiz- und Palliativgesetzes mit § 132g SGB V die Möglichkeit zur „gesundheitlichen Versorgungsplanung für die letzte Lebensphase“ (GVP) in zugelassenen Pflegeeinrichtungen im Sinne des § 43 SGB XI und Einrichtungen der Eingliederungshilfe für Menschen mit Behinderung verankert. Vorgesehen ist eine Beratung der Bewohner über die medizinisch-pflegerische Versorgung und Betreuung in der letzten Lebensphase und während des Sterbeprozesses sowie in möglichen Notfallsituationen. Die konkrete Organisation des Beratungsangebots obliegt den Einrichtungen.

Der gesundheitlichen Versorgungsplanung liegt die Konzeptidee des **Advance Care Planning** (ACP) zugrunde, die in den 1990er-Jahren in den USA aus der Kritik am Umgang mit dem Instrument der Patientenverfügung entwickelt wurde. Kennzeichnend für den ACP-Ansatz ist ein durch eine qualifizierte Beratung begleiteter kontinuierlicher Gesprächsprozess, der die Erstellung aussagekräftiger und valider Vorsorgeinstrumente für Situationen der fehlenden Einwilligungsfähigkeit sicherstellen soll. Im Sinne eines systemischen Ansatzes sind nach Möglichkeit neben den betroffenen Personen auch deren rechtliche Vertretung bzw. An- und Zugehörige sowie der behandelnde Arzt in den Prozess einzubeziehen [9] (➤ Abb. 13.1). Die entstehenden Vorsorgedokumente werden in der Einrichtung mit Zustimmung der Bewohner so hinterlegt, dass sie jederzeit – insbesondere in Notfällen – den an der Versorgung beteiligten Akteuren zur Verfügung stehen. Zusätzlich ist im ACP-Konzept eine enge regionale Vernetzung der Einrichtungen mit Hausärzten, Rettungsdiensten, Diensten der spezialisierten und allgemeinen ambulanten Palliativversorgung (SAPV bzw. AAPV), ambulanten Hospizdiensten und Kliniken vorgesehen, um die Umsetzung des festgeschriebenen Willens zu gewährleisten.

13.6.2 Kennzeichen des Konzepts

Die Stärkung der Selbstbestimmung und die Ausrichtung der medizinischen Behandlung, Pflege und Begleitung von Menschen nach ihren Wünschen und Vorstellungen war von Beginn an ein Leitmotiv des Malteser Ethikkonzepts. Dies führte u. a. im Jahr 2000 zur ersten Malteser Patientenverfügung und schließlich zur Schaffung des Informationsservice Patientenverfügung, der Ratsuchende kostenlos bei der Erstellung von Vorsorgedokumenten unterstützt. Auch die Förderung einer palliativen Kultur und der Fokus auf psychosoziale Begleitung in Form von Seelsorge sind Schwerpunktthemen in den Malteser Altenhilfe- und Pflegeeinrichtungen. Da diese Anliegen deckungsgleich sind mit der Zielsetzung der GVP, wurden die Entwicklung eines Malteser GVP-Konzepts und dessen flächendeckende Implementierung beschlossen.

MERKE

Das Malteser Konzept versteht die GVP als einen auf Beziehung angelegten multiprofessionellen Beratungsprozess, in dessen Zentrum der einzelne Mensch mit seinen Bedürfnissen und Anliegen steht.

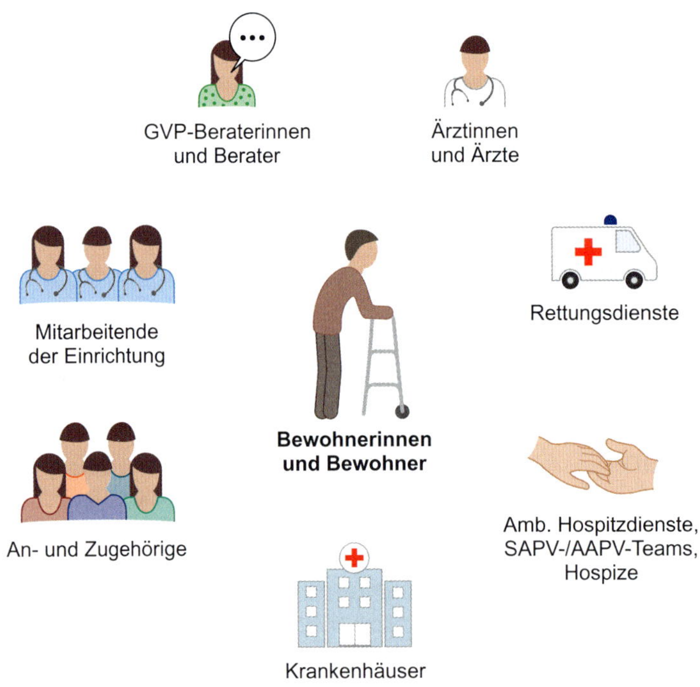

Abb. 13.1 Der systemische Ansatz von GVP [L231]

Bereits bestehende Strukturen in den Einrichtungen zu Ethikberatung, Seelsorge, Palliative Care und Demenzkompetenz werden im Sinne einer **interdisziplinären Umsorgung** integriert. Damit kommt dem GVP-Berater neben seiner beratenden auch eine koordinierende Funktion der einrichtungsinternen und einrichtungsexternen am GVP-Prozess beteiligten Personen und Dienste zu. Bei der Anbindung von GVP-Beratern an die Einrichtungen sind drei unterschiedliche Modelle denkbar:

1. eine Einrichtungslösung, d. h., der GVP-Berater ist nur in dieser Einrichtung tätig;
2. eine einrichtungsübergreifende Lösung, in der ein Berater für mehrere Einrichtungen eines Trägers zuständig ist, sowie
3. eine Beratung durch einen externen Berater, der über einen Kooperationsvertrag in der Einrichtung tätig wird.

In den Malteser Einrichtungen finden die Modelle 1 und 2 Anwendung, da diese am besten gewährleisten, dass der Berater in der Einrichtung bekannt und vernetzt sowie mit den Abläufen und Strukturen vertraut ist und auf dieser Basis gut in Beziehung zu den Bewohnern und ihren rechtlichen Vertretungen sowie An- und Zugehörigen treten kann. Um hohe Qualitätsstandards und die Vermittlung von trägerspezifischen Inhalten bei der Qualifizierung der GVP-Beratenden sicherzustellen, gliedert sich das Malteser GVP-Schulungskonzept in zwei Teile: eine Ausbildung bei ausgewählten Bildungsträgern in den Regionen, die eine fundierte Ausbildungsqualität gewährleisten, und eine zusätzliche zweitägige zentrale Malteser Schulung, in der die Spezifika des trägereigenen GVP-Konzepts vermittelt werden.

MERKE

Ein wichtiges Element im Malteser GVP-Konzept ist eine **lebensbejahende Haltung**, die auf der Überzeugung, dass das Leben in jeder Phase wertvoll ist, und der Solidarität mit den Kranken und Sterbenden basiert [10]. Auf dieser Grundlage wird anerkannt, dass jeder Mensch – unabhängig von Alter und Krankheit – das Recht auf eine medizinische Behandlung hat, sofern diese indiziert ist, sich aber nach seinen Werten und Überzeugungen auch gegen eine Behandlung entscheiden kann.

Die **Freiwilligkeit des Beratungsprozesses** ist ein weiteres Kennzeichen des hier vorgestellten GVP-Modells. Eine umfassende und strukturierte Information über das freiwillig abrufbare Beratungsangebot setzt bereits beim Einzug in die Einrichtung an und sieht regelmäßige Informationsveranstaltungen sowie Aushänge und Flyer vor. So wird sichergestellt, dass alle Bewohner sowie ihre rechtlichen Vertretungen sowie An- und Zugehörigen die Möglichkeit der GVP-Beratung kennen. Abweichend von anderen Konzepten ist kein aufsuchendes Angebot vorgesehen, um jede Form der Suggestion oder Einflussnahme bei dieser besonders vulnerablen Personengruppe zu vermeiden [10]. Anders verhält es sich bei Bewohnern, die bereits Vorsorgedokumente erstellt haben. Hier ist es Aufgabe der Einrichtung, mithilfe des GVP-Beraters mit den Bewohnern, ihren rechtlichen Vertretungen, den An- und Zugehörigen sowie den behandelnden Ärzten über die Inhalte und Festlegungen ins Gespräch zu kommen, damit diese im Bedarfsfall umgesetzt werden können.

Der Beratungsprozess wird in Absprache mit dem Bewohner durch den GVP-Berater koordiniert und setzt sich aus mehreren Gesprächen zusammen. Im Prozess wird über die möglichen Bestandteile der GVP informiert; bereits vorliegende Vorsorgeinstrumente werden gemeinsam gesichtet und ggf. überarbeitet bzw. neu erstellt, sodass sie die persönlichen Behandlungs- und Versorgungswünsche widerspiegeln. Im Verlauf werden die rechtlichen Vertretungen, die An- und Zugehörigen, der behandelnde Arzt und eine Pflegekraft des Vertrauens eingebunden. Auf diese Weise sollen noch offene medizinische und/oder pflegerische Fragen geklärt und es soll ein gemeinsames Verständnis des Patientenwillens gesichert werden.

PRAXISTIPP

Insbesondere die Einbindung der behandelnden Ärzte ist unerlässlich, da der vorausschauenden und fortlaufenden Indikationsstellung sowie einer Erläuterung möglicher medizinischer Maßnahmen und der damit verbundenen Chancen und Risiken eine zentrale Bedeutung im GVP-Prozess zukommt [10].

Der Beratungsprozess kann auf Wunsch des Bewohners jederzeit abgebrochen werden oder endet, wenn der Beratungsbedarf erfüllt ist. Ein neuer Beratungsprozess kann jederzeit begonnen werden.

13.7 Ethikberatung als Instrument zur Umsetzung gesundheitlicher Versorgungspläne

Ethische Fragen können bereits im Rahmen der GVP-Beratungen entstehen, wenn es beispielsweise darum geht, den mutmaßlichen Willen des Bewohners festzustellen und zu dokumentieren. Sie können zudem bei der Umsetzung der in der GVP festgehaltenen Wünsche zur Versorgung am Lebensende auftreten. Konflikte können z. B. darüber entstehen, ob der Verzicht auf eine Klinikeinweisung auch für eine aktuelle Situation gilt (z. B. Fraktur, Verschlechterung), oder es können andere ethische Fragen aufkommen, die u. a. die Fürsorgepflicht im Verhältnis zum Patientenwillen berühren. Ethikberatung leistet hier einen Beitrag zur patientenorientierten, sensiblen Umsetzung der in der GVP festgehaltenen Behandlungswünsche.

Die **Einbindung von Ethikberatung** ist daher ein weiteres Kennzeichen des Malteser GVP-Konzepts. Werden ethische Konflikte zwischen den Beteiligten über die weitere pflegerische oder medizinische Versorgung des Bewohners deutlich, können diese mithilfe des Instruments EF beraten werden. Wenn ein ethischer Konflikt vorliegt und der Bewohner nicht mehr einwilligungs- und/oder äußerungsfähig ist, ist die EF im GVP-Prozess obligatorisch.

Der GVP-Prozess wird durch den Berater im digitalen Pflegedokumentationssystem dokumentiert. Hier werden auch im Verlauf der Beratung durch die Bewohnerin bzw. den Bewohner erstellte oder überarbeitete Vorsorgedokumente mit deren Zustimmung archiviert, damit der darin festgehaltene Bewohnerwille im Bedarfsfall jederzeit vorliegt und beachtet werden kann. Parallel erfolgt auch eine Dokumentation in Papierform, um für etwaige Ausfälle des Computersystems gewappnet zu sein.

Schließlich ist eine *interne* **Vernetzung** der GVP-Berater auf Einrichtungs-, Regional- und Bundesebene vorgesehen. Die Vernetzung in der Einrichtung erfolgt regelmäßig gemeinsam mit Hausleitung, Pflegedienstleitung, Ethikteam, Palliative-Care-Fachkräften, Seelsorge und psychosozialen Diensten, die zusammen mit den Beratern für die Umsetzung der GVP im Haus Sorge tragen. Die Vernetzung auf *regionaler* Ebene dient vor allem dem Erfahrungsaustausch, der gemeinsamen Reflexion und der kollegialen Beratung. Auch ein Austausch mit der Regionalgeschäftsführung der Einrichtungen ist auf dieser Ebene vorgesehen, um strukturelle und organisatorische Fragen zu klären. *Zentrale* Netzwerktreffen aller Berater sollen insbesondere der fachlichen Weiterbildung und Weiterentwicklung dienen. Außerdem soll so auf lange Sicht ein gemeinsames Verständnis der GVP sichergestellt werden. Regional aufgetretene Fragestellungen können gemeinsam bearbeitet und gelöst werden. Die Treffen gewährleisten zudem einen regelmäßigen Kontakt der verantwortlichen zentralen Abteilungen (Fachstelle Ethik/Referat Altenhilfe/sowie Fachstelle Hospizarbeit, Palliativmedizin und Trauerbegleitung) zu den Beraterinnen und Beratern. So lassen sich z. B. Unterstützungsbedarfe erkennen und Best-Practice-Modelle identifizieren, und das Konzept kann im Sinne der Nachhaltigkeit stetig angepasst und weiterentwickelt werden.

LITERATUR

[1] Vorstand der Akademie für Ethik in der Medizin e.V. Standards für Ethikberatung in Einrichtungen des Gesundheitswesens. Ethik Med 2023; 35: 313–324 (Zitat S. 314).

[2] Steinkamp N, Gordijn B. Ethik in Klinik und Pflegeeinrichtung. Ein Arbeitsbuch. 3. A. Köln: Luchterhand 2010.

[3] Weissenberger-Leduc M, Zmaritz-Kukla M. Ethik in der Altenpflege – zentrale Grundlagen aus pflegerischer Sicht. In: Likar R, Kada O, Ointer G, Janig H, Schippinger W, Cernic K, Sieber C (Hrsg.). Ethische Herausforderungen des Alters. Ein interdisziplinäres, fallorientiertes Praxisbuch. Stuttgart: Kohlhammer 2019; 59–76 (Zitat S. 75).

[4] Linde A. Ethik in alltäglichen Situationen erkennen. In: Riedel A, Linde A (Hrsg.). Ethische Reflexion in der Pflege. Konzepte – Werte – Phänomene. Berlin, Heidelberg: Springer 2018; 55–62 (Zitat S. 57 f.).

[5] Beauchamp TL, Childress JF. Principles of Biomedical Ethics. 8th ed. Oxford, New York: Oxford University Press 2019.

[6] Gollan K. Das Malteser Ethikkonzept für Altenhilfe- und Pflegeeinrichtungen. In: Coors M, Simon A, Stiemerling M (Hrsg.). Ethikberatung in Pflege und ambulanter Versorgung. Modelle und theoretische Grundlagen. Lage: Jacobs 2015; 81–98

[7] Gollan K. So moderieren Sie ethische Fallbesprechungen in der Klinik. Pädiatrie 2017; 29: 44–47.

[8] May, A, Beule G, Gollan K, Heinemann W, Oestermann B. Curriculum zur Qualifikation von Mitgliedern von Ethik-Komitees in kirchlichen Einrichtungen des Gesundheitswesens. In: Heinemann W, Maio G (Hrsg.). Ethik in Strukturen bringen. Denkanstöße zur Ethikbe-

ratung im Gesundheitswesen. Freiburg, Basel, Wien: Herder 2010; 247–264.

[9] Coors M, Jox R, in der Schmitten J. Advance Care Planning: eine Einführung. In: Coors M, Jox R, in der Schmitten J (Hrsg.). Advance Care Planning. Von der Patientenverfügung zur gesundheitlichen Versorgungsplanung. Stuttgart: Kohlhammer 2015; 11–22 (Zitat S. 13 ff.).

[10] Ethikrat katholischer Träger von Gesundheits- und Sozialeinrichtungen im Bistum Trier (Hrsg.). Stellungnahme Gesundheitliche Versorgungsplanung für die letzte Lebensphase von Bewohnern stationärer Pflegeeinrichtungen. Vallendar. Ethik-Institut an der Philosophisch-Theologischen Hochschule Vallendar 2017; 21 f.

KAPITEL

14 TeleEthikBeratung

Arnd T. May

Kernaussagen

- TeleEthikBeratung (TEB) ist als Format der Ethikberatung im Gesundheitswesen geeignet, ethische Expertise Ratsuchenden zur Verfügung zu stellen, die sonst keinen Zugang zu Ethikberatung haben.
- Ein komplementäres Unterstützungsangebot für Menschen ohne Möglichkeit zur Aktivierung eines für sie zuständigen Ethikberatungsangebots kann als digitales und vernetztes Angebot erfolgen.
- Die technische Umsetzung einer TEB erfordert Überlegungen zu technischer Verfügbarkeit, Datenschutz und Bedienkomfort.

14.1 Selbstverständnis

Zur Beratung von moralischen Konflikten in der Versorgung von Patientinnen und Patienten haben sich in Krankenhäusern klinische Ethikkomitees (KEK) etabliert. Zunehmend werden Strukturen der Ethikberatung in Pflegeheimen, Einrichtungen der Eingliederungshilfe, Hospizen, Tagespflegeeinrichtungen und von ambulanten Pflegediensten aufgebaut. Es gibt dennoch eine große Gruppe von Menschen, bei denen keine Strukturen der Ethikberatung von den sie versorgenden Menschen vorgehalten werden. Insbesondere rechtliche Betreuer (§ 1814 BGB) sind mit moralischen Konflikten konfrontiert, für die es oftmals keine Ethikberatungsgremien gibt. Zur Unterstützung von ehrenamtlich tätigen rechtlichen Betreuern bieten anerkannte **Betreuungsvereine** im Sinne des § 15 Abs. 1 Nr. 2 Betreuungsorganisationsgesetz (BtOG) Unterstützung an. Diese Beratung und Unterstützung durch Betreuungsvereine können auch bevollmächtigte Personen in Ausübung einer erteilten Vorsorgevollmacht nutzen, wenn sie denn von der Unterstützungsmöglichkeit durch Betreuungsvereine Kenntnis haben.

MERKE

Bei einem Moralproblem nehmen Akteure wahr, dass etwas schlecht läuft, und sind darüber/davon betroffen, dass jemandem Unrecht geschieht. Diese Akteure finden, es sollte besser laufen, wissen aber nicht, was zu tun ist, damit niemandem (möglichst wenig) Unrecht geschieht.

Die Wahrnehmung eines Moralproblems ist nicht exklusiv auf die Gruppe von Menschen begrenzt, welche den Patienten oder die Bewohnerin behandelt bzw. versorgt. Wahrnehmungen eines Problems oder eines Konflikts können auch von Angehörigen, Vertrauenspersonen oder Freunden geäußert werden. Institutionalisierte Formen der Ethikberatung regeln häufig in Satzungen oder Geschäftsordnungen, wer sich mit Anfragen an die Ethikberatung wenden darf. Oftmals ist diese Antragsbefugnis etwa auch für Angehörige weit gefasst. Viele Ethikberatungsgremien führen eine Ethik-Fallberatung im konkreten Einzelfall nur durch, wenn sich der betroffene Patient aktuell in stationärer Behandlung befindet. In Umsetzung der vereinbarten Zuständigkeitsregel wird das Ethikberatungsgremium in allen anderen Situationen auf andere Ethikberatungsmöglichkeiten verweisen. Als Ergänzung bestehender etablierter Formen der Ethikberatung versteht sich das Angebot der TeleEthikBeratung (TEB).

Die Zentrale Ethikkommission (ZEKO) bei der Bundesärztekammer betont in der Stellungnahme „Außerklinische Ethikberatung" 2020 zur Struktur und Prozessqualität außerklinischer Ethikberatung die Gewährleistung des Zugangs zu ethischen Fallbesprechungen für alle Betroffenen und eine multiprofessionelle Zusammensetzung bei den Fallbesprechungen [1].

Der Beschluss des 124. Deutschen Ärztetages [2] greift die Beschlüsse des Deutschen Ärztetages 2008 auf und stellt den Bedarf ambulanter Ethikberatung durch das Urteil des Bundesverfassungsgerichts zum Verbot der geschäftsmäßigen Förderung des Suizids vom 26.02.2020 (2 BvR 2347/15) und die damit einhergehenden Nachfragen bzw. konkreten Bitten an ambulant tätige Ärzte zum ärztlich assistierten Suizid dar. Folgerichtig müssen Landesärztekammern „ambulante Angebote für die tätigen Ärzte" schaffen. Das in dem Beschluss des 124. Deutschen Ärztetages konturierte Angebot besteht aus geschulten Ärzten, die *„auf Wunsch als regionale ambulante Ethikberater angefragt werden"* und bei Bedarf durch die beratenden Ärzte durch ein *„Netz an Psychologen/Psychiatern, Seelsorgern und Pflegepersonal"* unterstützt werden, wenn die beratenden Ärzte sie fallweise hinzuziehen. Dies durch den 124. Deutschen Ärztetag beschlossene Modell einer ambulanten Ethikberatung durch regional tätige geschulte und beratende Ärzte [2] geht hinter die Empfehlungen der Multiprofessionalität der ZEKO zurück und engt den Kreis der ratsuchenden Personen auf Ärzte ein.

Vor dem durch den 124. Deutschen Ärztetag beschlossenen Beratungsmodell „Ärzt*innen beraten Ärzt*innen" warnt die ZEKO:

„Die von Ärztekammern angebotenen Formen der außerklinischen Ethikberatung dürfen aber nicht zu einer Dominanz der ärztlichen Perspektive bei ethischen Problemen im außerklinischen Setting führen, sondern müssen die Sichtweisen von Patienten und Angehörigen sowie anderen Gesundheitsprofessionen gleichermaßen berücksichtigen." [1]

Somit bleibt zu hoffen, dass auch bei anderen Angeboten der TEB der multiprofessionelle Ansatz der Ethikberater verwirklicht wird, die nicht nur durch eine spezifische Berufsgruppe in Anspruch genommen werden kann.

INFO

Eine TeleEthikBeratung (TEB) ist eine interdisziplinäre Ethik-Fallberatung durch ein multiprofessionelles Ethikteam mit Ratsuchenden und weiteren beteiligten Personen. Alle an einer TEB beteiligten Personen können unter Nutzung moderner Kommunikationstechnologien über Deutschland oder weiter verstreut sein und kommen bedarfsweise zusammen.

14.1.1 Gründungsmotive

Gründungsmotive der TeleEthikBeratung (TEB) waren:

- **Subsidiarität:** Die TEB soll als Ergänzung bestehender Strukturen genutzt werden, wenn es unmittelbar keine Ethikberatung gibt, und nicht als ergänzende, zweite Meinung einer anderen Ethikberatungsgruppe.
- **Ortsunabhängige Erreichbarkeit:** Durch ein Videokonferenzsystem sind Entfernungen kein Hinderungsfaktor.
- **Flexible Beteiligung:** Durch Videokonferenzen entfallen Reisezeiten, und Dokumente können digital geteilt werden.

In der ersten Projektphase wurde von 2012 bis 2014 das Konzept für eine ortsunabhängige Ethikberatung getestet. Als Projektregion in Sachsen-Anhalt wurde der Landkreis Börde mit einer Fläche (2.366,63 km^2)

ausgewählt, die fast die Ausdehnung des Saarlandes erreicht. Im Gegensatz zum Saarland beträgt die Einwohnerzahl im Landkreis Börde nicht knapp 1 Million, sondern 170.000 Menschen. Folglich sind die räumlichen Entfernungen zwischen rechtlichen Betreuern und betreuten Menschen teilweise recht groß. Wenn dann noch andere Personen zu einer Ethik-Fallberatung zusammenkommen sollen, sind die Reisezeiten oftmals länger als die Beratung. Somit lag es nahe, TEB in einem Flächenland auszuprobieren.

14.1.2 Technische Umsetzung

Im Rahmen einer Ethik-Fallberatung sind Vertraulichkeit und Datenschutz entscheidende Erfolgsfaktoren. Somit galt es eine Software zu finden, die neben den vorgegebenen Funktionalitäten Vertraulichkeit garantieren kann. Im Rahmen der SARS-CoV-2-Pandemie der Jahre 2020/21 hat sich die Zahl der Anbieter von Videokonferenzsystemen erhöht. In der Projektphase von TEB wurde mindestens ein Anbieter gefunden, der neben der Funktionalität auch eine gesicherte Verbindung bot (➤ Box 14.1).

Box 14.1

Funktionalitäten der Software für TEB

- Verschlüsselte Verbindung
- Video-Übertragung
- Umfassende Funktionalität
- Teilen des eigenen Bildschirms
  - für Dokumente (Vorsorgedokumente, Befunde etc.)
  - zum Mitverfolgen von Text, der in der Ethik-Fallberatung entsteht
- Intuitive Bedienung

Idealerweise ist ein Videokonferenzsystem bei den beteiligten Personen verfügbar und bereits auf den Rechnern der teilnehmenden Personen installiert. Viele Programme lassen sich inzwischen im normalen Browser nutzen, wobei die spezifischen Apps teilweise eine höhere Stabilität und mitunter auch Funktionalität aufweisen. Der Rechner für TEB muss zum Installieren einer App die erforderliche Freigabe besitzen, wenn die Hardware dienstlich geliefert ist.

Diese technischen Voraussetzungen müssen den teilnehmenden Personen frühzeitig mitgeteilt werden, um eine Teilnahme ggf. nach Anpassungen durch die IT-Abteilung zu ermöglichen (➤ Box 14.2).

Box 14.2

Technische Ausstattung

- PC/Laptop und mindestens 13-Zoll-Monitor, ideal mit zweitem Monitor
- Headset mit Mikrofon und Kopfhörer
- Kamera
- Evtl. Tablet/Mobiltelefon
- Schnelle Datenverbindung (bevorzugt LAN oder 5G statt WLAN bzw. 4G, LTE)

Eine für TEB genutzte Videokonferenzsoftware sollte auf die erforderliche Datengeschwindigkeit bzw. Datenbandbreite geprüft werden, damit teilnehmende Personen ortsunabhängig über das Mobilfunknetz teilnehmen können. Dank der zunehmenden Verbreitung einer schnellen 5G-Datenverbindung ist eine Datenabdeckung mit 4G/LTE mittlerweile fast flächendeckend erreicht. In der Modellregion ist damit inzwischen eine wesentlich schnellere Datenverbindung über das Mobilfunknetz als über Festnetzanschlüsse verfügbar, sodass regional ein Mobiltelefon oder Tablet im 5G-Netz einen stabileren Verbindungsaufbau zum Internet möglich macht.

Ergänzend zu einer Videokonferenzsoftware hat sich die Möglichkeit zum gemeinsamen Datenaustausch durch eine gesicherte Wolke (Cloud) mit Servern in Deutschland mit den entsprechenden Datenschutzstandards bewährt.

MERKE

Neben technischen Voraussetzungen und der Möglichkeit zur Nutzung einer Videokonferenzsoftware muss die geplante Verwendung einer Software für Teleethikberatungen von den Datenschutzverantwortlichen zur Nutzung freigegeben sein.

Perspektivisch ist eine plattformübergreifende App denkbar, durch die eine TeleEthikBeratung angefordert werden kann und die organisatorischen Elemente wie Kommunikation zu Terminen, Beteiligten und Material automatisiert.

14.1.3 Organisatorische Abläufe

Die Organisation einer TEB unterscheidet sich kaum von der einer regulären Ethik-Fallberatung:

1. Eine Anfrage trifft ein und wird auf Vorliegen einer ethischen Konfliktsituation geprüft.
2. Die Anfrage wird an Mitglieder des Ethikteams weitergeleitet.
3. Weitere erforderliche Personen werden festgelegt und nach Verpflichtung auf Schweigepflicht/Datenschutz zur TEB eingeladen.
4. TEB findet unter Moderation einer vom Ethikteam benannten Person nach einem festgelegten Ablauf statt.

Zur Vorbereitung auf die TEB bietet sich die Nutzung einer Wolke als Dateiablageort an. In dieser Wolke können mit differenzierten Zugriffsrechten die vorhandenen Dateien den Mitgliedern des Ethikteams für die konkrete TEB zur Verfügung gestellt werden. Damit entfällt der Versand von E-Mails mit kennwortgeschützten Anhängen, und alle beteiligten Personen haben Zugriff auf die bereitgestellten Dateien.

In Präsenz kann im Raum festgestellt werden, welche Personen bei einer Ethik-Fallberatung anwesend sind. Dies ist bei einer TEB nicht so leicht möglich. Zwar lässt sich das Verbot der Aufzeichnung einer TEB vereinbaren und die Aufzeichnungsfunktion der Videokonferenzsoftware sperren, aber das unkontrollierte Mitfilmen lässt sich nicht verhindern. Ebenso lässt sich die nicht abgesprochene und nicht wahrnehmbare Anwesenheit weiterer Personen nicht gänzlich ausschließen.

14.2 TeleEthikBeratung als Regelangebot

14.2.1 Kosten und Qualifikation

Anbieter von TEB sollten neben den Rahmenbedingungen die Qualifikationen der beteiligten Personen des Ethikteams und ggf. methodische Vorgaben darstellen.

INFO

Kosten einer TeleEthikBeratung

Eine TEB gehört derzeit nicht zu den durch Krankenkassen refinanzierten Leistungen. Anbieter müssen für Ratsuchende Kostentransparenz herstellen. Dazu können die entstehenden Kosten als Vollkosten (Infrastruktur, Personalkosten, Honorare) der ratsuchenden Person in Rechnung gestellt oder als Pauschale berechnet werden. Die Kosten einer TEB setzen sich aus den Kosten für die organisatorische und inhaltliche Vorbereitung (Phase 1), den moderierten Diskurs der Ethik-Fallberatung (Phase 2) und die Nachbereitung (Phase 3) zusammen.

Die Mitglieder des Ethikteams des vom Zentrum für Angewandte Ethik Erfurt koordinierten Angebots einer TEB verfügen mindestens über die Qualifikationsstufe K1 (Ethikberater Gesundheitswesen) der Akademie für Ethik in der Medizin (AEM) [3, 4].

INFO

Perspektiven des Ethikteams

- Ethiker
- Ärzte
- Pflegende
- Therapeuten
- Rechtliche Betreuer
- Seelsorger
- Sozialarbeiter mit Erfahrung in gesundheitsbezogener Sozialer Arbeit
- Rechtswissenschaftler

Durch die flexible Einbeziehung von Experten in das Ethikteam können TEBs für unterschiedliche Versorgungssituationen durchgeführt werden. Exemplarisch sei hier die Eingliederungshilfe oder die Forensik genannt.

Mit dem Cartoon in ➤ Abb. 14.1 wird eine Darstellung einer TEB versucht. Dabei findet diese nie am Bett der betroffenen Person statt, außer die Person selbst nimmt an der TEB teil. Dies ist im Cartoon erkennbar nicht der Fall; er soll überzeichnet das TEB-Setting darstellen.

14.2.2 Erfahrungen während der SARS-CoV-2-Pandemie

Durch Kontaktbeschränkungen in Einrichtungen des Gesundheitswesens konnten Ethik-Fallberatungen nicht in der bislang gewohnten Form durchgeführt

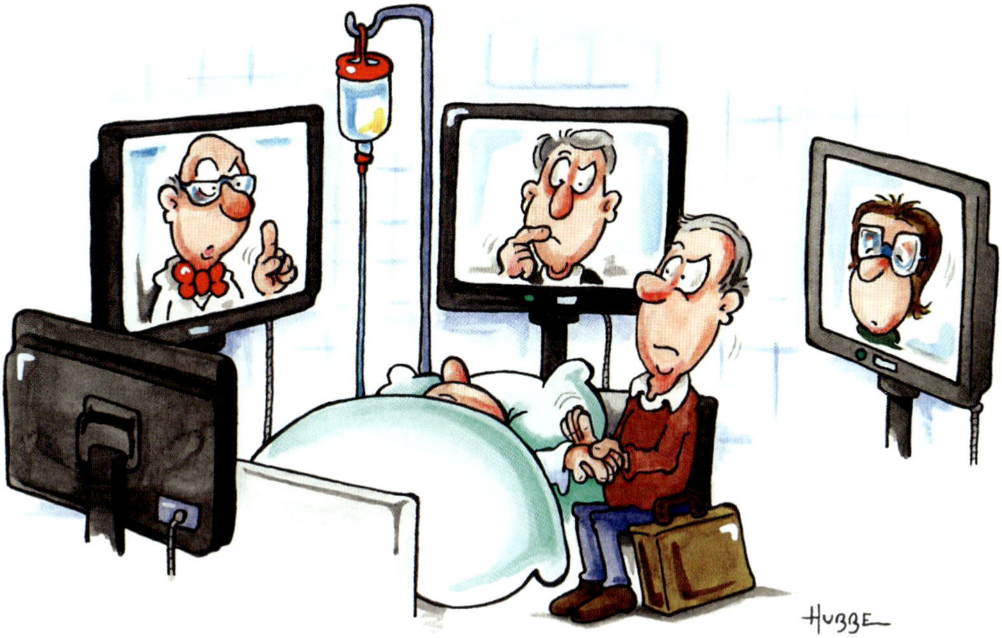

Abb. 14.1 TeleEthikBeratung (mit freundlicher Genehmigung des Künstlers) [O272]

werden. Auch der fachliche Austausch in den gewohnten Formen auf Trägerebene war in Präsenz nicht mehr möglich.

Vom 23.3.2020 bis zum 30.4.2020 boten wir um 17:00 Uhr eine tägliche einstündige Ethiksprechstunde in Form einer Videokonferenz an. Der Beginn des Angebots fiel in die Zeit der ersten Veröffentlichung einer Empfehlung der Deutschen Interdisziplinären Vereinigung für Intensiv- und Notfallmedizin e. V. (DIVI) zu „Entscheidungen über die Zuteilung von Ressourcen in der Notfall- und der Intensivmedizin im Kontext der COVID-19-Pandemie“ sowie verstörende Berichte aus dem Ausland über die drohende oder bereits eingetretene regionale Überlastung des Gesundheitswesens.

FALLBEISPIEL

Am 23.3.2020 meldet sich eine Intensivschwester aus einem Allgemeinkrankenhaus mit folgender Frage: „Was sollen Physiotherapeuten ohne Schutzausrüstung machen? Sollen sie die Behandlung von Patienten einstellen oder weiterführen und sich damit in erhöhte Gefahr einer Virusinfektion begeben?“

Die Fragestellung wurde ohne Bezug zu einem konkreten Patienten diskutiert, und es wurden unterschiedliche Szenarien gebildet. Hintergrund der Anfrage war die Befürchtung der Benachteiligung bestimmter Patientengruppen bzw. Versorgungseinrichtungen im Gesundheitswesen. In der akuten Situation des Mangels, u. a. an FFP2-Masken und Desinfektionsflüssigkeit, wurden die Physiotherapeuten im konkreten Krankenhaus nicht versorgt. Einige Physiotherapeuten verwiesen auf ihre Behandlungsverpflichtung und akzeptierten die persönlichen Risiken, während andere Physiotherapeuten die weitere Behandlung von Patienten ablehnten. Aufseiten der Patienten, die weiterhin auf einer indizierten Behandlung bestanden, führten diese unterschiedlichen Bewertungen nachvollziehbar zu Unmut.

Die TeleEthikBeratung endete mit dem Versuch, in diesem Spannungsfeld zwischen individual- und gesellschaftsethischer Bewertung Kriterien für die Verteilung von persönlicher Schutzausrüstung zu formulieren, anhand derer sich eine Unterversorgung möglichst minimieren lässt.

Neben der dargestellten generellen Anfrage gingen auch Anfragen zu Behandlungssituationen von Patienten ein, die dann im Rahmen eines Extratermins beraten wurden.

14.3 Fazit und Perspektiven der Weiterentwicklung

Die hier skizzierte TeleEthikBeratung nach den Vorgaben des Zentrums für Angewandte Ethik in Erfurt ermöglicht eine Ethik-Fallberatung nach nationalen Standards. Bei einer TEB werden qualifizierte Ethikberaterinnen und -berater mit unterschiedlichem beruflichem Hintergrund und unterschiedlichen Arbeitsfeldern zusammengebracht. Dieser interdisziplinäre und multiprofessionelle Ansatz ist geeignet, eine schnelle Beratungsmöglichkeit für moralische Konflikte und Anfragen bereitzustellen. Eine Geschäftsstelle beim Zentrum für Angewandte Ethik in Erfurt koordiniert die flexible Zusammensetzung des Ethikteams. Durch die zeitsparende Beteiligung an einer TEB können gefragte Experten beteiligt werden, die bei einer Ethik-Fallberatung in Präsenz hätten aufwendig gesucht und aktiviert werden müssen. Damit kann eine TEB einer regulären Ethik-Fallberatung in Bezug auf Perspektivenvielfalt, Kompetenz und Erfahrung mitunter überlegen sein.

Wie alle Formen der Ethikberatung wird die Finanzierung dieser Beratungsform im Gesundheitswesen nicht von den Kostenträgern übernommen. Allerdings wird inzwischen für die Beatmungsentwöhnung (Weaning) bei maschineller Beatmung (8–718.9) als eines der erforderlichen Strukturelemente die „Möglichkeit zur Durchführung eines Ethik-Fallgesprächs“ genannt. In den Erläuterungen des Medizinischen Dienstes des Spitzenverbandes Bund der Krankenkassen e. V. wird das Strukturmerkmal wie folgt konkretisiert:

1. Nachweis von bestehenden Strukturen von Ethik-Fallgesprächen (z. B. Satzung oder Geschäftsordnung für ein Ethikkomitee),
2. Qualifikationsnachweise (z. B. der erfolgreiche Abschluss einer Fortbildung auf der Grundlage des Curriculums der Akademie für Ethik in der Medizin oder die Zertifizierung der ersten Kompetenzstufe durch diese).

Mit dieser Nennung der Ethikberatung als Strukturmerkmal werden der Aufbau eines Ethikberatungsgremiums und die Qualifizierung seiner Mitglieder empfohlen, ohne die Möglichkeit der Abrechnung dieser Leistung mit den Krankenkassen. In den Erlösen der Leistungserbringer sind somit die Kosten für Ethikberatung enthalten. Eine Abrechnungsziffer für eine Ethik-Fallberatung wurde jedoch bislang nicht eingerichtet. Ein Krankenhaus kann nun die Kosten für Ethikberatung übernehmen oder sie den Ratsuchenden in Rechnung stellen. Bei internen Ratsuchenden ändert sich nichts am Gesamtbudget des Krankenhauses, da es eine interne Kostenrechnung und -verteilung bleibt. Bei außerklinischer Ethikberatung verhält es sich dagegen anders, da diese nicht automatisch von Leistungserbringern im Gesundheitswesen angeboten wird. Somit stellt sich die Frage nach der Finanzierung der Kosten für TEB, und es ergeben sich dazu mindestens folgende Varianten:

- Die Beteiligten der TEB stellen ihre Arbeitskraft ehrenamtlich zur Verfügung und finanzieren die Kosten für Infrastruktur selbst.
- Eine Institution des Gesundheitswesens finanziert das Angebot der TEB und setzt dafür Erlöse aus anderen Bereichen ein (Quersubvention).
- Die Beteiligten der TEB schließen sich in einem gemeinnützigen Verein zusammen und sammeln Spenden für das Angebot.
- Das Angebot einer TEB ist für die ratsuchenden Personen kostenpflichtig, was eine Struktur der Abrechnung erfordert.

Eine TEB kann Menschen unterstützen, die sonst keinen Zugang zu einer Ethik-Fallberatung haben. Zudem kann das TEB-Modell, das nach nationalen Standards arbeitet und organisatorisch einer Ethikberatung durch Ethikberatungsgremien von Krankenhäusern entspricht, eine Möglichkeit zur Konfliktlösung darstellen. Die skizzierten organisatorischen Rahmenbedingungen sind geeignet, ratsuchenden Personen eine möglichst hilfreiche Unterstützung bei gleichzeitig gewährter Vertraulichkeit anzubieten.

LITERATUR

[1] ZEKO Stellungnahme „Außerklinische Ethikberatung“; https://www.zentrale-ethikkommission.de/fileadmin/user_upload/_old-files/downloads/pdf-Ordner/Zeko/2020-03-20_DAEB_SN_ausserklin_EB.pdf (letzter Zugriff: 25.2.2025).

[2] Bundesärztekammer, Beschlussprotokoll 124. Deutscher Ärztetag

[3] Akademie für Ethik in der Medizin e.V.: Zertifizierung für Ethikberatung im Gesundheitswesen (www.aem-online.de/index.php?id=64) (letzter Zugriff: 25.2.2025).

[4] Akademie für Ethik in der Medizin e.V. Curriculum Ethikberatung im Gesundheitswesen; www.aem-online.de/fileadmin/user_upload/Ethikberatung/Curriculum_Ethikberatung_im__Gesundheitswesen_2019-06-24__geaendert_am_21.12.22_.pdf (letzter Zugriff: 25.2.2025).

KAPITEL

15 Bochumer außerklinische Ethikberatung: Geschichte, Aufbau, Struktur und Probleme

Birgitta Behringer

Kernaussagen

- In der ambulanten Patientenversorgung treten wichtige medizinethische Fragen auf, bei denen es um die Frage des Patientenwillens, die Nutzen- und Schadensabwägung von Behandlungen sowie Gerechtigkeitsaspekte geht.
- Insbesondere Therapiezieländerungen und der Verzicht auf lebensverlängernde Maßnahmen können belastend sein. In strukturierten ethischen Fallgesprächen können wichtige Entscheidungsgrundlagen erarbeitet werden.
- Die Moderation ethischer Fallberatungen und die Förderung medizinethischer Kompetenz in Institutionen und der Öffentlichkeit ist anspruchsvoll. Die fundierte Aus- und Weiterbildung von Ethikberatern sollte gefordert werden.
- Überregionale Kontakte und Vernetzung mit weiteren Spezialisten, z. B. durch die Anbindung an eine wissenschaftliche Fachgesellschaft, sind sinnvoll.
- Außerklinische Ethikberatung ist meist nicht institutionell verankert, da die Ethikberater verschiedene Arbeitgeber haben. Wichtig ist die Beauftragung durch einen Dachverband. Hierzu könnten Ärztekammern, Palliativnetze oder Wohlfahrtsverbände gehören. Auch das Mandat durch ein regionales Netzwerk ist denkbar.
- Ethische Fallberatungen werden nicht häufig angefordert. Ethikkomitees sollten sich überlegen, welche anderen Formate und Überlegungen es zur Unterstützung von Menschen in gesundheitlichen Krisen gibt. Eine Anregung ist die Implementierung der regionalen gesundheitlichen Versorgungsplanung (GVP) gemäß § 132g SGB V.

15.1 Beginn und Bedarf an außerklinischer Ethikberatung

Das Ambulante Ethikkomitee Bochum e. V. (AEB) hat seinen Ursprung im Qualitätszirkel des Palliativnetzes. Fallvorstellungen haben die Grenzen der kurativen Medizin thematisiert: „Welche Verpflichtungen haben wir gegenüber Menschen am Ende ihres Lebens, wenn sie nicht mehr essen, wenn sie eine Lungenentzündung oder eine Anämie entwickeln?" Es wurde offensichtlich, dass zur Therapiezielbestimmung ein fundiertes Wissen und strukturierte Überlegungen notwendig sind.

15.1.1 Das Bedürfnis nach Handlungssicherheit

Das Interesse Einzelner war groß, Gleichgesinnte zu finden und ein Umdenken und Handlungssicherheit im regionalen gesundheitlichen Netzwerk zu schaffen. Insbesondere die Therapiebegrenzung und das Zulassen des Sterbens führten bei einzelnen Behandlerinnen und Behandlern zu erheblichen Sorgen und Ängsten, da es bislang kein Format für einen strukturierten und nachvollziehbaren Entscheidungsprozess gab.

15.1.2 Weiterbildung und Vernetzung

Die regionale Implementierung von Ethikberatung und die Sensibilisierung der Öffentlichkeit für medizinethische Fragen waren das Ziel einer kleinen Gruppe von Protagonisten. Voraussetzung sollten fundierte Kenntnisse der für Ethikberatung wichtigen Themen der Medizinethik sein. Das Palliativnetz Bochum finanzierte die Ausbildung von 25 Ethikberatern im Gesundheitswesen nach den Standards der Akademie für Ethik in der Medizin Kompetenzstufe K1. Weitere Interessierte erlangten die Kompetenzstufe K3 und absolvierten ein Masterstudium der Medizinethik. Durch diese Aktivitäten entstanden deutschlandweit Kontakte zu Fachkollegen.

15.1.3 Vom Qualitätszirkel zum gemeinnützigen Verein

Schnell wurde deutlich, dass Ethikberatung nicht im Palliativnetz verwurzelt sein konnte, da medizinethische Fragen nicht nur Palliativpatienten betreffen. Auch aufgrund der hohen Verantwortung von ethischen Fallgesprächen wurde eine unabhängige Organisationsform notwendig. Das ambulante Ethikkomitee Bochum gründete sich als gemeinnütziger Verein. Zu den Aufgaben gehörten die ethische Fallberatung, die Unterstützung von Institutionen bei medizinethischen Fragen und systemischen Veränderungen in der Vorbereitung von Therapiezieländerungen und die Öffentlichkeitarbeit. Seit Februar 2016 finden monatliche Qualitätszirkel statt. Jährlich werden 10 bis 15 ethische Fallberatungen durchgeführt.

MERKE

Strukturierte ethische Fallgespräche unterstützen Behandler bei der Therapiezielfindung und geben Handlungssicherheit. Daneben können außerklinische Ethikkomitees Plattformen für die Auseinandersetzung mit wichtigen medizinethischen und gesellschaftlichen Fragen bieten. Qualitätskriterien wie die zertifizierte Ausbildung von Ethikberatern und die Anbindung an eine wissenschaftliche Fachgesellschaft sollten geprüft werden.

15.1.4 Etablierung der außerklinischen Beratung

Es war wichtig, das regionale gesundheitliche Netzwerk mit Qualität und fundiertem Fachwissen davon zu überzeugen, dem Ethikkomitee das Mandat zu erteilen, Ethikberatung und Öffentlichkeitsarbeit anzubieten. Sehr hilfreich war die Auseinandersetzung mit Empfehlungen zur Implementierung von Ethikberatung aus der Literatur [1]. Bei der Gründung des ambulanten Ethikkomitees gab es 17 Mitglieder, zu denen Ärzte, Pflegekräfte, Koordinatoren aus der Hospizarbeit, Seelsorger, Apotheker und Juristen gehörten. Zu den Mitgliederorganisationen gehören das stationäre Hospiz, Hospizvereine, eine Apotheke, die Lebenshilfe und Senioreneinrichtungen. Das ambulante Ethikkomitee ist Kooperationspartner des Palliativnetzes Bochum. Heute hat das ambulante Ethikkomitee um die 40 Mitglieder.

15.1.5 Öffentlichkeitsarbeit

Zu Beginn seiner Arbeit erfolgte eine Auftaktveranstaltung in Bochum mit dem Thema „Therapieempfehlungen am Lebensende im Spannungsfeld zwischen Autonomie und Fürsorge". Es folgten Einladungen zu Vorträgen, regionalen Palliativkongressen, in Betreuungsvereine, zu Treffen von Krankenhausseelsorgern, zum sozialethischen Forum von Kliniken und in Hospizvereine.

INFO

Eine wichtige Voraussetzung für das Gelingen der Ziele von Ethikkomitees ist die Öffentlichkeitsarbeit. Hierzu gehören Flyer, eine Homepage, Auftritte auf Facebook und Twitter, Vorträge, Filme, Zeitungsartikel und Workshops. Die Mitglieder von Ethikkomitees sind wichtige Botschafter.
Ferner sind auch Adressdatenbanken und ihre ständige Aktualisierung wichtig.
Regelmäßige Qualitätszirkel dienen der Weiterbildung von Ethikberatern ebenso wie der Sensibilisierung von Professionellen für medizinethische Themen. Die Themenauswahl ist vielfältig. Wichtige Artikel und aktuelle Themen sind auf den Seiten der Deutschen Gesellschaft für Palliativmedizin und der Akademie für Ethik in der Medizin hinterlegt.

Das Angebot zur Moderation ethischer Fallgespräche gilt für alle Bochumer Bürger. Sie werden über das Angebot durch Flyer, Zeitungsartikel und die Homepage des AEB informiert. Es gibt ein Ethiktelefon, welches zu Bürozeiten erreichbar ist. Pro Jahr werden 5 bis 15 Fallgespräche durchgeführt. Anfragen kommen zumeist von Pflegenden in Seniorenheimen, gelegentlich von Bürgern, selten von Ärzten.

15.1.6 Die Moderation ethischer Fallgespräche

Die Anfragen gehen in der Geschäftsstelle des AEB ein. Von dort werden alle Ethikberater bezüglich ihrer zeitlichen Verfügbarkeit angeschrieben, auch um die Rollenverteilung als Moderator, Protokollant und Beisitzer zu vereinbaren.

MERKE

Zu den wichtigsten Aufgaben des Moderators gehört die Klärung der ethischen Frage. Geht es um die Verletzung der Autonomie oder um Nutzen-Schaden-Aspekte einer Therapie, oder werden die Bedürfnisse weiterer Personen übergangen?

Zur Organisation eines ethischen Fallgesprächs gehören Vorbereitungen. Der Moderator kann die Teilnehmenden und andere Behandler sowie die Zugehörigen im Vorfeld kontaktieren und bereits Informationen wie z. B. Arztberichte anfordern. Dies erfordert seitens des Patienten oder seines Betreuers eine Entbindung von der Schweigepflicht.

PRAXISTIPP

- Die Zusammensetzung des Ethikteams sollte durchdacht sein. Wer passt gut zur Fragestellung? Sinnvoll ist zumeist die Beteiligung eines Arztes, einer Pflegekraft und einer weiteren Person, z. B. aus den Bereichen Seelsorge, Soziale Arbeit, Rechtsprechung oder Betreuung.
- Zur Kerngruppe in der Ethikberatung gehören idealerweise der Patient oder sein rechtlicher Vertreter, der behandelnde Arzt und die Bezugspflege.
- Es sollte daran gedacht werden, die Leitungen von Institutionen zu informieren.
- Gespräche können in den Pflegeeinrichtungen, zu Hause oder in der Geschäftsstelle des Ethikkomitees stattfinden.
- Das Setting eines ethischen Fallgesprächs ist relevant. Es sollte in einer ruhigen Atmosphäre stattfinden. Der Moderator sollte klare Angaben zur Dauer des Gesprächs und zum Ablauf machen. Zudem ist an die Erklärungen zur Schweigepflicht und an die Vorstellungsrunde zu denken. Hilfreich sind Namensschilder.
- Das Ergebnis einer ethischen Fallberatung ist nur eine Empfehlung. Der Ethikberater allein trifft keine Entscheidungen.

Die Methode der Beratung

Das ambulante Ethikkomitee Bochum nutzt als Grundlage für ethische Abwägungen die medizinethischen Kriterien nach Beauchamp und Childress: Achtung der Patientenautonomie, das Prinzip der Nutzen- und Schadensabwägung (Fürsorge) sowie Gerechtigkeit [2].

15

MERKE

Um die Abwägung der medizinethischen Kriterien nach Beauchamp und Childress rational zu ermöglichen, steht zu Beginn des Gesprächs die Faktensammlung: medizinische Aspekte, die das Kranksein erklären, die möglichen therapeutischen Optionen und ihre Konsequenzen, pflegerische Aspekte, der Wille des Patienten und auch seine Ressourcen. Als Grundlage für ein solches Gespräch kann die Nimwegener Methode dienen [3].

Fallvignette

FALLBEISPIEL

Herr B. (86 Jahre) ist Bewohner eines Seniorenheims, in dem er schon 18 Jahre lang wegen einer bipolaren Psychose, mehrerer Schlaganfälle, einer Epilepsie sowie einer zunehmenden Demenz lebt. Seit über 20 Jahren steht er unter gesetzlicher und auch gesundheitlicher Betreuung. Vor einigen Jahren wurde er bettlägerig und aß nicht mehr ausreichend. Daher wurde er mit einer perkutanen Magensonde (PEG) versorgt. Er schien die PEG persönlich nicht zu akzeptieren, der vormals immer schlanke Mann wurde adipös. Vor 2 Jahren wurde die PEG entfernt, da er wieder zur normalen Nahrungsaufnahme bereit war.

Seit wenigen Wochen isst Herr B. unregelmäßig. Er zeigt ein natürliches Abwehrverhalten, das er verbal durch Äußerungen wie „Hau ab" und körperlich dadurch zum Ausdruck bringt, dass er den Kopf wegdreht und die angebotene Nahrung aus dem Mund laufen lässt. Er weist starke Kontrakturen der Arme und Beine auf und kann nicht mobilisiert werden. Die behandelnde Ärztin und der gesetzliche Betreuer planen die künstliche Ernährung über die erneute Anlage einer PEG. Die Pflege hält das nicht für richtig, da Herr B. aktuell Ernährung aktiv ablehne und die künstliche Ernährung auch schon vor einigen Jahren nicht gewollt habe.

Die Pflegedienstleitung wendet sich mit folgender Frage an das ambulante Ethikkomitee: Ist es gerechtfertigt, Herrn B. künstlich zu ernähren, obwohl er Nahrungsangebote natürlicherweise durch verbales und körperliches Abwehrverhalten ablehnt? Das Ethikkomitee organisiert ein Gespräch. Eingeladen werden der gesetzliche Betreuer, die behandelnde Ärztin, die Pflegedienstleitung und die Bezugspflege. Das Ethikberaterteam setzt sich aus einer Palliativärztin, einem Pfarrer und einer Pflegefachkraft zusammen.

Zu den Vorbereitungen der moderierenden Palliativärztin gehören Gespräche mit dem behandelnden Neurologen, die Sichtung alter Arztbriefe und auch der Besuch bei Herrn B. Bei der Faktensammlung ergibt sich das Bild eines schwer dementen Menschen, bei dem die Hoffnung auf eine grundlegende Verbesserung seines Zustands sehr eingeschränkt ist. Für die Indikationsstellung der künstlichen Ernährung hilfreich sind die Leitlinien der Deutschen Gesellschaft für Ernährungsmedizin zur klinischen Ernährung in der Geriatrie. Hiernach können Sonden- und parenterale Ernährung bei Patienten mit fortgeschrittener Demenz generell nicht empfohlen werden, auch wenn die Entscheidung im Einzelfall individuell getroffen werden muss (Empfehlung 35) [4].

Herr B. ist aufgrund seiner fortgeschrittenen Demenz nicht mehr in der Lage, weitreichende Entscheidungen zu treffen. Es gibt keine Patientenverfügung, und im Vorfeld waren gesundheitliche Krisen am Lebensende und Behandlungswünsche nicht thematisiert worden. Hinweise für den Willen von Herrn B. ergeben sich nur aus dem aktuellen Abwehrverhalten und auch mutmaßlich aufgrund der Ablehnung der PEG in der Vergangenheit. Bei der Diskussion der medizinethischen Kriterien zeigt sich bei der Nutzen-Schaden-Analyse, dass sich der Krankheitsverlauf der Demenz aller Wahrscheinlichkeit nach ebenso wenig verbessern wird wie die Lebensqualität und das Wohlbefinden des jetzt schon bettlägerigen kontrakten Patienten. Zusätzlich scheint die künstliche Ernährung mutmaßlich nicht im Einklang mit dem Willen von Herrn B. zu stehen. Diesbezüglich können die behandelnde Ärztin und der Betreuer sich einigen. Somit besteht die Empfehlung darin, den Patienten selbst darüber entscheiden zu lassen, ob er Essen annimmt oder ablehnt. Zu hoffen bleibt, dass der Appetit des Patienten sich bessert. Ansonsten besteht das Angebot der palliativen Behandlung, in der das Sterben zugelassen wird.

Der Betreuer ist dankbar für das Ethikgespräch – das erste, das er in den letzten 20 Jahren geführt hat –, und die Hausärztin ist froh über das umfassende Bild, das sich für sie in Bezug auf Herrn B. während der Sitzung ergeben hat.

15.2 Etablierung der vorausschauenden Therapieplanung

Ethische Fallgespräche wurden meist veranlasst, wenn Menschen ihren Willen nicht äußern konnten und keine Patientenverfügung vorhanden war. Rechtliche Betreuer und Angehörige waren stark belastet, weil sie sich nicht sicher waren, im Sinne des Patienten zu handeln. Es wurde die Notwendigkeit offensichtlich, Menschen dabei zu unterstützen, frühzeitig eine GVP zu verfassen, die sie mit professioneller Begleitung unter der Einbeziehung von rechtlichen Betreuern, Angehörigen und Ärzten erstellen sollten.

INFO

Die gesundheitliche Versorgungsplanung (GVP) ist eine Weiterentwicklung der konventionellen Patientenverfügung [5]. Sie beinhaltet, dass die Vorausplanenden bei der Erstellung ihrer Patientenverfügung durch professionelle Gesprächsbegleiter unterstützt werden. Die so entstandenen Verfügungen sind lebendige Dokumente, die bei veränderter Lebenslage des Patienten immer wieder angepasst werden müssen. Hier ist die Aufmerksamkeit aller in die Versorgung des Patienten eingebundenen Personen gefragt, z.B. von Angehörigen, Pflegenden, Ärzten, Betreuern u.a. Gleichzeitig erfordert dies auch einen Wandel im regionalen Gesundheitssystem, in dem die so entstandenen Verfügungen die Grundlage aller weiteren Therapieplanungen bilden können.

§ 132g SGB V erlaubt Einrichtungen der stationären Pflege und Einrichtungen der Eingliederungshilfe für Menschen mit einer geistigen Behinderung die Implementierung der GVP und die Beschäftigung von professionellen Gesprächsbegleitern. Das AEB hat sich entschlossen, Bochumer Einrichtungen bei der Implementierung der GVP zu unterstützen. Aufgrund der hohen Standards der Gesprächsbegleiter-Schulung und der Vorsorgedokumente sowie der Möglichkeit des professionellen Austauschs mit renommierten Fachleuten in Deutschland erschien der Anschluss an die wissenschaftliche Fachgesellschaft „Advance Care Planning Deutschland“ (ACP-D) sinnvoll. Im Zeitraum 2017 bis 2025 fanden unter Leitung des AEB in Bochum acht Gesprächsbegleiter-Workshops statt. Der neunte Gesprächsbegleiter-Workshop soll im Sommer 2025 beginnen. In Bochum arbeiten seither ungefähr 36 Gesprächsbegleitende. Die Zahlen variieren aufgrund von Fluktuationen des Personals über die Jahre. Vier Mitglieder des AEB sind ACP-Gesprächsbegleitende und zertifizierte Trainer. Mehr als die Hälfte der Einrichtungen der stationären Pflege, die Lebenshilfe mit ihren Einrichtungen der Eingliederungshilfe für Menschen mit Behinderungen und eine Krankenhausabteilung haben Gesprächsbegleiter ausgebildet.

15.3 Aktuelle Herausforderungen und Probleme

Das AEB hat sich zunächst selbst beauftragt, Bochumer Bürgern seine Unterstützung bei ethischen Fragestellungen anzubieten. Ein Mandat des regionalen Gesundheitssystems oder eines Dachverbands ist dauerhaft unabdingbar.

Es stehen keine finanziellen Mittel für die Qualifikation und Weiterbildung sowie die Bezahlung von Ethikberatern zur Verfügung. Die große Verantwortung der Beratung von Menschen mit ethischen Fragestellungen macht es nötig, dass Ethikberater professionell auf einem hohen Niveau und mit hohen Standards arbeiten.

MERKE

Ethikberatungen sind im außerklinischen Setting sehr aufwendig. Gerade für niedergelassene Ärzte ist es schwierig, die notwendige Zeit dafür zu erübrigen. In der Budgetierung von Ärzten sollten Gesprächsleistungen höher bewertet werden.

15.3.1 Lösungsstrategien

Das AEB hat es sich zur Aufgabe gemacht, Bochumer Bürger und Professionelle bei medizinethischen Fragen in der Behandlung von Patienten zu unterstützen und die medizinethische Kompetenz in der Region zu fördern. Darum hat es drei Standbeine: die ethische Fallberatung, die GVP und die Öffentlichkeitsarbeit. Die GVP spielt eine zentrale Rolle.

INFO

§ 132g SGB V ermöglicht Einrichtungen der stationären Pflege und der Eingliederungshilfe für Menschen mit Behinderungen, professionelle Gesprächsbegleiter für die gesundheitliche Versorgungsplanung (GVP) zu beschäftigen. Daher haben sie auch Interesse an der Ausbildung von Gesprächsbegleitern. Das AEB hat es sich zur Aufgabe gemacht und sich qualifiziert, Bochumer Einrichtungen bei der Implementierung zu unterstützen, indem es Gesprächsbegleiter-Workshops nach den Standards von ACP-D anbietet und Gesprächsbegleiter in den Einrichtungen mit Angeboten für regelmäßige Plenarsitzungen und Qualitätszirkeln unterstützt.

15

15

Für die Mandatierung des ambulanten Ethikkomitees und für den von ihm geplanten Kulturwandel ist die Netzwerkarbeit relevant. Dafür hat das AEB einen professionellen Coach beauftragt. Gemeinsam mit ihm wurden Netzwerkkonferenzen organisiert, zu denen die wichtigsten Protagonisten des regionalen gesundheitlichen Netzwerks eingeladen wurden. Bei den bisherigen Treffen erschienen Geschäftsführer von Wohlfahrtsverbänden, Krankenhaus- und Pflegedienstleitungen, Vertreter von Hospizdiensten, städtischen Behörden und Hochschulen, Ärzte sowie Einzelpersonen. In Bochum wurde das Netzwerk „Behandlung im Voraus Planen in Bochum“ gegründet und das AEB beauftragt, die gesundheitliche Versorgungsplanung in Bochum zu implementieren. Um die Arbeit des AEB weiter zu professionalisieren, hat das Netzwerk durch Spenden die Finanzierung einer Koordinationskraft ermöglicht. Im Rahmen der GVP können ethische Fallgespräche sinnvoll sein, wenn Versorgungsplanungen für Menschen ermittelt werden sollen, die bereits jetzt nicht mehr entscheidungsfähig sind. Zugleich sind Workshops und Qualitätszirkel eine gute Möglichkeit, die Anliegen des AEB an eine große Gruppe in Bochum weiterzugeben.

15.4 Fazit

Außerklinische Ethikberatung ist wichtig für die Therapiezielfindung bei Fragen zu Autonomie, Fürsorge und Gerechtigkeit, und sie schützt vor Konflikten. Ethikberatung ist anspruchsvoll und zeitaufwendig und sollte nur von qualifizierten Personen durchgeführt werden. Im außerklinischen Bereich gibt es häufig keinen Dachverband, kein Mandat und keine Finanzierung. Ethikberatung wird selten angefordert. Für Ärzte ist der zeitliche Einsatz zwar häufig schwer zu bewerkstelligen, er lohnt sich aber aus Erfahrung auch für sie.

Die Implementierung der gesundheitlichen Versorgungsplanung (GVP) gemäß § 132g SGB V kann einige der vorgenannten Probleme lösen. Gesprächsbegleiterinnen und -begleiter werden bezahlt und können Ärztinnen und Ärzte unterstützen. Zur GVP gehören neben der Gesprächsbegleitung auch die Implementierung im Gesundheitssystem und ein entsprechender Kulturwandel. Ethikkomitees sind besonders geeignet, die Funktion der Steuerungsgruppe zu übernehmen. Netzwerkbildung kann ein Weg für die Mandatierung sein.

LITERATUR

[1] Vollmann J. Implementierung einer klinischen Ethikberatung. In: Dörries A, Neitzke G, Simon A, Vollmann J (Hrsg.). Klinische Ethikberatung. 2. A. Stuttgart: Kohlhammer 2010; 113–126.

[2] Marckmann G, Behringer B, in der Schmitten J. Ethische Fallbesprechung in der hausärztlichen Versorgung: ein Leitfaden für die Praxis. Z Allg Med 2018; 94(3): 116–120.

[3] Steinkamp N, Gordijn B. Ethik in Klinik und Pflegeeinrichtungen. In: Steinkamp N, Gordijn B. Ethik in Klinik und Pflegeeinrichtung. 3. A. Hannover: Luchterhand 2009; 256.

[4] Volkert D, Bauer JM, Frühwald T, Gehrke I, Lechleitner M, Lenzen-Großimringhaus R, Wirth R, Sieber C. Leitlinie der Deutschen Gesellschaft für Ernährungsmedizin (DGEM) in Zusammenarbeit mit der GESKES, der AKE und der DGG Klinische Ernährung in der Geriatrie

[5] In der Schmitten J, Nauck F, Marckmann G. Behandlung im Voraus Planen (Advance Care Planning): ein neues Konzept zur Realisierung wirksamer Patientenverfügungen. Zeitschrift für Palliativmedizin 2016; 17(4): 177–195.

KAPITEL

16 Entwicklung ethischer Leitlinien im Kontext ethischer Fragestellungen im Hospiz

Annette Riedel

Kernaussagen

- Im Hospiz stellen sich wiederkehrende, vielfach ethisch komplexe Fragestellungen.
- Ethische Konflikte fordern Interventionen zur Prävention und Reduktion von moralischem Belastungserleben und somit zum Erhalt der Pflege- und Begleitungsqualität im Hospiz.
- Ethische Fragestellungen im Hospiz bedürfen systematisierter und etablierter Formate der Ethikberatung (Ethikbildung, Ethik-Fallberatungen und Entwicklung von Ethik-Leitlinien).
- Die partizipative Entwicklung und Implementierung einer Ethik-Leitlinie unterstützt und rahmt die ethische Entscheidungsfindung und trägt zur ethischen Entscheidungsqualität, zur Ethikkompetenzentwicklung und zur moralischen Entlastung bei.

16.1 Hinführung

Ethikberatung – hier verstanden als Unterstützungsangebot in Situationen moralischer Ungewissheit, bei ethischen Fragestellungen und ethischen Entscheidungskonflikten – umfasst im nachfolgenden Verständnis drei Elemente:

- Ethik-Fortbildungen
- Ethik-Fallberatungen
- Ethik-Leitlinien [1, 2, 3]

Alle drei Elemente sind für das Hospiz-Setting bedeutsam und ergänzen bzw. beeinflussen sich wechselseitig. Regelmäßige **Ethik-Fortbildungen** in den Hospizen verdichten grundlegende Ethikkompetenzen, die die moralische Sensibilität und Sensitivität für ethische Konfliktsituationen erhöhen, die eine ethisch reflektierte Haltung stärken und die ethische Reflexion und Diskussion wie auch den Perspektivenwechsel untermauern. Ethikkompetenzen sind insbesondere bei komplexen ethischen Fragestellungen bedeutsam [4, 5, 6]. Da ethische Fragestellungen am Lebensende eines Menschen per se komplex und vielfach auch ethisch kontrovers sind [7, 8], sind Ethikkompetenzen für Mitarbeitende im Hospiz evident, denn:

MERKE

Ethikkompetenzen fördern die ethische Sensibilität und beeinflussen die Qualität und die Tiefe der Reflexions- und Entscheidungsfindungsprozesse, z. B. im Rahmen von Ethik-Fallberatungen.

Ethik-Fallberatungen sind zwischenzeitlich im hospizlichen Setting angekommen [7–9]. Wiederkehrende ethische Fragestellungen in Ethik-Fallberatungen können ein Indikator dafür sein, dass die Entwicklung einer **Ethik-Leitlinie** in Betracht gezogen werden könnte bzw. sollte. Die Entwicklung von Ethik-Leitlinien fordert ebenfalls Ethikkompetenzen ein, wie sich nachfolgend zeigen wird, und dient zugleich der Ethikkompetenzentwicklung [6, 8, 10]. In dieser begrenzten Darlegung werden bereits die wechselseitigen Bezüglichkeiten innerhalb der drei Elemente der Ethikberatung (Ethik-Fortbildungen, Ethik-Fallberatung und Ethik-Leitlinienentwicklung) wie auch die übergreifende Bedeutsamkeit von Ethikkompetenzen im Kontext der Ethikberatung deutlich.

Der Beitrag legt den Schwerpunkt auf die Chancen und auf die Bedeutsamkeit von Ethik-Leitlinien im hospizlichen Setting, wobei Ethik-Leitlinien als „Handlungsempfehlungen" verstanden werden, die sich aus wiederkehrenden ethischen Fragestellungen und Konflikten ableiten und als „Orientierungshilfe für Einzelfallentscheidungen" dienen [1–3, 10].

Ziel des Beitrags ist es,

- die Bedeutsamkeit der Ethikberatung im Hospiz aufzuzeigen,
- Ethik-Leitlinien als Element der Ethikberatung vorzustellen und
- die Schritte der Entwicklung von Ethik-Leitlinien zu konturieren.

16.2 Hospiz

In diesem Beitrag steht das Hospiz als zunehmend wichtiges Setting im Gesundheitswesen im Fokus. Um die Bedeutsamkeit von Ethikberatung im Hospiz erfassen zu können, werden einerseits die Spezifika des Settings (Wer wird in einem Hospiz gepflegt und begleitet?) und andererseits auch zentrale Besonderheiten der Hospizkultur (Was leitet die Entscheidungen im Hospiz? Welche Werte spielen eine Rolle? Welche Haltung ist leitend?) umrissen.

16.2.1 Hospiz als Versorgungsangebot – Anforderungen und Herausforderungen

Die Hospizbewegung hat ihren Ursprung in den 1960er-Jahren und ist eng verknüpft mit Dame Dr. Cicely Saunders, die im Jahr 1967 das St. Christopher's Hospice in London gründete [11]. Entsprechend dem im deutschen Gesundheitswesen zentralen Grundsatz „ambulant vor stationär" verstehen sich stationäre Hospize als ergänzende Angebote zur ambulanten Hospizarbeit.

Als Definition für „Hospice Care" formuliert das „White Paper" der European Association for Palliative Care (EAPC):

INFO

„Hospice care is for the whole person, aiming to meet all needs – physical, emotional, social and spiritual. At home, in day care and in the hospice, they care for the person who is facing the end of life and for those who love them. Staff and volunteers work in multiprofessional teams to provide care based on individual need and personal choice, striving to offer freedom from pain, dignity, peace and calm." [12, S. 281]

In dieser einschlägigen und im hospizlichen Versorgungskontext zentralen Definition wird der ganzheitliche Ansatz im Hinblick auf die Bedürfnisse und Bedarfe der Hospizgäste expliziert: Physische, emotionale, soziale wie auch spirituelle Aspekte sind in der hospizlichen Versorgung und Begleitung bedeutsam [7, 11–14]. Zugleich verweist die Definition auf die relevanten Perspektiven der Versorgung: auf den Menschen in der letzten Lebensphase wie auch auf seine An- und Zugehörigen. Professionelle und Ehrenamtliche arbeiten bestenfalls in multiprofessionellen Teams zusammen. Professionelle und Ehrenamtliche richten ihre Angebote an den individuellen Bedürfnissen und den persönlichen Wünschen der Hospizgäste aus, stets verbunden mit dem Ziel, Leiden zu lindern und Würde zu realisieren.

Im *Oxford Handbook of Palliative Care* ist zu lesen: *„Hospice and hospice care refer to a philosophy of care rather than a specific building or service“* [15, S. XXVI], was auf die konzeptionellen Besonderheiten verweist und die übergreifende Bedeutsamkeit des Care- bzw. Sorgeansatzes als Haltung und Handlung herausstellt.

Palliative Care, als grundlegender Versorgungsansatz im Hospiz, weist die Lebensqualität als zentrale Zieldimension der Versorgung und Begleitung des Patienten/Gastes aus [7, 8, 13, 14], die nachfolgend exemplarisch definitorisch umrissen wird.

INFO

Die WHO definiert Lebensqualität ...

„... as an individual's perception of their position in life in the context of the culture and value systems in which they live and in relation to their goals, expectations, standards and concerns. It is a broad ranging concept affected in a complex way by the person's physical health, psychological state, personal beliefs, social relationships and their relationship to salient features of their environment.“
www.who.int/healthinfo/survey/whoqol-qualityoflife/en/

In dieser wichtigen und einschlägigen Definition wird deutlich: Die je individuelle, kontextbezogene und mit dem persönlichen Leben des Hospizgastes in Verbindung stehende Lebensqualität spielt eine zentrale Rolle in der Ausrichtung der Pflege, der Begleitung und der Versorgung im Hospiz. Die Komplexität des Konzepts zeichnet sich durch den Einfluss der individuellen Gesundheit, der psychischen Verfasstheit, der persönlichen Grundhaltungen wie auch der sozialen Kontextfaktoren und Umweltbezüge aus. In der Folge fordert die Orientierung an der Lebensqualität eine umfassende Perspektive auf den Menschen in seiner letzten Lebensphase und kann nur aus seiner Perspektive heraus umfänglich bewertet und gerahmt werden. Die Definition unterstreicht diese Bedeutsamkeit.

Deutlich wird in dieser Definition, dass Lebensqualität kein statischer Zustand ist, sondern dass vielfältige Einfluss- und Kontextfaktoren im Zusammenhang des Phänomens wirken. Evident ist in dieser Definition ferner: Lebensqualität kann nur individuell konturiert, empfunden und definiert werden. Die S3-Leitlinie formuliert als „konsensbasiertes Statement“ unter den „Grundsätze(n) der Palliativversorgung“:

„Palliativversorgung stellt die Lebensqualität der Patienten [...] und ihrer Angehörigen in das Zentrum aller Bemühungen.“ [13, S. 40; vgl. S. 36]

Somit erfolgen die Maßnahmen zur Verbesserung und zum Erhalt der je individuellen Lebensqualität des Gastes/Patienten unter Einbezug des sozialen Umfelds, der Familie, der An- und Zugehörigen – soweit es die betroffene Person wünscht. Diese Perspektive auf das Lebensumfeld und die Lebenswelt des Hospizgastes, auf die je individuelle Lebensqualität und die persönlichen Wünsche und Bedürfnisse sowie auf den Willen des Hospizgastes ist konstitutiv für die Palliative-Care-Versorgung und die Begleitung in der letzten Lebensphase im hospizlichen Setting [7, 8].

Ein weiterer Grundsatz von Saunders für die hospizliche Praxis sei an dieser Stelle ausgeführt, der sich – vergleichbar zur Ausrichtung an der Lebensqualität – als signifikant erweist: die **Bejahung des Lebens**, die **Akzeptanz von Sterben und Tod als Teil des Lebens**. Der Tod wird weder beschleunigt noch hinausgezögert [17, 18].

Die WHO formuliert in ihrer Definition von Palliative Care:

INFO

„Palliative Care affirms life and regards dying as a normal process, intends neither to hasten or postpone death.“
www.who.int/cancer/palliative/definition/en/

(Übers.: Palliative Care bejaht das Leben und erkennt Sterben als normalen Prozess an, beabsichtigt weder die Beschleunigung noch die Verzögerung des Todes). Diese für die Palliativversorgung wichtige Prämisse wird auch in der S3-Leitlinie aufgegriffen [13, S. 37].

Deutlich ist: An das Setting Hospiz werden hohe – und nicht immer miteinander zu vereinbarende – Ansprüche an die Palliative-Care-Begleitung und die palliative Versorgung gestellt, beispielsweise die Lebensqualität der Gäste im Hospiz zu verbessern, zumindest aber zu erhalten, das Leiden zu lindern und *zugleich* den Prozess des Sterbens nicht zu beeinflussen bzw. gar zu beschleunigen. Die vielfältigen Entwicklungen und Verbesserungen in der Palliativversorgung – vgl. hierzu umfassend [11, 13, 14] – dürfen nicht darüber hinwegtäuschen, dass es nach wie vor Situationen gibt, in denen bei einzelnen Gästen im Hospiz nicht alle Symptome (vollständig) gelindert werden können. Auch sichert dieser Ansatz nicht immer das erwünschte „friedliche“, „gute“ oder „bewusste“ Sterben [19–23]. – So formulierte bereits Saunders:

„Man kann natürlich nicht sagen, dass jeder Patient im Hospiz völlig von Schmerzen befreit sei, den Tod vollkommen akzeptiert und herrlich sterben wird.“ [18, S. 106]

Ein Hospiz kann indes Pflege- und Versorgungssicherheit sowie Letztverlässlichkeit vermitteln. Es geht um den Respekt der Selbstbestimmung, darum, Lebens- und Abschiedsqualität zu sichern, Sterben als Teil des Lebens bis zum Ende leben zu können [18], und es geht um Würde [15].

Angesichts dieser Prämissen und der dargelegten Orientierungsdirektiven an die hospizliche Pflege und Versorgung, Begleitung und Haltung lässt sich antizipieren, dass im hospizlichen wie auch übergreifend im Palliative-Care-Kontext ethische Kontroversen und Konflikte nicht ausbleiben.

Mögliche Konfliktpotenziale, die sich angesichts bzw. trotz der normativen Vorgaben und Rahmungen ergeben können, verdeutlichen die Notwendigkeit der ethischen Sensibilität für potenziell ethische Fragestellungen. Sie lassen den Bedarf an systematisierter Ethikberatung erkennen, was nachfolgend nochmals untermauert wird.

16.2.2 Wiederkehrende ethische Fragestellungen im Hospiz

In vorliegenden ethischen Grundlagenpapieren (z. B. [24–26]) werden potenzielle ethische Kontroversen und ethische Implikationen hospizlicher Praxis thematisiert. Ethische Konfliktfelder im hospizlichen Setting legen z. B. die Studien von Breitsameter [20, 21] dar. Die qualitative Studie von Walker und Breitsameter [27] hat in deutschen Hospizen beobachtbare ethische Fragestellungen und Probleme identifiziert. Die erfassten ethischen Konfliktfelder beziehen sich auf Sachthemen (Pflege und Medikation) und auf Konfliktkonstellationen, die das Verhältnis der Pflegenden zu den Gästen, das Verhältnis Letzterer zu den An- und Zugehörigen und das Verhältnis der Pflegenden zu den An- und Zugehörigen betreffen. Qualitative und quantitative Erhebungen im Rahmen einer forschungsbasierten und theoriefundierten Entwicklung von Ethik-Leitlinien für stationäre Hospize identifizierten die Einleitung einer Palliativen Sedierung als eine wiederkehrende ethische Dilemmasituation mit einem hohen ethischen Reflexionsbedarf wie auch einem hohen ethischen Reflexionsbedürfnis. Im Mittelpunkt der Studie stand die ethische Fragestellung: *„Wann ist der richtige Moment der Einleitung einer Palliativen Sedierung?“* [7]. Das Thema der Palliativen Sedierung ist ein Thema, das im Kontext der Palliative Care wiederkehrend ethische Kontroversen und Konflikte auslöst [7, 8, 28–35]. Aktuell begleiten das hospizliche Setting zudem die ethischen Fragen rund um den assistierten Suizid [36–41].

MERKE

Diese exemplarischen, in Studien dargelegten ethischen Fragestellungen, Konfliktsituationen und ethischen Implikationen verweisen auf die **Bedeutsamkeit und den Bedarf unterstützender Ethikstrukturen** (z. B. Ethik-Fortbildung, Ethik-Fallberatungen und/oder Ethik-Leitlinien), die einerseits ethische Entscheidungen absichern, persönliche und professionelle moralische und ethische Unsicherheiten wie auch individuelles moralisches Belastungserleben durch konsentierte Teamentscheidungen reduzieren und andererseits Ethikkompetenzen abstützen [6, 7].

Deutlich ist: Den Palliative-Care-Kontext, darunter fällt auch das Setting Hospiz, prägen vielfältige und vielfach komplexe Situationen und Entscheidungen mit moralischem Gehalt. Werden wiederkehrende moralische Kontroversen und ethische Konflikte nicht angemessen aufgearbeitet und ethische Entscheidungen nicht nachvollziehbar und unter Einbezug der situativ Beteiligten und Betroffenen getroffen, so kann sich bei einzelnen Mitarbeitenden im Hospiz langfristig **moralisches Belastungserleben** oder gar moralischer Stress („Moral Distress“) bis hin zu „Moral Injury“ entwickeln bzw. potenzieren [7, 8, 24, 42–47].

Etablierte Strukturen der Ethikberatung, Strukturen und Räume der systematisierten ethischen Reflexion können moralisches Belastungserleben aufgreifen und bestenfalls zur moralischen Entlastung beitragen [45, 46, 48]. Die Reduktion von individuellem moralischem Belastungserleben wie auch die Prävention von langfristig sich einstellendem moralischem Stress begründet die Relevanz unterstützender Ethikstrukturen, sowohl im Sinne der Mitarbeitenden im Hospiz als auch im Sinne der hospizlichen Pflege- und Versorgungsqualität [7, 8]. Die **partizipative Entwicklung einer Ethik-Leitlinie** kann hier eine wichtige Rolle spielen. Dieser Entwicklungsprozess selbst führt nicht nur zu einem Instrument, das zukünftig den Abwägungs- und Entscheidungsprozess systematisiert, vielmehr fördert der gemeinsame Aushandlungs- und Konsentierungsprozess parallel die Ethikkompetenzentwicklung und verdichtet die Expertise in der inhaltlichen und ethischen Auseinandersetzung mit dem Gegenstand der zu erstellenden Ethik-Leitlinie (z. B. zum Thema Palliative Sedierung, zum Thema Freiwilliger Verzicht auf Essen und Trinken, zum Thema Sterbehilfe, Suizidwünsche etc.).

16.3 Ethik-Leitlinien als Element der Ethikberatung

Ethik-Leitlinien stellen ein mögliches ergänzendes Element im Rahmen der Ethikberatung innerhalb eines Hospizes, aber selbstverständlich auch für ambulante Hospizdienste dar.

16.3.1 Gegenstand und Ziele von Ethik-Leitlinien

In der Literatur finden sich die folgenden definitorischen Klarlegungen und Beschreibungen für das Instrument der Ethik-Leitlinie, als ein Element der Ethikberatung.

INFO

- Ethik-Leitlinien *„sind Handlungsempfehlungen, die sich aus immer wiederkehrenden Situationen […] ableiten und die als Orientierungshilfe für Einzelfallentscheidungen dienen"* [1, S. 152; vgl. auch 2 und 51].
- *„In Ethikleitlinien werden wiederkehrende Probleme oder Wertekonflikte aufgenommen."* Sie enthalten *„inhaltliche Aspekte, eine ausgearbeitete ethische Begründung sowie eine explizite Wertereflexion. Dabei berücksichtigen sie die spezifischen Herausforderungen der Institution."* [49, S. 11]
- Ethik-Leitlinien sind *„Instrumente, um wiederkehrende ethische Fragestellungen in Einrichtungen des Gesundheitswesens in einer systematischen und lösungsorientierten Weise zu bearbeiten"* [50, S. 241–242; vgl. auch 51]. Eine Ethik-Leitlinie stellt eine Orientierungshilfe und Diskussionsgrundlage dar, sie definiert einen „Entscheidungs- und Handlungskorridor" [50, S. 243; vgl. auch 51].

Das heißt, im Kern der Ethik-Leitlinie handelt es sich jeweils um eine Situation, die wiederkehrende ethische Fragestellungen oder Kontroversen im Praxisalltag der Hospizversorgung auslöst. Die Gründe dafür können sein:

- Es besteht ein hohes Maß an (ethischer) Komplexität.
- Mit der Entscheidung sind möglicherweise schwerwiegende Konsequenzen verbunden.
- Durch wiederkehrende ethische Dilemmasituationen bestehen Unwägbarkeiten.
- Es sollen fachliche Qualitätsstandards etabliert werden, die bei ethischen Konflikten in Pflege- und Therapiezielentscheidungen einfließen.

Ethik-Leitlinien dienen – in den ihnen genuin zugewiesenen spezifischen Situationen und bezogen auf den jeweiligen Einzelfall – als Orientierungshilfe im Rahmen der geforderten strukturierten und differenziert zu begründenden ethischen Entscheidungsfindung [7].

Ethik-Leitlinien enthalten vielfach **Handlungsalgorithmen (Flussdiagramme)**, welche die relevanten Entscheidungsschritte operationalisieren und strukturieren [50, S. 244–246; vgl. 52, S. 280; vgl. auch 51, S.197 und 10, S. 908; beispielhaft in: 53, S. 226, 227 und 7, S. 339–345]. Diese den Ethik-Leitlinien inhärenten Algorithmen oder Flussdiagramme sichern in den anwendenden Teams situationsbezogen ein abgestuftes, transparentes und kongruentes ethisches Abwägen, Reflektieren und Entscheiden ab. Hierbei ist die Prämisse beachtlich, dass eine Ethik-Leitlinie einen „eher supportiven als direktiven Charakter" aufweist [52, S. 268 u. 281]. Dieser zu entwickelnde Algorithmus verbindet bestenfalls die Werteanalyse, -abwägung und -reflexion sowie die situativ beachtenswerten Kontextfaktoren. Die jeweilige Abwägung und Entscheidung im Einzelfall kann dadurch systematisiert getroffen werden, die Prozesse der Abwägung und begründeten Entscheidungsfindung selbst bleiben dabei erhalten.

Die Ethik-Leitlinie muss auf aktuellen **wissenschaftlichen Erkenntnissen** sowie auf aktuell gültigen gesetzlichen Rahmenbedingungen basieren und enthält Literaturhinweise zur Nachvollziehbarkeit der Bezugspunkte und der wissenschaftlichen Fundierung [7, 10, 49–51].

MERKE

Ethik-Leitlinien greifen wiederkehrende ethische Konflikte auf und bieten den situativ Betroffenen und Beteiligten im hospizlichen Setting ein Instrument an, das die ethische Abwägung, die ethische Reflexion wie auch die ethisch begründete Entscheidungsfindung systematisiert, allerdings diesen Prozess nicht kompensiert bzw. überflüssig werden lässt. Anders formuliert: Die unterstützende Systematik der Ethik-Leitlinie verbessert und konturiert den situativen Prozess der ethischen Entscheidungsfindung und bietet eine Orientierungshilfe. Sie ersetzt weder die individuelle Einlassung oder den Perspektivenwechsel noch die persönliche Begegnung.

Ziele und Nutzen der Ethik-Leitlinien sind insbesondere:

- Ethik-Leitlinien können „*das Problem […] verdeutlichen, den Weg der Entscheidungsfindung in seinen wesentlichen Aspekten […] strukturieren und eine Argumentationshilfe für verschiedene Handlungsoptionen bieten*" [50, S. 244; vgl. auch 10, 51].
- Ethik-Leitlinien können die Entscheidungssicherheit, die Transparenz und Nachvollziehbarkeit der Entscheidungen erhöhen [50, S. 244 f.; vgl. auch 7, 10, 51].
- Ethik-Leitlinien können zur größeren Handlungssicherheit führen [54, S. 829 u. 833].
- Ethik-Leitlinien tragen dazu bei, dass „*keine relevanten Aspekte und Kriterien übersehen werden und die Entscheidung bestmöglich begründet ist*" [50, S. 244; vgl. auch 51].
- Ethik-Leitlinien unterstützen und verbessern die „*Entscheidungsqualität*" [50, S. 242; vgl. auch 7, 10, 51].
- Ethik-Leitlinien streben die „*Gleichbehandlung gleicher Fälle*" an [55, S. 166; vgl. dazu auch 53].
- Ethik-Leitlinien unterstützen und verbessern die interprofessionelle Kommunikation und Reflexion [56].

16.3.2 Ethik-Leitlinienentwicklung

Die Entwicklung einer Ethik-Leitlinie stellt spezifische Voraussetzungen und Qualitätskriterien an den Prozess selbst sowie an deren inhaltliche Ausgestaltung, um die oben genannten Ziele abzusichern [7, 10, 50, 51, 53].

MERKE

Zentrale Elemente und Kriterien für die Entwicklung einer Ethik-Leitlinie (vgl. [7, 10, 50, 51])

- Die Ethik-Leitlinie bezieht sich auf eine spezifische Situation.
- Die Ethik-Leitlinie bezieht sich auf die in der Situation wiederkehrenden ethisch relevanten Fragestellungen/Konfliktsituationen/auf ein wiederkehrendes ethisches Problem.
- Ein zentraler Gegenstand der Ethik-Leitlinie sind die betroffenen/beteiligten ethischen Werte.
- Die Ethik-Leitlinie ist ein Instrument, das durch inhärente Systematiken die ethische Entscheidungsfindung unterstützt und strukturiert („Orientierungshilfe").
- Vielfach: Algorithmus/Flussdiagramm.
- Die Ethik-Leitlinie orientiert sich am aktuellen Stand der (Bezugs-)Wissenschaften und an der aktuellen Rechtslage.

Im Rahmen des Entwicklungsprozesses sind folgende **Prämissen** im Blick zu behalten:

- Die Ethik-Leitlinie nimmt keine Entscheidungen vorweg und gibt keine Handlungsrichtung oder eindeutige Handlungsanweisungen vor, sondern systematisiert den Abwägungs- und Entscheidungsprozess für die Anwendenden unter ethischen Gesichtspunkten (vgl. [50, 51]).
- Eine Ethik-Leitlinie stellt eine Orientierungshilfe und Diskussionsgrundlage dar, sie definiert einen „Entscheidungs- und Handlungskorridor" [50, S. 243; vgl. auch 51, 53], allerdings ist sie keine „Blaupause" für die jeweils einmalige erforderliche Entscheidung [53, S. 230].
- Gute Ethik-Leitlinien „*sind so formuliert, dass sie zur Reflexion anregen, die Diskussion versachlichen, leicht zu übersehende Aspekte (und Werteorientierungen; A. R.) in Erinnerung rufen und damit eine ethisch fundierte, aber persönlich verantwortete Entscheidung fördern*" [57, S. 242].

Die Entwicklung einer Ethik-Leitlinie repräsentiert einen **Prozess** (vgl. [7, 10, 50–52]), indem folgende Fragen konstitutiv gestellt und bearbeitet werden:

- **Schritt 1:**
  - Was ist die wiederkehrende ethisch reflexionswürdige Konfliktsituation?
  - Wie lässt sich diese konkretisieren?
- **Schritt 2:** Welche (pflege-/bezugs-)wissenschaftlichen, welche rechtlichen Aspekte sind beachtlich?

- **Schritt 3:**
  - Welche Werte sind in der Situation beteiligt?
  - Welche Werteorientierungen gilt es kritisch-diskursiv zu reflektieren?
  - Welches ethische Dilemma lässt sich identifizieren/steht im Vordergrund?
  - Was ist der Gegenstand der situationsbezogenen Wertereflexion?
  - Welche Perspektiven gilt es einzunehmen?
- **Schritt 4:**
  - Welche Handlungsoptionen lassen sich ethisch gut begründen?
  - Welche Konsequenzen sind jeweils damit verbunden?
- **Schritt 5:**
  - Was bietet den in der spezifischen Situation Beteiligten/Betroffenen konkrete Orientierung hinsichtlich der ethischen Abwägung und Entscheidungsfindung?
  - Wie kann eine ethische Entscheidungsfindung unterstützt werden?
  - Wie könnte ein Algorithmus/Flussdiagramm in Bezug auf die vorliegende ethische Fragestellung aussehen?

Neben den Angaben zur Gültigkeit und Verbindlichkeit der Ethik-Leitlinie bedarf es der Angaben zur Gültigkeitsdauer sowie Hinweisen dahingehend, wann die Überarbeitung der Ethik-Leitlinie erforderlich ist (z. B. anstehende Gesetzesänderungen, relevante Forschungserkenntnisse, veränderte Leitlinien/Expertenstandards) [10, 50, 51]. Auch ist es obligat, die Grenzen der Ethik-Leitlinie offenzulegen, um falschen Erwartungen seitens der Anwendenden entgegenzuwirken.

Ethik-Leitlinien stellen schriftliche Dokumente dar, die eine unterschiedliche Länge aufweisen. Sind im Kontext des Anwendungsbereichs konkretisierende Erläuterungen und/oder theoretische Fundierungen, möglicherweise auch Hinweise zum Verfahren und zum spezifischen Anwendungskontext erforderlich, so sind diese erläuternd und unterstützend auszuführen [7, 10]. Bei umfassenderen Darlegungen empfiehlt es sich, eine Langversion (z. B. für die Schulung und zur Fundierung) und eine Kurzversion (für den situativen und partizipativen Entscheidungsfindungsprozess) zu erstellen (vgl. z. B. [53]).

16.3.3 Mögliche Gliederung einer Ethik-Leitlinie

Die Ethik-Leitlinie als handlungsleitendes Instrument sollte einen schlüssigen Aufbau aufweisen [7, 10, 51]. Folgende Eckpunkte können die schriftliche Erstellung und Ausarbeitung der Ethik-Leitlinie rahmen:

1. *Einleitung* – Hier werden in einer Kurzform das Ziel, die Relevanz, die Zielgruppe (Geltungsbereich der Ethik-Leitlinie) sowie die Entstehung und der Aufbau der Ethik-Leitlinie beschrieben.
2. *Bezugspunkt der Ethik-Leitlinie* – Hier wird die wiederkehrende ethisch reflexionswürdige Situation klargelegt, auf die sich die Ethik-Leitlinie bezieht (Bedarf der Ethik-Leitlinie); ferner werden die relevanten fachlichen Voraussetzungen und Kontextinformationen präzisiert.
3. *Ziel der Ethik-Leitlinie, zugrunde liegende Fragestellung und Wertepräferenzen* – Hier wird die wiederkehrende ethische Fragestellung ausgeführt, und der zugrunde liegende Wertekonflikt wird anhand der beteiligten bzw. betroffenen Werte konkretisiert (Unterstützungsbedarf und -potenzial durch die Ethik-Leitlinie).
4. *Reflexionsprozesse und Reflexionsgegenstände im Rahmen der Entscheidungsfindung* – Hier werden die Eckpunkte der Abwägungs- und Entscheidungsfindung definiert, die beteiligten Wertepräferenzen operationalisiert; ferner wird der Entscheidungsfindungsprozess als Algorithmus/Flussdiagramm veranschaulicht und strukturiert (Orientierungshilfe, Entscheidungskorridor seitens der Ethik-Leitlinie).
5. *Dokumentation und Information* – Hier finden sich Informationen zum konkreten Dokumentations- und Informationsbedarf im Nachgang der Anwendung der Ethik-Leitlinie (Transparenz, Nachvollziehbarkeit für Nicht-Beteiligte und Sicherstellung der Umsetzung der Entscheidung auf der Basis der Ethik-Leitlinie).
6. *Begriffliche Vertiefungen und Konkretion, Literatur* – Das letzte Kapitel umfasst ein Glossar (optional), Hinweise zur verwendeten bzw. vertiefenden Literatur.

Im Rahmen der Erarbeitung ist beachtlich, dass der **Prozess der Ethik-Leitlinienentwicklung** stets **partizipativ** gestaltet wird, d. h., die Entwicklung erfolgt bestenfalls mit allen Beteiligten im Hospiz, die mit der ethischen Fragestellung wiederkehrend konfrontiert werden. Das partizipative Vorgehen mit dem interdisziplinären Hospizteam stellt einen äußerst bereichernden Prozess dar. Bereichernd ist das Vorgehen einerseits aufgrund des geforderten Perspektivenwechsels, der die unterschiedlichen Perspektiven auf die ethisch konflikthafte Situation selbst eröffnet (Wie stellt sich die Situation in der Pflege für die Pflegefachpersonen, in der Kunsttherapie für die Therapierenden, in der Seelsorge für die Seelsorgenden etc. dar?). Aufschlussreich ist der Prozess andererseits dahingehend, dass die unterschiedlichen betroffenen oder leitenden professionellen Werte der Beteiligten in den situationsbezogenen ethischen Reflexions- und Abwägungsprozess eingebracht und somit offenkundig werden. (Welche Werte[-orientierung] vertreten z. B. die jeweiligen Mitglieder im Hospizteam in Bezug auf den vorliegenden Wertekonflikt?). Jedes einzelne Mitglied im interdisziplinären Hospizteam stellt im Rahmen der Ethik-Leitlinienentwicklung eine Ressource dar, da sich erst in der Summe der Einzelperspektiven ein Gesamtbild der zumeist ethisch komplexen, wiederkehrenden ethischen Kontroverse/Konfliktsituation/Fragestellung (z. B. Palliative Sedierung, Suizidwünsche, FVET, Umgang mit Angehörigen, Einsatz von Ehrenamtlichen etc.) eröffnet bzw. offenbart.

PRAXISTIPP

Der partizipative Prozess der Ethik-Leitlinienentwicklung sichert …

- den Einbezug der unterschiedlichen Expertisen, Perspektiven und Argumentationslinien der Mitarbeitenden im Hospiz,
- die Analyse und Reflexion der unterschiedlichen Werteorientierungen der beteiligten Berufsgruppen im Hospiz,
- die Akzeptanz des Instruments im interdisziplinären Hospizteam,
- die Kompetenz im Umgang mit der Ethik-Leitlinie seitens der professionellen Hospizmitarbeitenden,
- den zukünftigen Einbezug der Ethik-Leitlinie beim erneuten Auftreten der ethischen Fragestellung in der „Hospice Care",
- die Entwicklung der Ethik-Leitlinien als Teamentwicklung zu erleben und fördert zugleich die Nutzung der Ethik-Leitlinie im Rahmen von Teamentscheidungen im Hospiz.

Denn: Die Ethik-Leitlinie ersetzt keine interdisziplinären Teamentscheidungen, zumal Entscheidungssicherheit und Entscheidungsqualität nur im Rahmen einer Teamentscheidung realisierbar sind (dialogisches Prinzip und deliberativer Prozess; vgl. [50, 51]).

16.4 Implementierung der Ethik-Leitlinie als Auftrag an die Organisationsethik im Hospiz

Die Implementierung sollte systematisiert und praxisorientiert erfolgen [50, 51, 53, 58]. Das heißt, die nachhaltige Implementierung der Ethik-Leitlinie im Hospiz fordert qualifizierende Informationen, eine praxisbezogene, handlungsleitende und organisationsethische Verortung im Hospiz und eine Einbindung in die hospizlichen, institutions- und settingspezifischen Dokumentenstrukturen (z. B. Qualitätsmanagement-Handbuch). Um die nachhaltige Implementierung der Ethik-Leitlinie in die hospizlich-organisationsethischen Strukturen zu erreichen, sind empirisch fundierte, praxisorientierte und etablierte Implementierungsmodelle von Nutzen, diese sind unterstützend sowie strukturierend wirksam [59–61]. Eine bereits existierende oder auch im Rahmen der Einführung von Ethikberatung sich etablierende Organisationsethik im Hospiz eröffnet Rahmen und Räume, die es ermöglichen, Strategien, Instrumente und Verfahren der Ethikberatung in Anspruch zu nehmen und langfristig eine Ethikkultur zu (er-)leben, ethische Verantwortung zu tragen, moralische Entlastung zu erfahren und die Pflege- und Versorgungsqualität in der „Hospice Care" zu erhöhen.

16.5 Fazit

Ethik-Leitlinien beschränken sich nicht auf „prozedurale Aspekte", vielmehr entfalten sie in normativer Hinsicht *„die Fürsorgepflicht von Organisationen im Gesundheitswesen, die Patientinnen, Patienten und Mitarbeitenden gleichermaßen gilt"* [62, S. 197]. Sie sind folglich genuiner Gegenstand einer gelebten und erlebten Organisationsethik.

Eine Ethik-Leitlinie verfolgt aufgrund der formulierten Implikationen das Ziel, bezüglich der wiederkehrenden ethischen Fragestellung eine systematisierende Orientierungs- und ethische Entscheidungshilfe zu unterbreiten. Ein wünschenswerter Paralleleffekt ist die Förderung der ethischen Sensibilität, aber auch weiterer Ethikkompetenzen [5, 6, 10]. Im besten Fall kommt es zur moralischen Entlastung für die Mitarbeitenden in den Hospizen [7, 8]. Ethik und ethische Reflexion bleiben so verstanden kein isolierter Ansatz, sondern sind von existenzieller Bedeutsamkeit für eine sorgende, zugewandte und qualitätsvolle Palliative-Care-Versorgung und „Hospice Care" wie auch genuiner Gegenstand einer professionellen und würdevollen Palliative-Care-Begleitung – im Sinne der Menschen in der letzten Lebensphase und im Sinne der professionell Wirkenden im Hospiz.

LITERATUR

[1] Vorstand der Akademie für Ethik in der Medizin e.V. (AEM). Standards für Ethikberatung in Einrichtungen des Gesundheitswesens. Ethik Med 2023; 35: 313–324.

[2] Simon A. Ethikberatung im Gesundheitswesen. In: Riedel A, Lehmeyer S (Hrsg.). Ethik im Gesundheitswesen. Berlin, Heidelberg: Springer 2022; 877–886.

[3] Vorstand der Akademie für Ethik in der Medizin e.V. (AEM). Empfehlungen zur Erstellung von Ethik-Leitlinien in Einrichtungen des Gesundheitswesens. Ethik Med 2024; 36: 191–200.

[4] SAMW (Schweizerische Akademie der Medizinischen Wissenschaften). Ethikausbildung für Gesundheitsfachpersonen. Stand: 2019; www.samw.ch/de/Publikationen/Richtlinien.html (letzter Zugriff: 25.2.2025).

[5] Riedel A., Seidlein A-H. Ethische Kompetenz. socialnet Lexikon. 03.10.2024, https://www.socialnet.de/lexikon/Ethische-Kompetenz (letzter Zugriff: 25.2.2025).

[6] Riedel A. Ethikkompetenzen vertiefen und verdichten – Welche Rolle kann die Ethik-Leitlinienentwicklung als exemplarische Methode der Ethikdidaktik in der hochschulischen Pflegeausbildung spielen? Ethik Med 2019; 31(4): 361–390.

[7] Riedel A. Palliative Sedierung im stationären Hospiz. Konstruktion einer Ethik-Leitlinie mittels partizipativer Forschung. Göttingen: Vandenhoeck & Ruprecht 2020.

[8] Riedel A. Kontinuierliche tiefe Palliative Sedierung im stationären Hospiz. Einordnung und Reflexion einer dynamischen Diskussion. In: Bogardts D, Roth M (Hrsg.). Sedierung am Lebensende. Beiträge zur ethischen Debatte. Baden-Baden: Karl Alber 2023; 91–113.

[9] Riedel A. Gut begründet entscheiden. Eine Ethik-Leitlinie zur Palliativen Sedierung im stationären Hospiz. Dr. med Mabuse 2021; 249(1+2): 44–46.

[10] Riedel A. Ethische Orientierungshilfen im Pflege- und Gesundheitswesen. In: Riedel A, Lehmeyer S (Hrsg.). Ethik im Gesundheitswesen. Berlin, Heidelberg: Springer 2022; 899–916.

[11] Maier BO, Sitte T. Grundlagen und Versorgungsstrukturen. In: Thöns M, Sitte T (Hrsg.). Repetitorium Palliativmedizin. Berlin, Heidelberg: Springer 2023; 1–14.

[12] Radbruch L, Payne S, and the Board of Directors of the EAPC. White Paper on standards and norms for hospice and palliative care in Europe: part 1. Recommendations from the European Association for Palliative Care. Eur J Palliat Care 2009; 16: 278–289.

[13] Leitlinienprogramm Onkologie. Erweiterte S3-Leitlinie Palliativmedizin für Patienten mit einer nicht-heilbaren Krebserkrankung. (Langversion) 2.2 – September 2020. AWMF-Registernummer: 128/001-OL; https://register.awmf.org/de/leitlinien/detail/128-001OL (letzter Zugriff: 25.2.2025).

[14] Payne S, Harding A, Williams T, Ling J, Ostgathe C, on behalf of the Board of Directors of the European Association for Palliative Care. Revised recommendations on standards and norms for palliative care in Europe from the European Association for Palliative Care (EAPC): A Delphi study. Palliat Med 2022; 36(4): 680–697.

[15] Watson M, Campbell R, Vallath N, Ward S, Wells J. Oxford Handbook of Palliative Care. Oxford: Oxford University Press 2019.

[16] Radbruch L, Jaspers B. Quality of Life: Main goal of palliative care. In: MacLeod RD, Van de Block L (eds.). Textbook of Palliative Care. Cham: Springer 2024; 1–12. https://doi.org/10.1007/978-3-319-31738-0_8-2

[17] Saunders C. Cicely Saunders selected writings 1958–2004. Oxford: Oxford University Press 2006.

[18] Saunders C. Brücke in eine andere Welt. Was hinter der Hospiz-Idee steht. Freiburg i. Br.: Herder 1999.

[19] Jox RJ. Suizidassistenz und Palliativmedizin – zwei Geschwister auf Abstand. In: Bozzaro C, Richter G, Rehmann-Sutter C (Hrsg.). Ethik des Assistierten Suizids. Autonomien, Vulnerabilitäten, Ambivalenzen. Bielefeld: transcript Verlag 2024; 111–123.

[20] Breitsameter C. When dying does not get well: A qualitative study. BMC Palliative Care 2024; 23: 69; https://doi.org/10.1186/s12904-024-01379-6

[21] Breitsameter C. Die Semantik des „guten Sterbens" aus ethischer Perspektive. Ethik Med 2020; 32: 331–350.

[22] Streeck N. Sterbewünsche. Aktuelle Diskurse und ethische Implikationen im Pflege- und Gesundheitswesen. In: Riedel A, Lehmeyer S (Hrsg.). Ethik im Gesundheitswesen. Berlin, Heidelberg: Springer 2022; 717–733.

[23] Nassehi A, Saake I, Mayr K, Barth N. Das Ideal des bewussten Sterbens und die multiprofessionelle Begleitung von Sterbenden. Eine medizinsoziologische Perspektive. In: Borgardts D, Roth M (Hrsg.). Sedierung am Lebensende. Beiträge zur ethischen Debatte. Baden-Baden: Karl Alber 2023; 49–70.

16

[24] SBK/ASI (Schweizer Berufsverband der Pflegefachfrauen und Pflegefachmänner). Umgang mit moralischem Stress des Pflegepersonals bei der Begleitung von Menschen am Lebensende. Ethische Standpunkte 5. Eigenverlag 2018. https://sbk-asi.ch/assets/Shop/Standpunkt_5_DEUTSCH_01.pdf (letzter Zugriff: 25.2.2025).
[25] Deutsche Gesellschaft für Palliativmedizin (DGP). Zur Begleitung beim freiwilligen Verzicht auf Essen und Trinken (FVT). Juli 2022. https://www.dgpalliativmedizin.de/images/RZ_220713_Broschuere_FVET_online.pdf (letzter Zugriff: 25.2.2025)
[26] Deutsche Gesellschaft für Palliativmedizin (DGP). Einsatz sedierender Medikamente. (März 2021). https://www.dgpalliativmedizin.de/images/210422_Broschüre_SedPall_Gesamt.pdf (letzter Zugriff: 25.2.2025)
[27] Walker A, Breitsameter C. Ethical decision-making in hospice care. Nurs Ethics 2015; 22: 321–330.
[28] de Vries K, Plaskota M. Ethical dilemmas faced by hospice nurses when administering palliative sedation to patients with terminal cancer. Palliat Support Care 2017; 15: 148–157.
[29] Wright DK, Gastmans C, Vandyk A, Dierckx der Casterlé B. Moral identity and palliative sedation: A systematic review of normative nursing literature. Nurs Ethics 2020; 27(3): 868–886.
[30] Vieille M, Dany L, Le Coz P, Avon S, Keraval C, Salas S, Bernard C. Perception, beliefs, and attitudes regarding sedation practices among palliative care nurses and physicians: A qualitative study. Palliat Med Rep 2021; 24(2): 160–167.
[31] Kwon S, Kim M, Choi S. Ethical dilemmas and care actions in nurses providing palliative sedation. Nurs Ethics 2022; 29(5): 1220–1230.
[32] Surges SM, Brunsch H, Jaspers B, et al. Revised European Association for Palliative Care (EAPC) recommended framework on palliative sedation: An international Delphi study. Palliat Med 2024; 38(2): 213–228.
[33] Tomczyk M, Jaques C, Jox RJ. Palliative sedation: Ethics in clinical practice guideline – systematic review. BMJ Supportive & Palliative Care 2024; 8,13(e3): e651–e663. doi: 10.1136/spcare-2023-004266.
[34] Gabl C, Feichtner A, Weixler D. Sedation indicated? – rethinking existential suffering: A narrative review. Ann Palliat Med 2024; 13(2): 397–414.
[35] Riedel A, Klotz K, Seidlein A-H. Moral Distress und Moral Injury von Pflegefachpersonen in der Palliative Care – Auslösende Faktoren und Effekte im Kontext der Palliativen Sedierung. In: Stanze H, Riedel A (Hrsg.). Moral Distress und Moral Injury. Sensibilität, Verantwortung und Sorge in der Palliative Care. Stuttgart: Kohlhammer 2025; XX–YY.
[36] De Lima L, Woodruff R, Pettus K, Downing J, Buitrago R, Munyoro E, Venkateswaran C, Bhatnagar S, Radbruch L. International Association for Hospice and Palliative Care position statement: Euthanasia and physician-assisted suicide. J Palliat Med 2017; 20(1): 1–7.
[37] Mathews JJ, Hausner D, Avery J, Hannon B, Zimmermann C, al-Awamer A. Impact of medical assistance in dying on palliative care: A qualitative study. Palliat Med 2021; 35(2): 447–454.
[38] Joolaee S. Medical assistance in dying legislation: Hospice palliative Care providers' perspectives. Nurs Ethics 2022; 29(1): 231–244.
[39] Kirchhoffer DG, Lui C-W, Ho A. Moral uncertainty and distress about voluntary assisted dying prior to legalisation and the implications for post-legalisation practice: A qualitative study of palliative and hospice care providers in Queensland, Australia. BMJ Open 2023; 13: e065964; doi:10.1136/bmjopen-2022-065964.
[40] Abott J, Kerwin J, Holden C, Battin MP, Miller C, Pope TM. Hospice nurse and institutional policies toward medical aid in dying. Am J Nurs 2023; 123(6): 37–43.
[41] Kitta A, Ecker F, Zeilinger EL, Kum L, Adamidis F, Masel EK. Statements of Austrian hospices and palliative care units after the implementation of the law on assisted suicide. Wien Klin Wochenschr 2024; 136: 382–389.
[42] Lokker ME, Swart SJ, Rietjens JA, van Zuylen L, Perez RS, van der Heide A. Palliative sedation and moral distress: A qualitative study of nurses. Appl Nurs Res 2018; 40: 157–161.
[43] Hernández-Marrero P, Fradique E, Pereira SM. Palliative care nursing involvement in end-of-life decision-making: Qualitative secondary analysis. Nurs Ethics 2019; 26(6): 1680–1695.
[44] Corradi-Perini C, Beltrao JR, de Castro Oliveira Ribeiro URV. Circumstances related to moral distress in palliative care: An integrative review. Am J Hospice Palliat Med 2021; 38(11): 1391–1397. https://doi.org/10.1177/1049909120978826
[45] Riedel A, Goldbach M, Lehmeyer S. Moralisches Belastungserleben und moralische Resilienz. In: Riedel A, Lehmeyer S, Goldbach M (Hrsg.). Moralische Belastung von Pflegefachpersonen. Hintergründe – Interventionen – Strategien. Heidelberg: Springer 2023; 3–33.
[46] Riedel A, Seidlein A-H. Moralisches Belastungserleben. socialnet Lexikon. 12.4.2024, https://www.socialnet.de/lexikon/Moralisches-Belastungserleben (letzter Zugriff: 25.2.2025).
[47] Seidlein A-H, Riedel A, Klotz K. Definitorische Rahmung von Moral Distress und Moral Injury. In: Stanze H, Riedel A (Hrsg.). Moral Distress und Moral Injury. Sensibilität, Verantwortung und Sorge in der Palliative Care. Stuttgart: Kohlhammer 2025; XX–YY.
[48] Albisser Schleger H. Pflegefachpersonen moralisch entlasten. In: Riedel A, Lehmeyer S, Goldbach M (Hrsg.). Moralische Belastung von Pflegefachpersonen. Hintergründe – Interventionen – Strategien. Heidelberg: Springer 2023; 157–176.
[49] SAMW (Schweizerische Akademie der Wissenschaften). Ethische Unterstützung in der Medizin. Stand: 2012; www.samw.ch/de/Publikationen/Richtlinien.html (letzter Zugriff: 25.2.2025).

[50] Neitzke G, Riedel A, Brombacher L, Heinemann W, Herrmann B. Empfehlungen zur Erstellung von Ethik-Leitlinien in Einrichtungen des Gesundheitswesens. Ethik Med 2015; 27(3): 241–248.

[51] Vorstand der Akademie für Ethik in der Medizin e.V. (AEM). Empfehlungen zur Erstellung von Ethik-Leitlinien in Einrichtungen des Gesundheitswesens. Ethik Med 2024; 36: 191–200.

[52] Jox RJ. Entwicklung einer ethisch-rechtlichen Klinik-Policy. Hess Arztebl 2014; 5: 268–281.

[53] Winkler EC, Borasio GD, Jacobs P, Weber J, Jox RJ. Münchner Leitlinie zu Entscheidungen am Lebensende. Ethik Med 2012; 24(3): 221–234.

[54] Jox RJ, Winkler EC, Borasio GD. Änderung des Therapieziels am Lebensende: Effekte einer Klinik-Leitlinie. Dtsch Med Wochenschr 2012; 37: 829–833

[55] Winkler EC. Zur Ethik von ethischen Leitlinien: Sind sie die richtige Antwort auf moralisch schwierige Entscheidungssituationen im Krankenhaus und warum sollten Ärzte sie befolgen? Z Med Ethik 2008; 24(2): 161–176.

[56] Reed PG, Rishel CJ. Epistemic injustice and nurse moral distress: Perspective for policy development. Nurs Sci Q 2015; 28(3): 241–244.

[57] Jox RJ. Sterben lassen: Über Entscheidungen am Ende des Lebens. Hamburg: Edition Körber-Stiftung 2011.

[58] Reiter-Theil S, Merz M, Albisser Schleger H, Mayer-Zehnder B, Kressig RW, Pargger H. Klinische Ethik als Partnerschaft – oder wie eine ethische Leitlinie für den patientengerechten Einsatz von Ressourcen entwickelt und implementiert werden kann. Ethik Med 2011; 23(2): 93–105.

[59] Lehmeyer S, Riedel A, Linde A-C, Treff N. Gesundheitliche Versorgungsplanung für die letzte Lebensphase von Bewohner*innen in der stationären Altenhilfe. Eine curriculare Konzeption zur Weiterbildung von Gesprächsbegleitenden nach § 132 g Abs. 3 SGB V und Implementierungsanregungen für die Versorgungspraxis. Lage: Jacobs 2019.

[60] Lehmeyer S, Riedel A, Linde A-C, Treff N. Die professionelle palliative Pflege und Begleitung älterer Menschen in ihrer letzten Lebensphase durch strukturierte Implementierungsprozess organisationsspezifisch weiterentwickeln. Ein Transferkonzept für stationäre Pflegeeinrichtungen und ambulante Dienste. Lage: Jacobs 2020.

[61] Lehmeyer S, Riedel A, Goldbach M. Implementierung von Interventionen zur Prävention und Bearbeitung moralischen Belastungserlebens von Pflegefachpersonen. In: Riedel A, Lehmeyer S, Goldbach M (Hrsg.). Moralische Belastung von Pflegefachpersonen. Hintergründe – Interventionen – Strategien. Heidelberg: Springer 2023; 143–145.

[62] Monteverde S, Schiess C. Der Umgang mit „second victims" als organisationsethische Aufgabe. Ethik Med 2017; 29(2): 187–199.

III

Fallberichte und Konfliktfelder

KAPITEL

17 Ethikberatung in der Altenpflege: Wie lässt sie sich praktisch etablieren?

Annika Belgrath

Kernaussagen

- Ethische Fallberatung nutzt nicht nur den zu Versorgenden, sondern entlastet auch Pflegende, Medizinerinnen und Mediziner sowie Angehörige.
- Ethische Fallgespräche, als gutes Instrument regelhaft bei schwierigen Fragen etabliert, werden von Mitarbeitenden in Pflegeheimen und Hausärzten regelmäßig eingefordert und durchgeführt.
- Die vielfältigen Herausforderungen in Pflegeheimen verhindern aufgrund von Personalverknappung und Zeitmangel meist eine strukturelle Etablierung.
- Es bedarf der aktiven Einbettung in die Ablaufstruktur und Organisation der Pflegeeinrichtung.
- Die Leitung der Pflegeeinrichtung und die Bereichsleitungen müssen die ethische Fallberatung aktiv umsetzen und organisieren – dann allerdings profitieren alle.
- Einrichtungen mit Böhm'schen Fallgesprächen haben den strukturellen Schlüssel für die analoge Einführung von ethischen Fallgesprächen.

17.1 Einführung

Der Themenbereich Ethik ist stets das letzte Modul der Stationsleiter-Weiterbildung unserer Akademie. Oft darf ich als Dozentin diese 2 Tage gestalten. Es ist immer dasselbe Bild: Die Teilnehmenden sind im Prinzip mit ihrer Fortbildung schon fertig; wichtig ist nun die Prüfungsvorbereitung – die 2 Tage Ethik werden als „noch abzusitzen" antizipiert.

Auch die Antwort auf meine ersten Fragen nach ethischer Arbeit, nach Absprachen zu Tod und Sterben im Team und zum Umgang mit Patientenverfügungen ähneln sich: „Machen wir schon", „Ja, klar gibt es das!"

Im Prinzip könnten wir diesen Teil der Weiterbildung bereits nach einer halben Stunde abbrechen. Ein Bedarf wird hier generell von den Praktikern, denen an der Front, den Pflegekräften in der Altenhilfe nicht gesehen. Interessanter wird es, wenn ich frage, ob es ein Ethikkomitee in der jeweiligen Einrichtung gibt. Hier horcht dann doch so mancher auf, denn es könnte ja sein, dass auf der Chefetage Versäumnisse vorliegen, und manch einer berichtet, schon mal etwas von einem Ethikkomitee gehört zu haben: „Ja, ich glaube, so etwas gibt es!“ „Aber schon mal damit zu tun gehabt?“ „Nein, eher nicht. Die Kollegin, die das macht, ist auch schon länger krank. Ich glaube, wir haben keins, aber doch, hab schon mal einen Flyer gesehen“ …

Dies ist der Punkt, an dem ich meinen ersten Vortrag beginne. Und damit möchte ich auch nun in diesen Beitrag einsteigen.

In dem Seniorenzentrum, in dem ich seit über 15 Jahren tätig bin, ist alles wie bei Ihnen, liebe Leserinnen und Leser: Manches klappt ganz gut, vieles läuft überhaupt nicht. Immer wieder müssen meine Pflegedienstleitung (PDL) und ich dieselbe Leier von Achtsamkeit, Durchhalteparolen und Motivationssprüchen spielen.

Aber etwas funktioniert selbst im größten Chaos, bei schlimmster Unterbesetzung und zudem auch noch völlig ohne Zutun der Führungsetage: In unserer Einrichtung finden regelmäßig ethische Fallgespräche statt. Sie entsprechen nicht immer allen Regeln dieser hohen Kunst, und oft fehlt auch die Zeit für eine detaillierte Vorbereitung. ABER: Meine Kolleginnen fordern diese Gespräche regelhaft ein, und zwar manchmal auch vom untersten Glied her.

MERKE

WARUM? Es gibt nur eine einzige sinnhafte Antwort auf diese Frage, denn sonst wäre das Phänomen nicht zu erklären.

- WEIL ES UNS ALLEN HILFT!
- Weil diese Gespräche wirksam sind
- Weil sie uns helfen, mit den täglichen Unklarheiten in der Versorgung von Menschen umzugehen
- Weil sie uns zusammenschweißen
- Weil diese Gespräche uns das Gefühl geben, dass wir nicht allein an dieser „Front“ stehen, dass wir schwierige Entscheidungen nicht allein treffen müssen, dass immer irgendetwas Gutes bei diesen Gesprächen herauskommt

DARUM!

17.2 Ethische Herausforderungen in der Altenhilfe – mehr als Sterben und Tod

Die Liste ethischer Knackpunktthemen in der Altenhilfe ist lang und wäre ein eigenes Kapitel wert. Spätestens seit der letzten Pflegereform muss allen klar sein: In die Heime kommen nicht mehr die „süße Streuselkuchen-Oma“ und der „lustige Opa mit der Modelleisenbahn“. Sie werden in Zukunft zu Hause oder in Wohngemeinschaften gepflegt, wenn es zu Hause keine pflegenden Angehörigen gibt. In die Heime kommen vielmehr all diejenigen, die nicht mehr zu Hause gepflegt werden können, weil sie alle heimischen und auch WG-tauglichen Strukturen völlig überspannen: die Schreienden, die notorischen „Nörgler“, die Läufer, die Sucher, die Räumer, die Hungernden, die Starrenden, die Weinenden … kurz: eine Schar wunderbarer Menschen, die aufgrund von Krankheit, Alter und sonstiger Umstände den Rahmen der normal möglichen Versorgung einfach sprengen.

Dies ist niemals abwertend gemeint. Aber es muss unbedingt daraufhin gewiesen werden. Denn sie sorgen dafür, dass aus unseren Heimen, Residenzen und Zentren Hospize, Psychiatrien, Tageskliniken und Demenzbereiche werden. Das, was in der Ausbildung weiterhin gern als „Normalversorgung“ gelehrt wird, stirbt langsam aus. Wir versorgen täglich eine hochkomplexe, nicht homogene Gruppe hochaltriger, aber oft auch jüngerer Menschen, die mehrere multiple Probleme mitbringen: eine Herausforderung an körperlichen, aber auch psychischen Versorgungsleistungen. Und diese hochkomplexe Gruppe Pflegebedürftiger trifft auf einen bunt zusammengewürfelten Haufen von Pflegekräften in unseren Einrichtungen: Berufseinsteiger, ungelernte Helfer, einjährige Helfer in Vollzeit und Teilzeit, die ein bisschen was dazuverdienen müssen … Sie/Wir sollen alles, dürfen nichts. Oft fehlt es an ärztlicher Begleitung, oder man hat eine ebenso bunte Schar an Hausärzten zur Verfügung, die ebenfalls viele Entscheidungsvarianten mit in den niemals langweiligen Alltag bringen.

Hinzu kommen der allgegenwärtige Pflegenotstand, Unterbesetzungen, Nachwuchsprobleme, chaotische Dienstplangestaltung durch Dauereinspringen und ohnehin schon sehr seltsame Tages- und Nachtstrukturen aufgrund von festgelegten Dienstzeiten. Man kann sich anhand dieser natürlich plakativen Darstellung eine Vorstellung davon machen, dass in einem solchen Szenario fundierte und abgestimmte Entscheidungsprozesse nur schwer vorstellbar, ja geradezu **unmöglich** sind.

Aber zurück zu meinem Kurs: All dies wird von den eben noch verneinenden, nun mit kräftigem Nachdruck nickenden Teilnehmenden stets bestätigt: „Oh ja, wir haben kaum Zeit und Raum für Abstimmungen. Übergabezeiten sind oft zu kurz. Dienstplanwechsel stören häufig die transparente Informationsversorgung, gerade im Detailbereich."

Das ist immer der Punkt, an dem ich mich frage, warum Altenhilfeeinrichtungen nicht verstärkt die Methode des ethischen Fallgesprächs in ihre Strukturen einbeziehen. Wahrscheinlich liegt es an dem oben geschilderten Phänomen: Wir glauben gar nicht, dass wir eine strukturelle Schwäche haben, bzw. wir glauben, genug dafür zu tun, dass Pflegekräfte sich abstimmen und Maßnahmen ergreifen können. Meine tägliche Erfahrung sieht anders aus. Regelhaft haben nicht viele Einrichtungen die Fallgespräche in ihre Abläufe etabliert. Ich selbst kenne junge Kolleginnen und Kollegen, die immer wieder an der Einführung scheitern. Schnell wird das angesetzte Fallgespräch dem Mangel geopfert, als Erstes verschoben, gar abgesagt.

Gerade bei ethischen Grenzfragen, aber auch bei vielen anderen Alltagsproblemen ist die Zeit, die wir einem Fallgespräch opfern sollten, es allemal wert.

17.2.1 Wer nicht will, findet Gründe – wer will, findet Wege

Die Gründe, warum Einzelfallgespräche in der Praxis nicht regelhaft stattfinden, und die immer wieder genannt werden, sind gar nicht mal so vielfältig. Ganz oben auf der Rangliste steht: zu wenig Zeit. Das Fallgespräch, selbst wenn es geplant ist, fällt Dienstplanänderungen immer als Erstes zum Opfer: „Das haben wir heute nicht auch noch geschafft!", „Es war ja gar keiner da!", „Wann soll das denn noch reinpassen?". Diese und ähnliche Sätze sind stets zu hören.

Die Ursachen liegen meines Erachtens jedoch tiefer, und man muss sie sich bewusst machen, um zu verstehen, warum Fallgespräche oft zwar im Pflegeprozess geplant sind (sie sind ja auch Vorgabe), aber dennoch nicht systematisch und vor allem nicht ***alltäglich*** stattfinden. Einer der Hauptgründe ist meines Erachtens die Tatsache, dass Wohnbereichsleitungen aufgrund von Personalmangel oder Personalsparmaßnahmen oft nicht im Mitteldienst, sondern geplant im Schichtdienst mitarbeiten. Dies ist bereits so normal, dass ich oft einen Aufschrei höre, wenn ich sage, dass unsere Wohnbereichsleitungen geplant im Mitteldienst eingeteilt sind und nur in der Not in den Schichtdienst springen. Das passt nicht immer allen Fachkräften, doch erkennen die meisten die Vorteile dieser Einteilung: Denn wie sollen die Leitungen Prozesse koordinieren, wenn sie von den Anforderungen der Schichtarbeit verschluckt werden? Erst die davon unabhängige zeitliche Anwesenheit macht schichtübergreifende Maßnahmen und ganzheitliche Betrachtungen des laufenden Pflegeprozesses möglich. Ein weiterer und nach meiner Ansicht der ausschlaggebende Grund für nicht regelhaft stattfindende Fallgespräche ist schlicht die Tatsache, dass auf den Führungsetagen der Sinn dieser Gespräche häufig nicht erkannt wird.

Sind die regelhafte Terminierung und Durchführung top-down nicht gewollt, so wird es nie möglich sein, ethische Fallgespräche regelhaft und alltäglich in einer Einrichtung zu etablieren und zu implementieren. Dabei ist der bloße Wille nicht ausreichend: Es ist nötig, dass sich sowohl Einrichtungs-, Pflegedienst- und Stationsleitungen aktiv in Fallgesprächen engagieren. Ich selbst nehme fast immer an ethischen Fallgesprächen teil. Ein weiterer Vorteil besteht darin, dass durch die Teilnahme von Führungskräften auch die Durchführbarkeit bestimmter Maßnahmen, gerade auch die in ethischen Grenzbereichen, damit schon abgestimmt und gesichert sind. Die Teams sehen sich zugunsten einer besseren Bewohnerversorgung auch von ihren Führungen gesehen und unterstützt. Das stärkt das Gefühl von Gemeinsamkeit und gemeinsamer Verantwortlichkeit. Einer etwaigen Befangenheit der Teammitglieder oder möglicherweise auch Tabus hinsichtlich einer nötigen Systemkritik, weil die Führungskraft anwesend ist, muss im Vorfeld durch eine gute und offene Kommunikation entgegengearbeitet werden. Es ist wichtig, dass alle wissen: Im ethischen Fallgespräch gibt es keine hierarchischen Ansichten – alle können einen wichtigen Beitrag leisten!

Um ethische Fallberatungen zu etablieren, muss außerdem in die Fortbildung engagierter Mitarbeitender investiert werden: Die Fortbildung zum Ethikberater bzw. zur Ethikberaterin im Gesundheitswesen sollten mindestens zwei Mitarbeitende pro Einrichtung absolvieren, besser noch: eine Kraft für jeden Wohnbereich.

Es bedarf eines guten Standings, um die ethische Fallberatung im Team zu moderieren – dies umso mehr, wenn die Angehörigen und der jeweilige Hausarzt oder Palliativmediziner einbezogen werden. Und Letztere sind wesentlich für die erfolgreiche Umsetzung nach einer ethischen Fallberatung. Müssen doch z. B. nach einer Therapiezieländerung palliative Wege beschritten, Medikamente an- und abgesetzt und Angehörige auf künftige Situationen vorbereitet werden. Und für die Pflegenden werden konkret Bedarfsmedikamente bereitgestellt, die sie dem Bewohner je nach Zustand verabreichen können. Aber nicht nur palliative Situationen werden durch gute ethische Fallberatungen für den Betroffenen in ein Netzwerk von Hilfen überführt, sondern auch neuropsychiatrische Bedarfe, individuelle Bedarfe bei demenziell erkrankten Menschen.

17.2.2 Organisatorische und strukturelle Herausforderungen

Innerhalb der Einrichtung bestehen zahlreiche organisatorische und strukturelle Herausforderungen.

INFO

Ethische Herausforderungen in der Altenhilfe

- **Allgemeine Aspekte:**
  - Fehlende biografische Daten über die Bewohner
  - Viele an Demenz erkrankte Bewohner → hoher Stressfaktor
  - Oftmals fehlt die Zeit, mit Angehörigen und Bewohnern in Ruhe zu sprechen
  - Andere Bewohner, die drängen
  - Patientenverfügungen oftmals nicht vorhanden/nicht aktuell/werden nicht anerkannt
  - Zerstrittene Angehörige, die gegensteuern oder ihre Meinung ändern
- **Kommunikationskultur**:
  - Getroffene Absprachen werden nicht eingehalten
  - Ängste, über Gefühle zu reden
  - Zu wenig Austausch unter den Mitarbeitenden
- **Teamkultur:**
  - Überlastung der Teams durch Personalwechsel, Aushilfskräfte, Zeitarbeit
  - Oft unterschiedliches Verständnis und Empfinden von Situationen
  - Zeitlicher Rahmen durch Rahmenbedingungen von außen sehr eng
  - Arbeit wird durch „Unorganisiertheit, Unordnung" im normalen Ablauf gestört
  - Teams/Bereiche überlastet (durch hohe Krankenstände)
  - Alte, eingefahrene Abläufe, resistente Mitarbeitende
  - Negatives Gerede
  - Widerstände gegen fachlich begründete Veränderungen
  - Kommunikation mit und bis zu den Pflegehelfern funktioniert nicht immer
  - Uneinigkeit im Team
- **Hauskultur:**
  - Zu viele Verwaltungsaufgaben in der Pflege (bessere Organisation der Aufgaben?)
  - Zeitweise geringe Wertschätzung der Hauswirtschaft (HW) (Selbsteinschätzung: Die HW macht das schon … Wird hier Verantwortung abgeschoben?!)
  - Engpässe lösen zu viel Stress aus
  - Oft immer wieder neue Zeitarbeiter und Krankheitsausfälle – deswegen keine gute Arbeitsplanung möglich
  - Zu viel egoistisches Verhalten (mein Team, unsere Station etc.)
  - Cliquenwirtschaft – Teams klinken sich aus
  - Mobbinggefahr
  - Leitungen haben den Drang, Teammitglied zu sein
  - Zu wenig Abgrenzung zum Team
  - Sehr hoher Qualitätsanspruch lässt zu wenig Zeit, um sich z. B. mit persönlichen Gesprächen zu befassen
  - Vor lauter „Qualitätsverbesserung" und ständig sich ändernder Vorgaben geht der Blick für das Wesentliche verloren
  - Mitarbeiterstruktur (nicht alle Mitarbeitenden können/wollen sich mit dem Ethikthema beschäftigen)
  - Wichtige pflegerische Informationen (z. B. MRSA) müssen geordnet die Bereiche Küche und Hauswirtschaft erreichen
  - Nur Pflichten – wenig Anerkennung
  - Argumentation gegenüber Medizinischem Dienst der Krankenkassen nicht immer einfach
  - Zu schnelle Zimmerräumung (bei Sozialamt sofort) → der nächste Bewohner wartet schon → Geldfrage lösen durch „Freihaltegebühr"

In unserer Einrichtung gab es darüber hinaus eine weitere Hilfe zur Etablierung regelhafter Fallgespräche: Die Umsetzung des Böhm-Konzepts in zwei gerontopsychiatrischen Bereichen machte Fallgespräche zur Verpflichtung. Diese Vorgabe hat sich aufgrund breiter Akzeptanz dieser Fallgespräche unter dem Personal und mit dem unbedingten Willen aller Führungskräfte in der gesamten Einrichtung durchgesetzt. Und wie oben bereits erwähnt: Dem „Zwang“ folgte bald die uneingeschränkte Einsicht. Mittlerweile ist der Satz „Hier müssen wir ein Fallgespräch führen“ Teil fast jeder Frühbesprechung. Dabei wird erst im Gespräch selbst festgelegt, um was für eine Art von Fallgespräch es sich handelt. In unserer Einrichtung entscheiden wir auf dem Protokoll **vier Typen von Fallgesprächen**:

1. Böhm-Fallgespräche
2. Einzugsfallgespräche
3. Fallgespräche zur Änderung des Allgemeinzustands
4. Ethische Fallgespräche

Dabei sind die Gründe für die Führung eines ethischen Fallgesprächs breit gestreut.

17.2.3 Häufige Problemstellungen im Umgang mit Patientenverfügungen

Die Interpretation der Verfügung: Was ist genau wann gemeint?

Allgemein lässt sich selbstverständlich festhalten, dass das Vorliegen einer Patientenverfügung und die Kenntnis ihres Inhalts zentrale Aufgabe der pflegerischen Versorgung ist. Aber im Alltag herrscht häufig Unsicherheit bezüglich der konkreten Bedeutung, oder diese Frage wird oft erst dann gestellt, wenn es relevant ist – manchmal auch erst dann, wenn es zu spät ist. Dabei sorgt es für ein hohes Maß an Sicherheit, wenn man den Patientenwillen bereits prospektiv zum Gegenstand der internen Kommunikation macht. Dies wird mit dem **Konzept der gesundheitlichen Versorgungsplanung (GVP)** unterstützt.

INFO

Gesundheitliche Versorgungsplanung

Das Konzept der gesundheitlichen Versorgungsplanung (GVP) unterstützt die ethische Arbeit in den Einrichtungen auf gute und grundlegende Art und Weise. Allein die gesetzliche Verankerung macht allen Beteiligten klar, dass eine Beschäftigung mit diesen Themen nicht beliebig, sondern vom Gesetzgeber klar gefordert und auch gefördert wird.

Dennoch geht mir dieses Konzept nicht weit genug. „Patientenverfügungen sind oft das Papier nicht wert, auf dem sie geschrieben sind.“ Dieser polemisierende Satz eines unserer Hausärzte geht mir in diesem Zusammenhang oft nicht aus dem Kopf. Gemeint ist damit nicht die Nutzlosigkeit solcher Verfügungen. Im Gegenteil: Allein das Vorliegen einer solchen Verfügung zeigt doch, dass der betroffene Mensch sich mit Fragen seiner Behandlung und der Art und Weise, wie er aus dem Leben scheiden möchte, auseinandergesetzt hat. Aber entscheidende Fragen werden hier nicht beantwortet. So sorgt vor allem die Frage nach einer Reanimation häufig für Unsicherheit.

Reanimation: ja – nein – vielleicht?

In den meisten, oft vorgefertigten Verfügungen wird die Reanimation ausgeschlossen. Ein solches Beispiel stellt die vom Bayerischen Staatsministerium der Justiz herausgegebene Patientenverfügung „Vorsorge für Unfall, Krankheit, Alter“ dar [1]:

„Unter den unter Nummer 1 beschriebenen und angekreuzten Situationen wünsche ich:

- *die Unterlassung lebenserhaltender Maßnahmen, die nur den Todeseintritt verzögern und dadurch mögliches Leiden unnötig verlängern würden,*
- *keine Wiederbelebungsmaßnahmen.“*

Oft ist der in Nummer 1 beschriebene Zustand – wie „im unabänderlichen Sterbeprozess“ oder bei „Verlust der Kommunikationsfähigkeit“ nicht eins zu eins eingetreten …

Bewirkt das alleinige Vorliegen dieser Buchstaben auf Papier also wirklich die wünschenswerte Klarheit und Sicherheit im Umgang mit dieser Maßnahme? Juristisch?

Die Annahme, dass im hohen Alter nicht mehr reanimiert werden soll, ist weitverbreitet. Der Zeitpunkt, ab wann dieser Umstand eintritt, wann das tatsächliche Unterlassen dieser existenziellen Hilfeleistung erfolgen soll, sorgt jedoch für große Verunsicherung. Außerdem fehlt oft jegliche Willensäußerung oder Patientenverfügung zum Thema und damit die Legitimation durch den Bewohner selbst oder durch seinen bevollmächtigten Stellvertreter.

In der Praxis erlebe ich häufig folgende Situation: Den Angehörigen ist die Tatsache, was es heißt, auf die Reanimation zu verzichten, zwar bewusst. Aber den Zeitpunkt festzulegen, ab wann dies Geltung haben soll, ist ihnen häufig mehr als unangenehm. Hier muss man hinzufügen, dass Menschen nicht in ein Altenheim einziehen, um zu sterben. Altenheime sind zunächst einmal Orte des Weiterlebens, der Verbesserung einer Pflegesituation, des Versorgtseins, Betreutseins und Teilnehmens an Angeboten zur Beschäftigungs- und Freizeitgestaltung. Anders als der Einzug in ein Hospiz ist zwar allen Beteiligten klar, dass hier oft die letzte Lebensphase räumlich eingeläutet wird. Aber dies wird nicht zu Beginn herbeibeschworen: Fragen des Sterbens gehören nur in besonderen Fällen zum Aufnahmegespräch. Oft wird diese letzte Lebensphase gerade zu Beginn eines Einzugs nur stumm behandelt. Dies ist psychologisch auch von höchster Wichtigkeit: Pflege ist aktivierend, reaktivierend, mobilisierend, im Grundsatz erst einmal auf Verbesserung der Versorgungssituation ausgerichtet: Dies ist Gesetz jedweder Vorgabe unserer gängigen Pflegemodelle. Das „Lassen" ist in diesem Prozess natürlich auch angelegt – aber erst, wenn alle Maßnahmen erschöpft sind, bzw. auch erst dann, wenn das Maximum nicht mehr **gewollt** wird.

Das ungeschriebene Gesetz bei Einzug in eine Pflegeeinrichtung lautet daher: Erst einmal alles! Falls dies anders gewünscht sein sollte, ist daher **immer** die Abstimmung darüber mit den Beteiligten notwendig.

Ethische Fallgespräche sind daher in lebensnotwendigen Fragen für die Bewohner wirksam. Sie stellen die Verbindung der Fürsorgefragen zur Selbstbestimmung des Bewohners her. So können Pflegende ebenso wie Mediziner und Angehörige in besserer Abstimmung handeln [2].

MERKE

Ethische Fallgespräche ...

- fördern den Teamzusammenhalt
- entlasten den Einzelnen bei schweren Entscheidungen
- fördern die Transparenz zwischen den Hierarchien
- schaffen Vertrauen zwischen Klienten und Dienstleistern
- fördern die Kooperation zwischen ärztlichen und pflegerischen Beteiligten
- tragen mit zur Kenntnis des Inhalts von Patientenverfügungen bei
- ermöglichen die abgestimmte Durchführung des tatsächlichen Patientenwillens auf breiter Ebene

17.3 Einberufung und Ablauf eines ethischen Fallgesprächs im Seniorenzentrum

17.3.1 Bedarf

FALLBEISPIEL

Herr L.: Vorausgehende Situation

Nach erneutem Krankenhausaufenthalt von Herrn L. kam die stellvertretende Wohnbereichsleitung (WBL) auf die Einrichtungsleitung (EL) zu und regte ein ethisches Fallgespräch an. Herr L. äußere verstärkt Suizidgedanken, und die versorgenden Pflegekräfte berichteten in letzter Zeit vermehrt von Sätzen wie „Ich nehme Zyankali!" oder „Ach, lass es endlich vorbei sein!" Auch der Eindruck einer Mitarbeiterin des Sozialdienstes (SD) und des betreuenden Seelsorgers, der bereits vor geraumer Zeit hinzugezogen wurde, stimmten darin überein, dass sich neben dem physischen Allgemeinzustand von Herrn L. vor allem auch seine psychische Gesundheit verschlechtere. Der letzte Aufenthalt im Krankenhaus hatte nicht den therapeutisch erhofften Effekt. Darüber hinaus schien eine veränderte Medikation den Zustand von Herrn L. nochmals zu verschlimmern.

Seit dem letzten Krankenhausaufenthalt hat sich sein Zustand stark verschlechtert. Er klagt über Schmerzen und Übelkeit, lehnt Nahrungsaufnahme und Medikation häufig ab. Er wünscht keine Diagnostik oder Klinikeinweisung mehr. Er ist sehr kraftlos, schläft fast den ganzen Tag. Selbstständig im Haus herumfahren kann er nicht mehr. Herr L. möchte am liebsten den ganzen Tag im Bett verbringen. Die Pflege- und Betreuungskräfte fühlen sich hilflos. Die Angehörigen fragen sich, ob man noch etwas für ihn tun kann. Sein direkter Sterbewunsch verunsichert sie, bislang schien er mit seinem Schicksal zufrieden zu sein. Sein akutes Leid scheint den Sterbewunsch zu vergrößern. Die Beteiligten fragen sich:

- Können wir noch etwas für ihn tun, oder geben wir seinem Wunsch nach In-Ruhe-Lassen statt?
- Akzeptieren wir seine Nahrungs- und Medikationsverweigerung, oder ist diese nur Ausdruck seiner verzweifelten und ausweglos erscheinenden Situation?
- Wie bedrohlich ist die Diagnose?

In solchen Situationen wissen die Pflegekräfte, dass Folgendes zu tun ist: Meist wird die Situation in der Frühbesprechung vorgetragen, und die beteiligten Kräfte (EL, PDL, SD, Seelsorger) vereinbaren ein gemeinsames Fallgespräch – in diesem Fall eines mit *ethischem* Hintergrund. Denn es handelt sich nicht nur um eine Veränderung des Allgemeinzustands eines Bewohners. Vielmehr ist eine existenziell bedrohliche, zumindest fragliche Situation entstanden, die nicht einfach gelöst werden kann.

17.3.2 Vorgehen in der Einrichtung

Das übliche Vorgehen nach dem Entschluss, ein gemeinsames Gespräch anzuberaumen, besteht darin, die beteiligten Personen hinzuzuziehen und den Arzt anzufragen, falls es sich um ein medizinethisches Problem oder um eine Frage der zukünftigen Versorgung handelt. Im Fall von Herrn L. trifft beides zu.

Die Wohnbereichsleitung kümmert sich um eine zeitnahe Terminierung mit den Beteiligten. Dieser organisatorische Schritt ist wesentlich. Er ist für den Hausarzt und die Angehörigen entlastend, weil die von dieser Frage betroffenen Personen zu einem möglichen Termin koordiniert werden. In unserem Fall waren alle Beteiligten sehr froh und schnell bereit zu kommen, auch der versorgende Mediziner sah Bedarf für eine Statuserhebung und Absprache des weiteren Vorgehens.

FALLBEISPIEL

Herr L.: Hintergrundinformationen

Herr L. (86 Jahre, ledig) ist orientiert, in der Vorsorgevollmacht ist sein Neffe und Patenkind benannt. Es besteht eine Patientenverfügung, in der Herr L. im Falle einer tödlich verlaufenden Krankheit im Endstadium lebensverlängernde Maßnahmen ablehnt.
Herr L., der seit April 2019 in dem Westerwälder Seniorenheim lebt, kam direkt aus seinem eigenen Haushalt. Sein Neffe und dessen Ehefrau kümmern sich liebevoll um den alten Herrn – allerdings sind beide berufstätig und arbeiten nicht in der Nähe. Daher sind Besuche eher selten, aber regelmäßig. Herr L. ist ein sehr ruhiger, liebenswerter Herr. Er sitzt teilweise im Rollstuhl, kann sich darin im Haus fortbewegen. Er scheint sehr gebildet, interessiert sich für Politik und Geschichte. Jeden Morgen fährt er von seinem Zimmer ins Foyer der Einrichtung, um die dort ausliegende Tageszeitung zu lesen. Er isst gerne mit den anderen im einrichtungseigenen Restaurant und hält sich manchmal in der Wohnküche auf. Er ist bei seinen Mitbewohnern bekannt, allerdings erscheint er nicht allzu gesellig. Dennoch hört er gerne zu, hält anregende Gespräche mit dem Personal und mit dem Seelsorger sowie mit einigen geistig noch fitten Mitbewohnern. Als eher „stiller Vertreter" im Wohnbereich hat es in der Vergangenheit bereits ein paar Mal kleinere Fallgespräche zu seiner Person gegeben. Selten äußert er seine Bedürfnisse, weshalb die Gefahr stets groß ist, dass er im Großen und Ganzen eher zu kurz kommt. Abends trinkt er gerne ein Glas Rotwein. Die Pflegekräfte haben den Eindruck, dass Alkohol in seinem früheren Leben eine größere Rolle gespielt hat. Auf Nachfragen hierzu hält er sich ebenso wie seine Angehörigen sehr bedeckt.

Diagnose
- Zustand nach Prostatablutung mit konsekutiver Harnblasentamponade
- Histologisch gesichtetes obstruktives Adenokarzinom der Prostata
- Blutungsanämie, ggf. auch malignombedingte Erythropoesestörung, Phimose
- Hypokaliämie

Herr L. wurde in diesem Jahr bereits zweimal in die Urologie eingewiesen, zuletzt 2 Wochen vor dem ethischen Fallgespräch. Im Krankenhaus wurde ein neues Medikament angesetzt: Bicalutamid 50 mg 1-0-0.
Es gibt keine offizielle Diagnose über eine Depression, auch nicht im früheren Leben.

Ablauf des Fallgesprächs

Einleitung der Moderatorin der ethischen Fallberatung mit einer kurzen Fallschilderung, der Darstellung des Eindrucks, den die Mitarbeitenden zu Herrn L. haben, und einer einleitenden Fragestellung bezüglich der verschiedenen Versorgungsmöglichkeiten.

Hauptfragen:
- Was ist der Wille von Herrn L.?
- Inwieweit überlagert die Depression seine Willensäußerung?
- Inwiefern spielen die verabreichten Medikamente hier ebenfalls eine verschlechternde Rolle?
- Inwiefern vergrößert oder bedingt sein Leiden den Sterbewunsch (Übelkeit, Schmerzen)?

Der Hausarzt erläutert die medizinische Situation. Aus der aktuellen Medikation ergibt sich ein ethisches Dilemma: Die Medikamente, die nötig sind, um das Tumorwachstum zu verlangsamen, verstärken die depressive Verstimmung und Übelkeit. Ein Absetzen der Medikamente zur Steigerung seines psychischen Wohlbefindens und damit seiner Lebensqualität wird vermutlich das Tumorwachstum begünstigen. Eine nicht mehr gut kontrollierbare Schmerzsituation ist zu erwarten. Bei einem Wachstum von Wirbelsäulenmetastasen sind auch Nervenschmerzen und eine Querschnittsituation möglich.

Erarbeitung der Handlungsmöglichkeiten

Ziel: größtmögliche Lebensqualität (wenig bis keine Übelkeit, wenig bis keine Depression, kein akuter Sterbewunsch, keine Schmerzen)

Optionen		Folge
A	Absetzen der Medikamente zur Linderung der durch sie verursachten Nebenwirkungen	Unkontrollierter Tumorverlauf – Schmerzsituation im außerklinischen Versorgungsbereich nicht mehr gut kontrollierbar
B	Fortführung der aktuellen Medikation, Vermeidung des Tumorwachstums	Hoffnung auf Abnahme der Nebenwirkungen nach einiger Zeit, ggf. Ausprobieren eines anderen Medikaments mit weniger Nebenwirkungen. Es ist unklar, wie groß und fortgeschritten der Tumor ist, d.h., wie lange sich die aktuelle Situation in der Pflegeeinrichtung noch beherrschen lässt
C	Anpassung der Medikation: Bekämpfung der Nebenwirkungen Übelkeit und Depression	Das gegen Übelkeit verabreichte Haloperidol verursacht eine weitere Sedierung

Bewertung der Handlungsmöglichkeiten auf Basis der Prinzipien von Beauchamp und Childress

- **Selbstbestimmung:** Der Sterbewunsch ist vorhanden. Es steht jedoch zu vermuten, dass er durch fehlende Alternativen und Hoffnungslosigkeit verstärkt genährt wird. Herr L. will keine Schmerzen und keine Übelkeit haben, will keine lebensverlängernden Maßnahmen in aussichtslosen Situationen. Er möchte, soweit möglich, nicht mehr in eine Klinik eingewiesen werden.
- **Fürsorge:** Der Patient leidet unter den Nebenwirkungen der Tumortherapie, lehnt Zuwendung ab, kann in diesem Zustand nichts genießen. Die Pflegekräfte fühlen sich hilflos, wenn sie die Situation nicht einschätzen können. Durch das Fallgespräch wird klar, dass nun eine palliative Situation eingetreten ist. Die Mitarbeitenden fühlen sich nicht mehr so hilflos, können Herrn L. zur Linderung verhelfen.
- **Nutzen/Schaden:** Der Schaden durch Option A ist aus ärztlicher Sicht unkontrollierbar groß. Das zu erwartende Leid durch Tumorschmerzen/Lähmungen muss hier größer eingeschätzt werden als das Leid durch die Nebenwirkungen. Option A wird demnach ausgeschlossen. Es ist aus ethischer Sicht nicht vertretbar.
  Option B in Kombination mit Option C kann hier als handlungsleitend bewertet werden: Es muss versucht werden, den Schaden durch Behandlung der Nebenwirkungen so gering wie möglich zu halten, um größtmögliche Lebensqualität zu erhalten. Aus palliativen Gesichtspunkten haben die Weiterbehandlung und Kontrolle des Tumors Priorität, um zu erwartende Schmerzsituationen und Lähmungen zu vermeiden.

Ergebnis

Herr L. wird über das Ergebnis des Fallgesprächs durch den Hausarzt und seinen Neffen informiert. Er zeigt sich einverstanden und möchte, dass die Nebenwirkungen aufhören, äußert erneut den Sterbewunsch. Er möchte nicht tot sein, vielmehr möchte er nicht leiden müssen. Wegen der Beschwerden möchte er lieber schlafen als leiden. → Der Hausarzt setzt Mirtazapin an und Haloperidol nach Bedarf. → Die Pflegekräfte können nun die Situation besser einschätzen und Herrn L. besser begleiten. Seelsorge und Angehörige besuchen ihn oft.

Der Zustand von Herrn L. verschlechtert sich täglich. Er ist sehr müde, hat jedoch unter Haloperidol auch ruhige Phasen ohne Übelkeit. Dann verlangt er nach Eis oder Malzbier, nimmt jedoch sehr wenig zu sich. Oft lehnt er die Medikation ab, schläft viel. Sein akutes Leiden konnte vermindert, aber nicht völlig beseitigt werden. Schwäche und Niedergeschlagenheit bleiben. Er ist jedoch ruhig und gefasst.

Durch die gute Aufklärung kommt es im Team zu mehr Ruhe und Sicherheit. Dass nun palliative Begleitung und nicht mehr invasive Therapie im Vordergrund steht, macht für die Pflegekräfte einen entscheidenden Unterschied in der Begleitung des Bewohners. Auch für die Angehörigen stellt sich die Situation nun klarer dar, und sie können sich von Herrn L. verabschieden, ihn begleiten, ohne das Gefühl zu haben, abgesehen von der Symptombehandlung noch etwas für ihn tun zu müssen.

Herr L. verstirbt 6 Wochen nach dem Fallgespräch; er ist friedlich eingeschlafen.

17.4 Nachbetrachtung

Aufgrund der ethischen Fallberatung wurde die Therapiezieländerung mit palliativer hausärztlich-ambulanter Versorgung in der Pflegeeinrichtung durchgeführt – in Übereinstimmung mit dem Wunsch des Patienten, auf weitere invasive Therapie oder Klinikeinweisung zu verzichten. Alternativ kann nach Therapiezieländerung in solchen Fällen eine Spezielle Ambulante Palliativversorgung (SAPV) verordnet und durchgeführt werden. Dieses Vorgehen stimmt mit dem Patientenwohl im Sinne des für ihn größten Nutzens und der Schadensvermeidung überein. Ebenso würdigt es den Willen des Patienten, seine Wünsche auf Leidensminderung und Behandlungsbegrenzung mit Verbleib in seinem Lebensbereich.

Die Angehörigen gaben nachträglich an, dass die Zeit im Pflegeheim, seine letzte Zeit, die schönste seines Lebens gewesen sei. Er sei immer einsam gewesen und habe jetzt eine Gemeinschaft und Versorgung erlebt wie in seinem ganzen Leben nicht. Trotz seiner Zurückhaltung hätten sie ihn besser als je zuvor erlebt. Auch im Erleben des gemeinsam getragenen Abschieds hätten sie diese Zeit als gar nicht schlecht oder schlimm empfunden: Das Gegenteil sei für ihn und sie der Fall gewesen.

LITERATUR

[1] Bayerisches Staatsministerium der Justiz. Vorsorge für Unfall, Krankheit, Alter durch Vollmacht, Betreuungsverfügung, Patientenverfügung. 14. A. München: Beck 2023.

[2] Riedel A, Lehmeyer S (Hrsg.). Einführung von ethischen Fallbesprechungen: Ein Konzept für die Pflegepraxis. Ethisch begründetes Handeln praktizieren, stärken, absichern. Lage: Jacobs 2016.

KAPITEL 18

Sven Gottschling

Ambulante Palliativversorgung bei Kindern

Kernaussagen

- Rund 50.000 Kinder und Jugendliche sind in Deutschland lebenslimitierend erkrankt.
- Wir sind schlecht bewaffnet: kaum zugelassene Medikamente, zu hohe Dosierungen vorhandener Medikamente (Einzeldosis für Erwachsene konzipiert, zu ungenau oder nicht herunterdosierbar).
- Je jünger die Kinder, desto schlechter die Symptomkontrolle.
- Je stärker die Behinderung der Kinder, desto schlechter die Symptomkontrolle.
- Es gibt keine Allgemeine Ambulante Palliativversorgung (AAPV) für Kinder.
- Trotz des seit 2007 bestehenden Rechtsanspruchs auf Spezialisierte Ambulante Palliativversorgung (SAPV) für alle Menschen fehlt diese flächendeckende Versorgung für Kinder weiterhin.
- Kinderpalliativversorgung umfasst verschiedenste Krankheitsgruppen, Alters- und Gewichtsklassen (vom 500 g leichten Frühgeborenen bis zum 150 kg schweren Mittvierziger – Menschen mit spezifisch pädiatrischen Krankheitsbildern, die dank neuer Behandlungsformen viel länger überleben).
- Kinderpalliativversorgung ist häufig Langzeitversorgung (auch über Jahre).
- Nicht selten besteht in der Familie Mehrfachbetroffenheit (genetische Prädisposition).
- Pädiatrische Patientinnen und Patienten können sich entweder wegen ihres Alters oder aufgrund der Schwere ihrer Erkrankung oft nicht selbst äußern.
- Nicht selten hat man es mit unterschiedlichen, zum Teil gegensätzlichen Vorstellungen der Personensorgeberechtigten zu tun.
- In der pädiatrischen Palliativversorgung trägt der Arzt ein höheres Maß an Verantwortung. Denn selbst, wenn sich beide Eltern bezüglich eines Therapieziels einig sind, obliegt dem Arzt bei Minderjährigen trotzdem immer noch die letztendliche Garantenschaft für das Kind (z. B. lebensrettende Bluttransfusion beim Kind gegen den Willen der Eltern).

18.1 Strukturen und ethische Fragen an die Gesundheitsversorgung

18.1.1 Wie viele Betroffene gibt es?

In Deutschland leben geschätzt zwischen 30.000 und 50.000 Kinder, Jugendliche und junge Erwachsene (➤ Tab. 18.1) mit lebensbegrenzenden Erkrankungen; davon versterben jährlich ca. 3.000 jenseits des ersten Lebensjahrs. Im Gegensatz zur Erwachsenenpalliativversorgung sterben sehr viel weniger Kinder an onkologischen Erkrankungen (< 400/Jahr) [1].

Zu den am häufigsten vorkommenden Todesursachen zählen u. a. schwere neurologische Erkrankungen, die mit Schwerstmehrfachbehinderung einhergehen und oftmals nach jahrelangem Verlauf irgendwann zum Tod durch die x-te Pneumonie führen. Daneben finden sich Stoffwechselerkrankungen, zystische Fibrose, Muskelerkrankungen, schwere angeborene oder erworbene Herzfehler, aber auch Infektionskrankheiten und deren Spätfolgen wie z. B. die subakut sklerosierende Panenzephalitis nach durchgemachter Maserninfektion (➤ Kap. 18.2) [2, 6–8].

Tab. 18.1 Was bedeutet eigentlich Kind?

Begriff	Definition anhand des Alters [Jahre]	Quelle
Kind	< 14	Jugendschutzgesetz
Jugendlicher	14–18	
Minderjähriger	< 16	
Adoleszenz	10–20	WHO: Teenager
Heranwachsender	18–21	
Junger Volljähriger	18–27	§ 7 Abs. 1 SGB
Postadoleszenz	20–29	
AYA (adolescents and young adults)	15–39	National Cancer Institute (NCI)
Erwachsener	18–80	
Geschäftsfähigkeit	ab 18	

INFO

Einteilung und Definition lebensverkürzender Erkrankungen bei Kindern

Lebensverkürzende Erkrankungen werden gemäß der *Association for Children with life-threatening or Terminal conditions and their families* (ACT) in vier Gruppen eingeteilt [3]:

- **Gruppe 1:** lebensbedrohliche Erkrankungen, für die prinzipiell eine kurative Therapie verfügbar ist, die jedoch versagen und es so zum vorzeitigen Tod kommen kann. Beispiel hierfür sind onkologische Erkrankungen oder extreme Frühgeburtlichkeit sowie akute Traumata unter intensivmedizinischer Therapie.
- **Gruppe 2:** klassische lebenslimitierende Erkrankungen, die unvermeidlich zu einem vorzeitigen Tod führen, selbst wenn durch lange Phasen intensiver Therapien eine Lebensverlängerung und oft auch eine Teilnahme an normalen Aktivitäten des täglichen Lebens möglich ist. Hierzu gehören z. B. die Mukoviszidose und Muskeldystrophien.
- **Gruppe 3:** progrediente Erkrankungen mit ausschließlich palliativen Behandlungsoptionen, oft mit Erkrankungsdauern über Jahre, z. B. Stoffwechseldefekte.
- **Gruppe 4:** Erkrankungen mit irreversiblen Schädigungsmustern und oft mit schweren, meist neurologischen Beeinträchtigungen. Sie verlaufen zwar nicht per se progredient, führen aber über die besondere Anfälligkeit gegenüber Komplikationen zur regelhaften Verschlechterung und im Verlauf auch zum vorzeitigen Tod, oft im Rahmen der Komplikationen. In diese Gruppe gehören Erkrankungen wie die schwere Zerebralparese, Hirn- oder Rückenmarksverletzungen oder die bronchopulmonale Dysplasie.

Bei etwas mehr als 80 Millionen Deutschen beträgt der Anteil der Minderjährigen in der Bevölkerung rund 15 %. Es gibt epidemiologische Erhebungen aus anderen Landern mit ahnlichen medizinischen Standards, die den Schluss nahelegen, dass ca. 500–600 Kinder, Jugendliche und junge Erwachsene pro 1 Million Einwohner eine Spezialisierte Pädiatrische Palliativversorgung (SPPV) benötigen. Während die Palliativ- und Hospizstrukturen für Erwachsene sowohl im ambulanten als auch im stationären Sektor mittlerweile bundesweit gut ausgebaut sind, stellen sich die Angebote im pädiatrischen Bereich doch sehr viel überschaubarer dar.

18.1.2 Besonderheiten pädiatrischer Palliativversorgung

Natürlich gibt es auch im Bereich der Erwachsenenpalliativversorgung bei vielen Menschen den Wunsch, zu Hause zu leben und zu Hause zu sterben. Gerade aber bei Kindern ist das häusliche Umfeld mit dem System Familie der absolute Versorgungsmittelpunkt. Stationäre Versorgungsstrukturen haben hier einen deutlich geringeren Stellenwert; zudem sind stationäre Angebote nicht flächendeckend verfügbar. So gibt es deutlich weniger als 20 stationäre Kinderhospize (gegenüber deutlich mehr als 300 Erwachsenenhospizen), in denen im Wesentlichen keine todesnahe Versorgung, sondern eher eine Versorgung im Sinne von „Respite Care“ (geplante stationäre Aufenthalte als Auszeit für die gesamte Familie) stattfindet. Darüber hinaus gibt es in Deutschland aktuell nur drei Krankenhausabteilungen (bei mehr als 300 Palliativstationen), die auf Kinderpalliativversorgung spezialisiert sind.

Hieraus lässt sich auch schon ablesen, dass in Deutschland für betroffene Kinder gerade im Rahmen von akuten Krisensituationen oder in Situationen, in denen die häusliche Versorgung aus welchem Grund auch immer so nicht aufrechterhalten werden kann (und sei es, dass der hauptversorgende Elternteil selbst akut durch Krankheit ausfällt), kein funktionierendes Auffangnetz zur Verfügung steht.

Im Rahmen der ambulanten Versorgung muss ein hoher Grad an Vernetzung erreicht werden. Häufig sind die betroffenen Kinder in Spezialambulanzen an Pädiatrischen Zentren angebunden. Hier müssen die Fachspezialisten im interdisziplinären multiprofessionellen Netzwerk genauso eingebunden werden wie der niedergelassene Kinderarzt, Hilfsmittelversorger, der Kinderkrankenpflegedienst (falls vorhanden), das SAPV-Team für Kinder, der Kinderhospizdienst u. v. m. Spezialisierte Kinderkrankenpflegedienste sind absolute Mangelware, und so scheitert eine häusliche Versorgung nicht selten daran, dass trotz Kostenzusage für 20 Stunden häuslicher Krankenpflege keine Pflegekräfte verfügbar sind oder z. B. nur 6–10 Stunden abgedeckt werden können.

In der Regel sind die niedergelassenen Kinderärztinnen und -ärzte mit der alleinigen ambulanten Palliativversorgung von Kindern hoffnungslos überfordert – und dies auch schon bei noch geringer Symptomlast der Patienten. Das liegt auch daran, dass diese Kinder weit überwiegend in Spezialambulanzen (Kardiologie, Onkologie, Neuropädiatrie, Zentrum für Cystische Fibrose etc.) an großen Zentren in Bezug auf ihre komplexe Grunderkrankung betreut werden und dass ein normaler niedergelassener Kinderarzt aufgrund der glücklicherweise relativ geringen Inzidenz für eine lebensbegrenzende Erkrankung im Kindes- und Jugendlichenalter in seiner gesamten Niederlassungslaufbahn höchstens eine Handvoll dieser Patienten versorgt. Hier kann man selbstverständlich keine Routine entwickeln. Hinzu kommt, dass Kinderärzte oftmals eine sehr hohe Taktung in ihren Praxen haben, die es ihnen kaum ermöglicht, die in diesen Fällen unabdingbaren Hausbesuche regelhaft durchzuführen.

MERKE

Das bedeutet konkret: Eine Allgemeine Ambulante Palliativversorgung (AAPV), wie sie bei der Versorgung von erwachsenen Palliativpatienten im hausärztlichen Setting vielfach auf gutem Niveau verfügbar ist, fehlt für Kinder völlig.

18

Aufgrund der geringen Fallzahlen von betroffenen Kindern sowie der hochgradigen Inhomogenität der Erkrankungsbilder und Altersgruppen gibt es die notwendige Expertise für diese Versorgung überhaupt nur in spezialisierten Zentren oder in SAPV-Teams für Kinder. Dennoch werden Haus- und Kinderärzte mit Weiterverordnungen, Bedarfsveränderungen der Medikation, Mitbehandlung zusätzlicher und alltäglicher Erkrankungen (Erkältungen etc.), die bei den Kindern erschwerend hinzukommen, konfrontiert und gefordert (➤ Tab. 18.2).

Kinderpalliativversorgung bedeutet häufig die Begleitung sehr besonderer Krankheitsverläufe. Viele Erkrankungen sind äußerst selten, und oft finden sich unvorhersehbare Krankheitsphasen. Gute, stabile Zeiten wechseln sich mit hochdramatischen Symptomkrisen ab, und so kann sich in nicht wenigen Fällen der Krankheitsverlauf von der Diagnosestellung bis zum Versterben auch über Jahre bis Jahrzehnte erstrecken.

MERKE

Verläufe in der pädiatrischen Palliativversorgung sind oftmals extrem schwierig zu prognostizieren:

„Prognosen sind schwierig, vor allem wenn sie die Zukunft betreffen.“

Mark Twain

Tab. 18.2 Häufige Symptome neuropalliativ erkrankter Kinder

Neurologische Symptome	• Muskeltonusveränderungen (z. B. Spastik) oft mit Schmerzen • Myoklonien • Paresen • Epilepsie • Störung zentraler Reflexe (z. B. Schluckstörung, Ausfall des Hustenreflexes)
Gastrointestinale Symptome	• Trinkschwierigkeiten • Schluck- und Saugschwierigkeiten • Gedeihstörung • Gastroösophagealer Reflux mit Aspirationsgefahr
Immunologische Symptome	• Infektanfälligkeit • Chronifizierte Atemwegserkrankung
Verhaltensauffälligkeiten	• Unruhe • Störungen des Schlaf-Wach-Rhythmus/Schlaf-Wach-Umkehr • Angst
Sinnesstörungen	• Seh-, Hör- und Sprechstörungen

18

Durchaus finden sich auch verschiedene genetische Erkrankungen gehäuft in Familien, sodass in einigen Fällen auch Mehrfachbetroffenheit in der Familie vorliegen kann. So haben wir z. B. eine Familie betreut, in der alle vier Kinder in einem Zeitraum von insgesamt 10 Jahren onkologisch erkrankt und auch verstorben sind.

Ein weiteres großes Problem ist, dass faktisch alle Medikamente, die für eine adäquate Symptomkontrolle (Schmerzen, Luftnot, Übelkeit, Erbrechen, Krampfanfälle u. v. m.) benötigt werden, nicht für Kinder konzipiert wurden, sodass rund 80 % der eingesetzten Medikamente „off label" zum Einsatz kommen und auch erst individualisiert hergestellt werden müssen, z. B. Fentanyl-Nasenspray für akute Luftnotattacken, die aus i. v. Fentanyl-Ampullen „gebastelt" werden (➤ Tab. 18.3) [5].

Aus klinischen Studien wissen wir, dass Eltern betroffener Kinder im Vergleich zu Daten aus der Erwachsenenpalliativversorgung eine insgesamt höhere Symptomlast bei ihren Kindern und auch ein insgesamt schlechteres Ansprechen auf dann initiierte

Tab. 18.3 Nasale Medikamentengabe (www.intranasal.net)

Schmerzen/Luftnot	Fentanyl 1–3 µg/kg als Einzeldosis (ED)
Krampfanfall	Midazolam 0,2–0,5 mg/kg, max. 10 mg als ED
Schmerzen	Ketamin (S-Ketamin) 5 (2,5) mg/kg ED
Opioidüberdosierung	Naloxon 1–2 mg

Therapieversuche vermelden, was zum Teil sicherlich aber auch der Tatsache geschuldet ist, dass nicht überall spezialisierte Versorger zur Verfügung stehen. Und so wird seitens nicht speziell weiterqualifizierter Kinderärzte oft eher nach dem Motto „Bevor ich etwas falsch mache (zu viel Morphin gebe), gehe ich lieber auf Nummer sicher (und gebe lieber zu wenig)" gehandelt.

18.1.3 Ambulante Versorgungsstrukturen

In den letzten 20 Jahren hat sich in der Versorgungslandschaft in Deutschland einiges getan. Allerdings hinken die Versorgungsangebote für Kinder immer noch weit hinter den Versorgungsangeboten für Erwachsene hinterher.

INFO

Wir haben in Deutschland mit Blick auf die Ambulante Pädiatrische Palliativversorgung ein sehr heterogenes Bild. In manchen Regionen gibt es ambulante Kinderhospizdienste, Spezialisierte Ambulante Palliativversorgung für Kinder, die Möglichkeit, auch außerklinische Ethikberatung (z. B. über die zuständige Ärztekammer organisiert) in Anspruch zu nehmen, sowie eine gute Vernetzung mit der intermittierend notwendigen spezialisierten stationären Versorgung. Und dann gibt es Regionen, in denen all diese Möglichkeiten fehlen und der niedergelassene Kinderarzt im Zweifel mit der Versorgung dieser Kinder nicht nur hoffnungslos überfordert, sondern auch alleingelassen ist. Genau dies führt dazu, dass rund 50 % aller lebensbegrenzend erkrankten Kinder in Deutschland in Krankenhäusern sterben (die überwiegende Mehrzahl auf Intensivstationen), obwohl sich 90 % aller Familien ein häusliches Leben und Sterben für ihre Kinder wünschen würden [8].

Außerklinische Ethikberatung im pädiatrischen Setting

Ethische Fragen und Konflikte in der außerklinischen Versorgung stellen sich im pädiatrischen Setting häufiger als sonst allen Beteiligten – den Eltern, Hausärzten, Kinderärzten und den Mitgliedern der Pflegeteams. Hier ist es wichtig, dass sich die Beteiligten zu lebenswichtigen und zukunftsweisenden Entscheidungen für das Kind abstimmen.

Ethikberatung kann diesen Prozess sensibel zu einem ethisch für die Verantwortlichen gerechtfertigten Ergebnis moderieren. Vielfach geht es um den Wechsel und die Entscheidung für ein palliativ statt kurativ ausgerichtetes Vorgehen. Dazu ist meist mehr als eine Zusammenkunft notwendig. Zuletzt sollte das Ergebnis zeitnah dokumentiert werden, etwa auf einem Notfallbogen, der für alle Behandelnden künftig richtungweisend sein kann.

Die wichtigste Funktion in der Ethikberatung ist die Fokussierung darauf, was im besten Interesse des Kindes in der anstehenden Frage ist. Dieses „best interest" gilt es mit ethischen Fragen des Kindeswohls, der Indikation und der leistbaren Versorgung herauszufinden. Es ist die Aufgabe der Sorgeberechtigten, dieses zu vertreten. Meist benötigen sie in der Gesundheitsversorgung darin Unterstützung durch Aufzeigen der konkreten Folgen einer Entscheidung in die eine oder andere Richtung.

Je nach Alter und Verständnis des Kindes ist es wichtig, das Kind selbst in den Prozess einzubeziehen. Meist geschieht das im Kennenlernen und durch kindgerechte Fragen. Das Kind sollte ebenso nach der Ethikberatung einbezogen und kindgerecht informiert werden [9].

MERKE

Für das Gespräch sind folgende Aspekte relevant:
- Kinder verstehen mehr, als ihr sprachliches Vermögen vermuten lässt.
- Führe eine Besprechung mit einem Kind nicht so, dass es sich fühlt, als ob es einen Test zu bestehen hätte.
- Klare Ziele sind wichtig: Was möchte man mit dem Gespräch bezwecken?
- Klare Botschaften – keine komplizierten und verschachtelten Sätze.
- Wenn medizinische Prognosen unsicher sind, ist es nachträglich im Falle einer Fehlentscheidung am besten, wenn man den konservativen Weg beschritten hat.
- Elternschaft beeinflusst die Entscheidungen in einer Spanne zwischen Selbstsucht und Altruismus.

Mehr noch als in anderen Ethikberatungssituationen sind Entscheidungen, die das Wohl eines Kindes betreffen oder sich gar auf die Begleitung im Sterben beziehen, hoch emotional konnotiert. Betroffenheit, Sorgen und Ängste sind unbedingt ernst zu nehmen. Ihnen muss Raum gegeben werden, um das Versorgungsnetz stabil aufeinander einzuspielen und das Gespräch als gelingenden Austausch für die anstehende Entscheidung zu gestalten (zum Umgang mit Emotionen in der Ethikberatung: ➤ Kap. 7).

Unabdingbar ist die weitere Begleitung der Eltern und des Kindes nach einer schweren ethischen Entscheidung. Diese kann durch die Beteiligten erfolgen, zu denen bereits Vertrauen aufgebaut ist. Ethikberatung kann aber auch leisten, weitere Hilfe durch erfahrene Personen anzuregen. Bei Themen der Sterbebegleitung können dies Seelsorger, Hospizhelfer oder SAPV-Teams sein, bei anderen Themen auch sozialpädagogische oder psychotherapeutische Professionelle, die der Familie als System und damit dem Kind helfen.

Hier ist noch viel Luft nach oben und auch zukunftsgerichtet noch sehr viel zu tun.

Ambulante Versorgungsmöglichkeiten bei (noch) fehlender Diagnose

Chronisch kranke oder schwerstkranke Kinder und Jugendliche können unter bestimmten Voraussetzungen nach einer Krankenhausbehandlung oder einer stationären Rehabilitation **sozialmedizinische Nachsorge** verordnet bekommen. Die Maßnahmen umfassen insbesondere das Koordinieren der verordneten Leistungen sowie das Anleiten und Motivieren zu deren Inanspruchnahme. Bei chronisch kranken oder schwerstkranken Kindern und Jugendlichen erweist sich die häusliche Versorgung nach einer Krankenhausbehandlung oder stationären Rehabilitation oft als schwierig. Eltern und Angehörige sind mit der Versorgungssituation nicht selten überfordert.

In diesen Fällen kann die sozialmedizinische Nachsorge als Hilfe zur Selbsthilfe unterstützend wirken, indem sie eine sektorenübergreifende Brückenfunktion einnimmt. Die Maßnahmen orientieren sich in Art, Umfang und Dauer an der Schwere der Erkrankung und dem daraus resultierenden Unterstützungsbedarf. Ziel der sozialmedizinischen Nachsorge ist es, Krankenhausaufenthalte zu verkürzen bzw. eine erneute stationäre Aufnahme zu vermeiden und die sich anschließende ambulante Weiterbehandlung zu sichern.

Ambulanter Kinderhospizdienst

Zu den Aufgaben des ambulanten Kinderhospizdienstes gehört die **palliativpflegerische Beratung** durch ausgebildete Pflegefachkräfte, in der Regel mit Palliative-Care-Zusatzweiterbildung, und die **Lebens-, Sterbe- und auch Trauerbegleitung** durch ehrenamtliche Kräfte, die von den hauptamtlichen Koordinatoren unterstützt und begleitet werden. Die Finanzierung dieser Dienste erfolgt durch einen Zuschuss zu den Personalkosten in Abhängigkeit der versorgten Familien (Verhältnis der qualifizierten Ehrenamtlichen zur Zahl der Begleitungen); dies wird durch § 39a SGB V geregelt. Darüber hinaus sind diese Dienste auf aufstockende Spenden angewiesen.

Ambulante Kinderhospizdienste begleiten und unterstützen Familien mit Kindern mit lebenslimitierenden Erkrankungen, optimalerweise ab dem Zeitpunkt der Diagnosestellung. Wenn ein Kind schwer erkrankt, stellt der Alltag für die betroffenen Familien sowohl körperlich als auch psychoemotional eine besondere Herausforderung dar: Arztbesuche, Klinikaufenthalte, Behördengänge und umfassende Pflege beanspruchen viel Zeit und Kraft.

Der ambulante Kinderhospizdienst versteht seine Arbeit als ganzheitliche Lebenshilfe und betrachtet das gesamte Familiengefüge als untrennbare Einheit. Die Begleitung besteht u. a. darin, die Lebensqualität der erkrankten Kinder und Jugendlichen zu stärken, Zeit für Geschwisterkinder zu haben und den Eltern Unterstützung und Entlastung anzubieten. Der Dienst ist für die Betroffenen kostenfrei und von Nationalität und Religionszugehörigkeit unabhängig.

Spezialisierte Ambulante Palliativversorgung

Im Bereich der Spezialisierten Ambulanten Palliativversorgung (SAPV) für Kinder sieht es ebenfalls nicht überall rosig aus. Denn trotz des seit 2007 bestehenden Rechtsanspruchs auf SAPV für jeden lebensbegrenzend erkrankten Menschen in Deutschland mit entsprechender Symptomlast gibt es in Deutschland kein flächendeckendes Versorgungsangebot für Kinder. Dies ist nicht der Tatsache geschuldet, dass zu wenige Kinderärzte mit entsprechender Qualifikation und Motivation zur Verfügung stehen, sondern dem Umstand, dass die Krankenkassen nicht bereit sind, für diese deutlich aufwendigere Versorgungsform eine entsprechend kostendeckende Gegenfinanzierung zu gewährleisten.

Wenn man heute davon ausgeht, dass ein Erwachsenen-SAPV-Team für die Versorgung von ca. 250.000 Menschen benötigt wird und dabei zwischen 250 und 400 Versorgungen pro Jahr gewährleisten kann, so benötigt man aufgrund der niedrigeren Inzidenz bei Kindern und der damit verbundenen, auch langen Anfahrtswege ein Kinderteam pro 2 Millionen Einwohner, um damit 50 bis vielleicht maximal 100 Kinder pro Jahr in der Versorgungsregion zu erreichen. Die Krankenkassen sind jedoch in der Regel nicht bereit, diese eigentlich selbsterklärenden und damit notwendigen erheblichen Mehrkosten zu tragen, sodass SAPV-Teams für Kinder in Deutschland auf erhebliche Spenden angewiesen sind – trotz eines klar formulierten Rechtsanspruchs, der eine Kostendeckung durch die gesetzlichen Krankenkassen impliziert. Dies hat natürlich auch dazu geführt, dass die Entstehung neuer Teams erheblich behindert wird: Welcher Träger etabliert einen neuen „Geschäftszweig", wenn er weiß, dass er dafür sechsstellige Spendensummen pro Jahr dauerhaft aufbringen muss? Auch gab es in den vergangenen Jahren bereits erste SAPV-Teams für Kinder, die genau aus diesen Gründen wieder vom Netz genommen wurden.

MERKE
- Insgesamt pro Fläche wenige betroffene Kinder, lange Anfahrtswege
- Viele unterschiedliche, zum Teil sehr seltene Erkrankungen
- Unzureichende Finanzierung der Versorgungsstrukturen

18.1.4 Weitere Besonderheiten ambulanter pädiatrischer Palliativversorgung

Eine große Anzahl von Kindern in palliativer Versorgung können sich bezüglich ihrer Wünsche oder Behandlungspräferenzen nicht selbst äußern, entweder, weil sie noch zu jung sind oder weil sie aufgrund ihrer Erkrankung (z. B. einhergehend mit Schwerstmehrfachbehinderung) nicht zu klaren Willensäußerungen in der Lage sind. Dies bedeutet aber wiederum, dass man es als Arzt mit in der Regel zwei Personensorgeberechtigten zu tun hat, die durchaus nicht immer einer Meinung sein müssen. Oft stellt hier die Gratwanderung zwischen medizinischer Indikation und Elternwille eine ganz besondere Herausforderung dar, wie auch das folgende Patientenbeispiel illustriert.

FALLBEISPIEL

Max ist 1½ Jahre alt, als bei ihm eine ausgesprochen seltene Stoffwechselstörung diagnostiziert wird. Bis zum Alter von 6 Monaten hat er sich völlig normal entwickelt; danach setzte eine leichte Entwicklungsverzögerung ein, ca. ab dem 13. Lebensmonat fielen deutliche Entwicklungsrückschritte auf. Die beiden Eltern werden nach abgeschlossener genetischer Diagnostik darüber informiert, dass Max aller Voraussicht nach keine 2 Jahre alt werden wird. Die Gespräche über die gesamte Situation werden dadurch verkompliziert, dass beide Eltern nie zusammen waren (Zustand nach One-Night-Stand), allerdings das gemeinsame Sorgerecht haben und eine sehr unterschiedliche Einstellung in Bezug auf die Therapie ihres Kindes artikulieren.

Die Mutter möchte auf keinen Fall, dass Max leidet, und möchte, dass Max bei weiterer Beschwerdeprogredienz (Schmerzen, Spastik, Schluckstörungen, Krampfanfälle, die alle mit dem Krankheitsbild einhergehen können) eine bestmögliche Symptomkontrolle erhält, aber auch dann zeitnah versterben darf. Sie wünscht keine lebensverlängernden Maßnahmen wie z. B. Antibiotikagaben im Rahmen von Infekten oder atemunterstützende Therapie. Der Vater wiederum wünscht für sein Kind maximale Behandlung inkl. intensivmedizinischer Maßnahmen im Falle von Symptomkrisen.

Erschwerend kommt hinzu, dass die Eltern bei jedem Gespräch massivst aneinandergeraten, sodass Gespräche nur noch moderiert und im Beisein einer Jugendamtsmitarbeiterin geführt werden können. Trotz der initial von den Ärzten als außerordentlich schlecht dargestellten Prognose wird Max älter. Er erreicht den zweiten Geburtstag und auch den dritten, vierten und fünften – allerdings bei weiterer Krankheitsprogredienz. Er ist mittlerweile schwerst tetraspastisch, hat eine sehr schwer kontrollierbare Epilepsie und verliert im Verlauf seinen Hustenreflex, was zu immer häufigeren Aspirationssituationen und pulmonalen Infekten führt.

Max lebt mittlerweile bei seinem Vater; die Mutter nimmt ihn alle 14 Tage am Wochenende zu sich, und auch hier kommt es immer wieder zu massivsten Verwerfungen zwischen den Eltern. Der Vater übernimmt Max nach den Wochenenden meist sehr schläfrig und verhangen, da die Mutter ihm am Wochenende sehr hohe Dosen an Bedarfsopioiden (Morphintropfen über die PEG) gibt, die grundsätzlich für die Behandlung der Schmerzen auf dem Boden seiner beidseitigen Hüftluxation verordnet wurden. Die Mutter kann nach eigenen Angaben kaum ertragen, wie sehr das Kind leidet, und artikuliert immer wieder deutlich, wie sehr sie sich wünsche, dass er bald davon erlöst sei und dass sie ihm so viel Opioide geben würde, damit die Situation sowohl für das Kind als auch für sie erträglich sei. Der Vater wiederum wirft ihr vor, dass sie mit den Opioidgaben versuchen würde, sein Leben willentlich zu verkürzen. Aus ethischer Sicht steht die Frage der Achtung des Kindeswohls im Raum.

Erneut werden mehrere moderierte Gespräche mit beiden Eltern geführt; es kann jedoch keine Einigung auf das konkrete einheitliche Vorgehen in Notfallsituationen gefunden werden. Schlussendlich gelingt es nach vielen Anläufen, auch mit Unterstützung durch das Jugendamt, die Mutter davon zu überzeugen, dem Vater das alleinige Sorgerecht für Max zu übertragen.

Oft ist es gut und sinnvoll, auch für pädiatrische Patienten frühzeitig eine **vorausschauende Notfallplanung** – in Analogie zu Notfallverfügungen bei erwachsenen Patienten – zu etablieren. Das hier seit vielen Jahren zum Einsatz kommende vielfach bewährte Formular zur **EVN – Empfehlungen zum Vorgehen in Notfallsituationen** wird nach sorgfältiger Indikationsstellung des Arztes gemeinsam mit dem Personensorgeberechtigten ausgefüllt, datiert und unterschrieben und dient als Handlungsempfehlung in Krisensituationen, insbesondere im Rahmen der Notfallversorgung im Krankenhaus, aber auch häufig für den Notarzt oder ärztliche Kollegen, die in Krisensituationen involviert werden, den Patienten jedoch bislang nicht oder nur unzureichend kennen [4].

Besonders zu berücksichtigen ist auch, dass selbst wenn sich die Eltern einig sind, der Arzt bei minderjährigen Patienten trotzdem eine Garantenschaft für das Kind übernimmt.

MERKE

Jeder volljährige Mensch darf prinzipiell auch höchst unvernünftige medizinische Entscheidungen treffen. Bei Minderjährigen trägt der Arzt trotz prinzipiell geltender elterlicher Sorge eine erhebliche Mitverantwortung (Garantenschaft).

Konkret bedeutet dies: Wenn beide Eltern ihrem Kind eine prinzipiell lebensrettende Bluttransfusion oder im Rahmen eines kurativ anzugehenden Krebsleidens eine Chemotherapie verweigern, weil sie der Meinung sind, das Tumorgeschehen könne auch durch eine Diät geheilt werden, dann ist der Arzt aufgrund seiner fachlichen Expertise verpflichtet, hier im Sinne des Kindeswohls einzuschreiten, Partei für das Kind zu ergreifen und ggf. auch juristische Schritte einzuleiten, um der Gefährdung des Kindeswohls entgegenzutreten.

FALLBEISPIEL

Fortsetzung

Max ist mittlerweile 9 Jahre alt und hoch pflegeaufwendig. Er hat einen Hustenassistenten, aspiriert häufiger und bekommt rezidivierend Erstickungsanfälle. Hier wird der medizinische Entschluss gefasst, zur Durchbrechung der Luftnotanfälle eine nasale Opioidapplikation mittels Fentanyl durchzuführen. Die hierfür vorkonfektionierten, auf dem Markt verfügbaren Erwachsenendosierungen sind bei einem Körpergewicht von 15 kg viel zu hoch, sodass aus Fentanyl-Ampullen und einem speziellen Zerstäuberaufsatz eine Notfallapplikationsform „gebastelt" werden muss. Es handelt sich um ein für die Indikation Luftnot und für das Alter nicht zugelassenes und obendrein noch um ein selbst hergestelltes Medikament, sozusagen um einen Off-Off-Off-Label Use.

Bedarfsmedikation von Max

Symptom	Medikament	Applikation	Dosierung
Dyspnoe	Fentanyl 50 µg/ml Ampulle	nasal	Start: 10 µg Wiederholung alle 10 min möglich Max. ED: 25 µg
Bei anhaltender Dyspnoe	MSI 10 mg/ml Amp.	subkutan	1 mg = 0,1 ml Wiederholung alle 4–6 h möglich
Krampfanfall	Midazolam 5 mg/ml Amp.	nasal	2,5 mg = 0,5 ml Wiederholung alle 20–30 min möglich
Fieber	Metamizol Tropfen 500 mg/ml	PEG	100 mg = 0,2 ml Max. 4 × tgl.
	Ibuprofen Saft 2 %	PEG	100 mg =5 ml Max. 3 × tgl.
Unruhe	Levomepromazin 1° = 1 mg	PEG	5° = 5 mg Max. 1 × tgl. zusätzlich zur Routinemedikation
Übelkeit/Erbrechen	Dimenhydrinat 40 mg supp.	rektal	Max. 1 × tgl.
	Domperidon 10 mg/ml Suspension	PEG	2,5 ml = 0,25 ml Max. 3 × tgl.
Obstipation	Babylax supp.	rektal	Max. 1 × tgl.
	Freka – Clyss	rektal	Max. 40 ml 1 × tgl.
Rasselatmung	Butylscopolamin 20 mg/ml Amp.	subkutan	10 mg = 0,5 ml Max. 3 × tgl.
Schmerzen	Morphintropfen 0,5 % 1 Tropfen = 0,3 mg	PEG	Bei Bedarf 1–2 Tropfen bis zu 3 × tgl.

Inzwischen ist Max seit 5½ Jahren an den ambulanten Kinderhospizdienst angebunden und erhält, da in dieser Region glücklicherweise verfügbar, auch immer wieder intermittierend eine SAPV-Versorgung durch ein Kinder-SAPV-Team. Dabei kommt es allerdings immer wieder dazu, dass die Krankenkasse angesichts des langen Erkrankungsverlaufs die Palliativversorgung versagt und Max immer wieder wochen- bis monatsweise aus der SAPV-Versorgung ausgesteuert werden muss. Hier ist das Problem, dass die Rufbereitschaft der SAPV natürlich nur dann greift, wenn ein Patient auch aktuell in die SAPV eingeschrieben ist.

Dadurch, dass es im Verlauf gehäuft zu häuslichen Krisensituationen und Notarzteinsätzen kommt, wurde mittlerweile mit dem Vater eine Empfehlung zum Vorgehen in Notfallsituationen besprochen. Auf dem Empfehlungsbogen stehen die konkrete Dosierung für nasales Fentanyl im Rahmen von Luftnotattacken und auch, dass Max im Falle einer akuten Atemstörung überbrückend für bis zu 15 min maskenbeatmet werden soll, ggf. eine Absaugung durchgeführt werden kann, dass aber eine endotracheale Intubation und eine Beatmung auf einer Intensivstation nicht gewünscht sind.

Erweitertes Vorgehen in Notfallsituationen für Max	
Reanimation	NEIN
Maschinelle Beatmung	NEIN
Passagerer Atemstillstand	Maskenbeatmung für max. 15 min
Sekretverhalt	Lagerung seitlich; einmaliges Absaugen

Seit dem 3. Lebensjahr wird die Versorgung von Max durch den Vater noch zusätzlich durch einen ambulanten Kinderkrankenpflegedienst unterstützt. Zwar hat die Krankenkasse 20 Stunden pro Tag genehmigt, allerdings ist aufgrund des Fachkräftemangels eine Abdeckung von max. 8–12 Stunden am Tag zu realisieren; bei Krankheit von Teammitgliedern und in der Ferienzeit sind es noch weniger. Die restliche Zeit übernehmen der Vater und seine neue Lebensgefährtin.

Im Verlauf kommt es dann, wie es kommen musste. Der Vater und seine Lebensgefährtin trennen sich; zu allem Überfluss bricht sich der Vater an einem kalten Februarmorgen beim Hinausstellen der Mülltonne auf dem glatten Bürgersteig ein Bein und muss wegen einer komplizierten Fraktur 4 Wochen stationär behandelt werden. Damit bricht das Versorgungsnetzwerk von Max schlagartig völlig in sich zusammen, sodass er in der nahegelegenen Kinderklinik ohne spezifische Kinderpalliativkompetenz stationär „aus sozialer, nicht aus medizinischer Indikation" aufgenommen werden muss. Das heißt auch, dass das Krankenhaus ggf. im Nachgang den Aufenthalt unter Umständen nicht vergütet bekommt.

Zum Glück gelingt es relativ zeitnah, das Netzwerk aus häuslicher Kinderkrankenpflege, ambulantem Hospizdienst, SAPV, Kinderarzt und Jugendamt zu einem Hilfegespräch in der Klinik, in der der Vater aktuell stationär liegt, zusammenzuführen. Zu diesem Gespräch stößt auch ein Oberarzt der Kinderklinik hinzu, der Max aktuell versorgt. Hier werden nochmals die Behandlungs- und Therapieziele klar miteinander besprochen und festgelegt. Während des stationären Aufenthalts des Vaters finden regelmäßige Besuche des Kinderhospizdienstes beim Kind und beim Vater statt. Mit vereinter Hilfe gelingt es nach der Entlassung des Vaters nochmals, das gesamte Versorgungsnetzwerk inkl. SAPV für Max zu implementieren. Ein gutes ¾ Jahr später stirbt Max im Rahmen einer fulminanten Aspirationspneumonie zu Hause bei seinem Vater im Beisein des SAPV-Teams. Wenige Tage später wäre übrigens zum wiederholten Male die befristete Kostenzusage der Krankenkasse für die SAPV-Versorgung ausgelaufen.

18.1.5 Fazit

Ambulante Kinderpalliativversorgung ist Netzwerkarbeit. Eine gute Versorgung, ein häusliches Verbleiben bei Verschlechterung und auch ein Versterben zu Hause ist oft nur unter Nutzung aller verfügbaren Ressourcen möglich: ambulanter Kinderkrankenpflegedienst, ambulanter Hospizdienst sowie Kinder-SAPV und die Einbindung des Kinderarztes und der Spezialambulanzen oder -abteilungen aus dem stationären Versorgungssektor. Sind einzelne Bausteine nicht vorhanden (geringe Flächendeckung für Kinder-SAPV in Deutschland bzw. nicht ausreichende fachliche Ressourcen im Bereich der ambulanten Kinderkrankenpflege), kann das ohnehin fragile Netzwerk rasch zum Einsturz gebracht werden.

Oft gelingt es mit engagierten Versorgern aus verschiedenen Bereichen aber trotzdem, vor Ort tragfähige kreative Lösungen für diese besonderen Versorgungssituationen zu entwickeln.

Ambulante Kinderpalliativversorgung ist nur im Rahmen einer sektorübergreifenden vernetzten Versorgung durch entsprechend qualifiziertes und motiviertes Fachpersonal möglich. Diese intensive Netzwerkarbeit und Koordination sind außerordentlich zeitintensiv. Es sollten bedarfsgerechte finanzielle Ressourcen für die Versorgung lebensbegrenzend erkrankter Kinder zur Verfügung gestellt werden.

LITERATUR

[1] Zernikow B. Palliativversorgung von Kindern, Jugendlichen und jungen Erwachsenen; Berlin, Heidelberg: Springer 2013.
[2] Steuergruppe der Task Force on Palliative Care for Children and Adolescents der European Association of Palliative Care (EAPC) IMPaCCT – Standards pädiatrischer Palliativversorgung in Europa. Monatsschr Kinderheilkd 2008; 156: 1114–1120.
[3] Association for Children with Life-Threatening or Terminal Conditions and their Families (ACT) and the Royal College of Paediatrics and Child Health (RCPCH). A Guide to the Development of Children's Palliative Care Services. 2nd ed. Bristol: ACT 2003.
[4] Rellensmann G, Hasan C. Empfehlungen zum Vorgehen in Notfallsituationen. Monatsschr Kinderheilkd 2009; 157: 38–42.
[5] www.intranasal.net (letzter Zugriff: 3.1.2025).
[6] Feudtner C, Friebert S, Jewell J, Friebert S, Carter B, Feudtner C, et al. Pediatric palliative care and hospice care commitments, guidelines, and recommendations. Pediatrics 2013; 132: 966–972.

[7] Fraser LK, Lidstone V, Miller M, Aldridge J, Norman P, McKinney PA, Parslow RC. Patterns of diagnoses among children and young adults with life-limiting conditions: A secondary analysis of a national dataset. Palliat Med 2014; 28: 513–520.
[8] Bluebond-Langner M, Beecham E, Candy B, Langner R, Jones L. Preferred place of death for children and young people with life-limiting and life-threatening conditions: A systematic review of the literature and recommendations for future inquiry and policy. Palliat Med 2013; 27: 705–713.
[9] Terry LM, Sanders K. Best Practice in Clinical Ethics Consultation. Clin Ethics 2011; 6: 103–108.

18.2 Masernspätfolgen – der schlafende Tod

18.2.1 Subakut sklerosierende Panenzephalitis

Die subakut sklerosierende Panenzephalitis (SSPE) ist eine hoch gefürchtete Komplikation einer Masern-Wildtypinfektion, die nach einer im Jahr 2013 veröffentlichten Studie immerhin bei einem von 3.300 Kindern im Alter von unter 5 Jahren, die eine Maserninfektion durchgemacht haben (ausschließlich Wildtyp, bislang niemals Impfvirus) auftritt. [1] Das Risiko ist umso höher, je jünger die Kinder bei Erkrankungsbeginn sind. Besonders gefährdet scheinen Kinder im 1. Lebensjahr zu sein. Sie sind noch zu jung für eine Impfung, da man zu diesem Zeitpunkt noch eine Leihimmunität der Mutter postuliert, die einer eigenen Antikörperbildung entgegenstehen würde.

Die SSPE ist eine Spätkomplikation, die in der Regel zwischen 4 und 10 Jahren nach der Maserninfektion einsetzt. Es gibt aber auch Fallbeschreibungen mit einem Frühauftreten bereits nach 1 Monat bzw. einem Spätauftreten bis zu 30 Jahre nach Erstinfektion.

Die Erkrankung verläuft klassischerweise in vier Stadien:

- **Stadium 1:** Die Betroffenen fallen durch Persönlichkeitsveränderungen (schlechtere schulische Leistungen, Vergesslichkeit, Wutanfälle, Ablenkbarkeit und Schlafstörungen) auf.
- **Stadium 2:** Es kommt zu wiederholten, teilweise sehr heftigen Myoklonien, gefolgt von Krampfanfällen und einem demenziellen Abbau.
- **Stadium 3:** Es stellen sich eine zunehmende muskuläre Rigidität, extrapyramidalmotorische Störungen und eine voranschreitende Teilnahmslosigkeit ein.
- **Stadium 4:** Die Betroffenen fallen ins Koma, zeigen ein apallisches Syndrom oder einen akinetischen Mutismus. Vorgeschaltet sind oft Schluckstörungen, eine kortikale Blindheit und/oder eine begleitende Optikusatrophie.

Aufgrund einer Beteiligung zentraler Hirnstrukturen kommt es zu Temperaturregulationsstörungen sowie Puls-Blutdruck-Schwankungen und zu sehr schwer beherrschbaren Krampfanfällen. Diagnostisch finden sich oft charakteristische Veränderungen in EEG und MRT sowie letztendlich diagnosesichernde Masern-Antikörpertiter in Serum und Liquor. Nur selten muss zur finalen Klärung eine Hirnbiopsie durchgeführt werden. Die Krankheit verläuft meist innerhalb von 1–3 Jahren tödlich. In Einzelfällen ist der Verlauf noch protrahierter.

Für die SSPE steht keine kausale Therapie zur Verfügung [1].

MERKE

Der Schutz von Säuglingen vor einer Masernwildtyp-Infektion und damit auch der Schutz vor der dramatischen Spätkomplikation SSPE gelingt nur durch eine grundsätzlich hohe Masern-Durchimpfungsquote in der Gesamtbevölkerung und eine damit verbundene Herdenimmunität.
Da die Impftendenz gerade in Deutschland ja eindeutig in die andere Richtung geht, ist zukunftsgerichtet eher mit einer Zunahme von SSPE-Fällen in Deutschland zu rechnen.

Im Folgenden zeigt sich, in welche ethischen Konflikte und Betroffenheiten Eltern und Ärzte gestürzt werden, wenn es bei einem ungeimpften Kind zu einer solch schweren Erkrankung kommt.

FALLBEISPIEL

Die 9-jährige Marie ist ein fröhliches und aufgewecktes Kind. Sie hat einen 11-jährigen Bruder und eine 3-jährige Schwester. Alle drei Kinder sind gesund. Schon in jungen Jahren ist Marie sehr kontaktfreudig, findet im Kindergarten schnell Anschluss, hat viele Freunde. Als sie dann in die Schule kommt, fällt ihr das Lernen leicht. Lesen, Schreiben und Rechnen erlernt sie problemlos und spielerisch und bereichert die Klasse immer wieder durch ihre Beiträge. In der 3. Klasse fällt der Lehrerin dann auf, dass Marie immer wieder unkonzentriert ist, teilweise abwesend wirkt, mitunter teilnahmslos im Unterricht sitzt und sich kaum noch meldet. Auch in den Pausen ist sie mehr und mehr zurückgenommen, hat aber immer wieder bei kleinen unbedeutenden Meinungsverschiedenheiten mit Klassenkameraden plötzliche und heftige Wutausbrüche, die so gar nicht zu ihr zu passen scheinen. Die Lehrerin nimmt Kontakt zu den Eltern auf, denen das veränderte Verhalten von Marie ebenfalls aufgefallen ist, und gemeinsam mit dem niedergelassenen Kinderarzt wird Ursachenforschung betrieben.

Weder das EEG noch weiterführende allgemeine Laborparameter noch andere orientierende Untersuchungen (Ultraschall der Bauchorgane, Echokardiografie, EKG, Hör- und Sehtest) zeigen Auffälligkeiten.

Trotz unauffälliger Umfelddiagnostik fällt Marie in der Schule weiter ab. Alle Beteiligten machen sich große Sorgen. Im nächsten Schritt werden auch psychosomatische Ursachen (der Krebstod der geliebten Oma liegt nur wenige Monate zurück), aber auch mögliche neurologische bzw. psychiatrische Krankheitsbilder ins Auge gefasst. Im Rahmen der erweiterten Diagnostik wird auch eine IQ-Testung durchgeführt. Hier fällt ein deutlich unterdurchschnittlicher, mit der bisherigen Entwicklung bis ins 9. Lebensjahr nicht in Einklang zu bringender IQ bei Marie auf.

Als sich Maries Zustand weiter verschlechtert und den Eltern bei ihrer Tochter erstmals myoklonische Zuckungen auffallen, wird die Diagnostik nochmals wiederholt und intensiviert. Bei dieser Diagnostikrunde fallen jetzt erste Auffälligkeiten im EEG auf. Die durchgeführte MRT-Diagnostik zeigt eine beginnende kortikale Atrophie sowie Läsionen im Bereich der weißen Substanz. Eine kombinierte serologische Untersuchung zusammen mit einer Liquoruntersuchung erbringt dann schlussendlich die diagnostische Gewissheit. Es finden sich massiv erhöhte Masernvirus-Antikörpertiter, insbesondere im Liquor.

Auf Nachfrage erinnern die Eltern sich jetzt, dass damals, als Marie ein knappes ½ Jahr alt war, ein Cousin zu Besuch gewesen sei, der sich wenige Tage später in einen Streuselkuchen verwandelt habe. Damals war von Masern die Rede, Marie sei in den Wochen nach dem Kontakt jedoch nicht erkrankt. Im späteren Verlauf sei Marie gemäß den zu diesem Zeitpunkt geltenden Empfehlungen der Ständigen Impfkommission im Alter von 12 Monaten auch gegen Masern geimpft worden, allerdings lag der Kontakt mit dem an Masern erkrankten Cousin deutlich vor diesem Impfzeitpunkt.

Über die Diagnose werden die Eltern in der Klinik nur kurz und zwischen Tür und Angel im Rahmen der Visite informiert. Am nächsten Tag wird Marie mit dem Hinweis an die Eltern entlassen, sie doch bitte zeitnah beim Hauskinderarzt vorzustellen. Die Eltern vereinbaren umgehend ein gemeinsames zeitnahes Gespräch beim niedergelassenen Kinderarzt, der sie am Ende seiner Sprechstunde über Diagnose und Prognose dieser Masern-Späterkrankung einfühlsam, aber deutlich aufklärt. Für die Eltern bricht schlagartig ihre bis dahin heile Familienwelt zusammen: drei gesunde Kinder, beide Eltern berufstätig; mit beiden in Vollzeit arbeitenden Eltern reicht das Geld gerade so, insbesondere weil sich die Mutter im Rahmen der Palliativpflege ihrer Mutter erst im letzten Jahr für 4 Monate unbezahlten Urlaub genommen hatte.

Die Eltern fragen den Kinderarzt, ob sie eventuell irgendetwas verpasst haben und ob diese Erkrankung zu verhindern gewesen wäre. Der Kinderarzt klärt darüber auf, dass Marie die Erkrankung wohl im Säuglingsalter subklinisch durchgemacht und korrekterweise nach den STIKO-Empfehlungen ja zu einem späteren Zeitpunkt die Masernimpfung erhalten habe. Die Erkrankung sei also nach menschlichem Ermessen nicht zu verhindern gewesen, zumal der Kontakt mit dem Cousin damals ja noch in seinem Prodromalstadium der Erkrankung stattgefunden habe und niemand ein bewusstes Risiko eingegangen sei.

Die dringenden Fragen der Eltern zum weiteren Verlauf und die Möglichkeiten, den Erkrankungsverlauf günstig zu beeinflussen, werden vom Kollegen wahrheitsgemäß beantwortet: Die Diagnose sei infaust; die Therapie beschränke sich auf die Behandlung belastender Symptome. Die Zeitdauer vom Ausbrechen bis zum Versterben sei unklar und bewege sich voraussichtlich im Bereich einiger weniger Jahre.

Die Eltern sind verzweifelt und fragen den Kinderarzt am Ende des Gesprächs, wie sie denn jetzt mit Marie und den anderen Geschwisterkindern umgehen sollten: ob, was und wie mit den Kindern darüber gesprochen werden solle.

Der Kinderarzt vereinbart mit der Familie zunächst eine etwas engmaschigere Besuchsfrequenz und dass sich die Eltern bei Verschlechterung sehr zeitnah nochmals melden sollen.

Bereits 6 Wochen später erleidet Marie im Schulunterricht einen Grand-Mal-Anfall. Der hinzugerufene Notarzt muss den Status epilepticus medikamentös durchbrechen. Nach 2-tägigem stationärem Aufenthalt wird Marie wieder nach Hause entlassen. Die Eltern melden sich umgehend beim Kinderarzt und offenbaren ihre völlige Überforderung mit der momentanen Situation. Schnell ist klar, dass eine weitere Beschulung von Marie so nicht mehr möglich ist, und die Mutter vereinbart vorerst ½ Jahr unbezahlten Urlaub mit ihrem Arbeitgeber, damit sie sich zu Hause um Marie kümmern kann.

Allgemein sollte bei Entscheidungen am Lebensende bei Kindern versucht werden, den Willen des betroffenen Kindes kindgerecht zu ermitteln und einzubeziehen. Im Rahmen einer außerklinischen Ethikberatung können mit den Eltern und dem Behandlungsteam dann die daraus folgenden Schritte konkretisiert werden. Eltern vertreten das Kindeswohl und sind in dieser Hinsicht zu achten.

FALLBEISPIEL

Fortsetzung

Der Kinderarzt schlägt den Eltern die Zuschaltung der Spezialisierten Ambulanten Palliativversorgung für Kinder (SAPPV) vor, um ein professionelles Helfersystem für die Familie zu implementieren und eine vorausschauende Notfallplanung inkl. aufsuchender 24-stündiger Rufbereitschaft zu sichern. Die Eltern stimmen zu. Zwei Tage später erfolgt der Erstbesuch des SAPV-Teams zu Hause bei der Familie, zu dem später auch noch der Hauskinderarzt dazustößt.

Ethische Beratung zur vorausschauenden Notfallplanung

Die Kinderkrankenschwester des SAPV-Teams, der SAPV-Kinderarzt sowie der Hauskinderarzt stimmen mit den Eltern einen Behandlungs- und Notfallplan für Marie ab.

Bedarfsmedikation von Marie

Symptom	Medikament	Applikation	Dosierung
Dyspnoe	Fentanyl 50 µg/ml Ampulle (Amp.)	nasal	Start: 30 µg Wiederholung alle 10 min möglich Max. ED: 60 µg
Bei anhaltender Dyspnoe	MSI 10 mg/ml Amp.	über PEG	3 mg = 0,3 ml Wiederholung alle 4–6 h möglich
Krampfanfall	Midazolam 5 mg/ml Amp.	nasal	5 mg = 1 ml Wiederholung alle 20–30 min möglich
Fieber	Metamizol Tropfen 500 mg/ml	über PEG	500 mg = 1 ml Max. 4 × tgl.
	Ibuprofen Saft 4 %	über PEG	200 mg =5 ml Max. 3 × tgl.
Unruhe	Levomepromazin 1 Tr. = 1 mg	über PEG	10 Tr. = 10 mg Max. 2 × tgl. zusätzlich zur Routinemedikation
Übelkeit/ Erbrechen	Dimenhydrinat 70 mg supp.	rektal	Max. 2 × tgl.
Rasselatmung	Butylscopolamin 20 mg/ml Amp.	subkutan	20 mg = 1 ml Max. 3 × tgl.
Schmerzen	Morphin-Tropfen 0,5 % 1 Tr. = 0,3 mg	über PEG	Bei Bedarf 6–8 Tr. bis zu 4 × tgl.

Nach diesem für alle Beteiligten sehr erschreckenden Ereignis des zerebralen Krampfanfalls in der Schule wird darüber hinaus noch eine Empfehlung zum Vorgehen in Notfallsituationen für Marie erarbeitet und verschriftlicht [4].

Erweitertes Vorgehen in Notfallsituationen für Marie	
Reanimation	NEIN
Gabe von Katecholaminen	NEIN
Defibrillation/Kardioversion	NEIN
Intubation	NEIN
Maschinelle Beatmung	NEIN
Endotracheales Absaugen	NEIN
Passagerer Atemstillstand	Keine Maskenbeatmung, Sterben zulassen

Vonseiten des SAPPV-Teams wird das Angebot eingebracht, einen ambulanten Kinderhospizdienst zur Begleitung, Unterstützung und auch zur Unterstützung der Geschwisterkinder zuzuschalten. Es erfolgt zudem eine ausführliche sozialrechtliche Beratung auch im Hinblick auf die finanziell prekäre Situation beim Wegfall eines Verdieners.

Ethische Beratung zur Frage der PEG-Versorgung

In den folgenden Wochen und Monaten verschlechtert sich Maries Zustand stetig. Immer wieder treten Krampfanfälle auf, die medikamentös durchbrochen werden müssen. Marie wird zunehmend apathisch, die orale Nahrungsaufnahme und das Trinken gestalten sich zunehmend schwieriger, und es kommt die Frage nach der Sinnhaftigkeit einer PEG-Anlage auf. Beide Eltern sind sich hier extrem unsicher: Zum einen möchten sie ihr Kind nicht durch einen zusätzlichen präventiven Eingriff mit einem kurzen Krankenhausaufenthalt belasten, zum anderen haben sie Angst davor, dass ihre Tochter verhungert oder verdurstet. Auch befürchten sie, dass Marie die gegen die Epilepsie bzw. gegen die Spastik und die Schmerzen eingesetzten Medikamente irgendwann nicht mehr schlucken kann.

Erneut findet ein ausführliches Beratungsgespräch statt, auch über die Option der subkutanen Medikamentengabe und Flüssigkeitstherapie, allerdings über die natürlich vorhandene Limitation einer möglichen künstlichen Ernährungstherapie bei fehlendem enteralem bzw. parenteralem Zugang. Intensive Gespräche erfolgen darüber, dass Durst in der Regel über Mundtrockenheit entsteht und schwerkranke Menschen in aller Regel kein Hungergefühl mehr vermelden; ebenso, dass durchaus auch die parenterale Ernährung über eine PEG nicht unbedingt komplikationsarm sein muss. Es wird besprochen, dass bei reiner PEG-Ernährung das Genusserleben, das ansonsten mit der oralen Aufnahme von Speisen und Getränken verbunden wird, wegfällt. Die Eltern entscheiden sich für eine PEG-Anlage. Allerdings wird diese zunächst nur für Medikamentengaben genutzt. Die Eltern versuchen, Marie trotz liegender PEG liebevoll und mit viel Geduld kleinste Nahrungs- und auch Flüssigkeitsportionen anzureichen. Das damit verbundene leicht erhöhte Aspirationsrisiko kennen und akzeptieren sie. Hier wurde die Gefährdung durch Aspiration gegen die für Marie verbleibende Lebensqualität abgewogen.

Einige Monate später ist Marie vollständig bettlägerig und nicht mehr wirklich kontaktierbar. Die Nahrungs- und Flüssigkeitszufuhr sowie die orale Verabreichung von Medikamenten funktionieren überhaupt nicht mehr, sodass Marie dringend notwendige Medikamente, Flüssigkeit und auch Ernährung über die PEG erhält. Die immer häufigeren und schweren Krampfanfälle werden mit nasalen Midazolam-Gaben durchbrochen.

Netzwerkbildung für das Kindeswohl

Das Hilfsnetzwerk besteht mittlerweile aus dem Hauskinderarzt, der mindestens einmal pro Woche abends zum Hausbesuch kommt, dem SAPPV-Team und dem ambulanten Kinderhospizdienst. Die Unterstützung durch einen ambulanten Kinderkrankenpflegedienst lehnt die Familie ab. Maries Mutter kümmert sich mit Unterstützung ihres Mannes und von weiteren Familienangehörigen und Freunden selbst um Maries Pflege. Dadurch, dass beide Geschwisterkinder frühzeitig vollumfänglich informiert und mit in den gesamten Erkrankungs-, Behandlungs- und auch Entscheidungsfindungsprozess eingebunden sind, gibt es zu Hause einen recht unverkrampften Umgang auch mit der schwerst erkrankten Marie (➤ Kap. 18.2.2).

Schaut man sich einmal die 10 von der UN-Kinderrechtskonvention formulierten Kinderrechte genau an (➤ Box 18.1), so findet sich hier viel von dem wieder, was eine gute Palliativversorgung für ein Kind ausmacht: bestmögliche gesundheitliche Versorgung, Teilhabe, auch an Bildung, und zwar bis zum Tod, das Recht auf Information, besondere Unterstützung bei Behinderung und die notwendige Unterstützung und Entlastung der Eltern in diesem Kontext.

Box 18.1

Wichtige Kinderrechte palliativ erkrankter Kinder gemäß UN-Kinderrechtskonvention [2]

- **Gleichheit:** Alle Kinder haben dieselben Rechte. Es gilt das grundsätzliche Diskriminierungsverbot.
- **Gesundheit:** Jedes Kind hat das Recht, die Hilfe und Versorgung zu erhalten, die es braucht, wenn es krank ist.
- **Wohl des Kindes:** Bei allen Kinder betreffenden Maßnahmen ist das Kindeswohl vorrangig zu berücksichtigen.
- **Bildung:** Das bedeutet u. a. eine Beschulung und Teilhabe auch bis zum Tod.
- **Freie Meinungsäußerung und Beteiligung, Zugang zu Medien:** Jedes Kind hat das Recht, seine Gedanken frei zu äußern, und das Recht auf Information.
- **Schutz vor Gewalt**
- **Besondere Fürsorge und Förderung bei Behinderung:** Jedes Kind hat das Recht auf ein gutes Leben. Wenn es behindert ist, hat es das Recht auf zusätzliche Unterstützung und Hilfe.
- **Das Recht auf eine Familie, elterliche Fürsorge und ein sicheres Zuhause:** Jedes Kind hat das Recht, mit seiner Mutter und seinem Vater zu leben, auch wenn diese nicht zusammenwohnen. Eltern haben das Recht, Unterstützung und Entlastung zu bekommen.

18.2.2 Kinder als Angehörige

Kinder weisen in der Regel eine erstaunliche Resilienz auf, auch wenn sie mit gravierenden Diagnosen konfrontiert werden. Wichtigstes Gebot ist hier immer, dass man die Kinder mit einbezieht und ihnen situations- und altersgerecht Krankheitszusammenhänge erklärt. Kinder haben ein hohes Gespür dafür, was mit ihnen und um sie herum passiert, und merken sehr schnell, ob Informationen stimmig sind.

War es früher noch üblich, sowohl unmittelbar betroffene, weil erkrankte Kinder als auch mittelbar betroffene Geschwisterkinder nicht über gravierende Erkrankungen und Prognosen zu informieren, um sie zu „schützen", sollte man heute den offenen Weg wählen. Das oftmals formulierte und vorgeschobene Ziel, ein Kind schützen zu wollen, ist in der Regel Ausdruck von Hilflosigkeit und Angst aufseiten der Erwachsenen im Zusammenhang mit der unfassbaren Bedrohungssituation und der eigenen Überforderung.

Wichtig ist in diesem Kontext auch, dass Kinder oft ganz eigene und häufig auch mystische oder magische Vorstellung von Krankheitsentstehung haben; diese sollte man unbedingt besprechen, auch um zu verhindern, dass möglicherweise Schuldgefühle bei den Kindern entstehen (➤ Tab. 18.4).

Tab. 18.4 Todeskonzepte bei Kindern und Jugendlichen unterschiedlicher Alters- und Entwicklungsstufen [5]

Altersgruppe [Jahre]	Konzepte von Sterben und Tod	Typische Reaktionen auf Verluste	Adäquate Trauerbegleitung
< 3	• Weder Sterben noch Tod sind für Kinder < 3 J. begreifbar • Die Endgültigkeit des Todes wird nicht verstanden • Der Tod wird mit Abwesenheit auf Zeit gleichgesetzt	• Veränderungen von Schlaf- oder Essgewohnheiten • Wut, Frustration • Warten und Suchen (z. B. schaut das Kind morgens immer wieder unter die Bettdecke der verstorbenen Mutter, ob sie nicht wieder da ist)	• Kinder spüren die Trauerreaktion ihres Umfelds. Sie brauchen viel Nähe und körperliche Zuwendung • Rituale sollten so gut wie möglich beibehalten werden (Gute-Nacht-Geschichte, feste Essenszeiten)
3–6	• Todesvorstellungen sind vage • Der Tod ist vorübergehend, er wird als Dunkelheit und Bewegungslosigkeit verstanden • Der Tod ist immer der Tod anderer • Der Tod ist wenig angstbesetzt, da er als vorübergehend und die anderen betreffend verstanden wird	• Erforschung des Todes • Verwirrungszustände • Regression bei Verlust (z. B. erneutes Einnässen)	• Wie bei Kindern < 3 J. • Die kognitive Verarbeitung gewinnt an Bedeutung. Daher sollten die interessierten Nachfragen des Kindes in verständlicher, kindgerechter Sprache beantwortet werden
6–9	• Allmähliches Begreifen der Endgültigkeit des Todes • Der Tod wird personifiziert • Der Tod kann als Bestrafung empfunden werden • Teilweise wird der Tod auf die eigene Person bezogen	• Verlust- und Trennungsängste • Realität und Fantasie werden gemischt • Der Tod ist interessant	• Einbezug in Verabschiedungs- und Trauerrituale (z. B. mit einem kleinen Brief oder mit einem selbstgemalten Bild) • Deutliche Erklärung der Todesumstände • An „magisches Denken" (bspw. Wut auf die Mutter als Ursache für deren Tod) der Kinder denken und diese proaktiv von aller Schuld am Tod freisprechen
> 10	• Der Tod wird als endgültig begriffen, als Abschluss	• Somatisierungsneigung • Beschäftigung mit der Sinnfrage des eigenen Lebens • Auseinandersetzung mit Fragen zum Leben nach dem Tod • Verlust kollidiert mit Abnabelungsprozessen	• Wiederholt Gesprächsangebote formulieren, ohne Gespräche aufzuzwingen • Förderung des Kontakts zur Peergroup • Unterstützung in der Fortführung „unpassender" Aktivitäten (Kinobesuch, Geburtstagsfeier etc.)

Wie erfahren Kinder vom Sterben oder Tod naher Angehöriger?

Oft werden sie nicht in Gespräche oder Trauerprozesse der Familie eingebunden und durch diese „Nichtinformation" zusätzlich verunsichert. Hinzu kommt, dass die Zuwendung anderer Familienangehöriger wegfallen kann, da diese mit ihrer eigenen Trauer beschäftigt sind.

- Kinder brauchen unbedingt Informationen; sie haben das Recht, eingebunden zu werden, Fragen zu stellen und mitzutrauern. Sie sollten unbedingt kindgerecht und umfassend informiert werden. Hier gilt das Motto: Es muss nicht alles gesagt werden, aber alles, was gesagt wird, muss wahr sein.
- Kinder haben das Recht, sich vom Verstorbenen zu verabschieden. Genau wie bei Erwachsenen kann ein Verlust oft nur dann erfasst werden, wenn tatsächlich „be-griffen", also angefasst werden konnte. Kein Kind ist zu jung, um einen toten Menschen zu sehen oder an einem Ritual wie einer Beerdigung teilzunehmen.

PRAXISTIPP

Man sollte unbedingt auf die entsprechende Entwicklung und die besonderen Bedürfnisse von Kindern eingehen und darauf Rücksicht nehmen. Das Ausgrenzen von Kindern zu deren Schutz ist oft eher einer Überforderung der Eltern geschuldet und eher kontraproduktiv.

Mittlerweile ist wissenschaftlich gut belegt, dass dem erhöhten Risiko für psychische Erkrankungen bei Kindern von körperlich schwer kranken Eltern, Geschwistern oder anderen nahen Angehörigen durch altersgerechte Information entgegengewirkt werden kann.

FALLBEISPIEL

Fortsetzung

Ethische Beratung zur weiteren Therapiezieländerung: Sterbebegleitung

Als sich zeigt, dass sich Maries Zustand weiter schnell und deutlich verschlechtert (sie geht immer stärker in die opisthotone Streckhaltung) und immer häufiger massivste Krampfanfälle auftreten, die auch durch höher dosierte Benzodiazepin-Gaben kaum noch zu durchbrechen sind, ist allen Beteiligten klar, dass Maries Versterben im Laufe der nächsten Tage oder Wochen erwartbar ist. Marie verträgt außerdem die Sondennahrung immer schlechter und erbricht sich immer wieder massiv.

Der betreuende Arzt, eine Pflegekraft und die Eltern setzen sich daraufhin nochmals zusammen, diskutieren lange und ausführlich das Für und Wider einer Fortführung vs. einer Beendigung der Ernährungstherapie und entscheiden sich gemeinsam im Sinne des Nichtschadens-Gebotes, die Ernährungstherapie zu beenden.

Gemeinsam mit den Geschwisterkindern beginnen die Eltern die Beerdigung und Trauerfeier von Marie zu planen. Der Vater lässt sich auf der Arbeit krankschreiben. Die beiden gesunden Geschwisterkinder gehen weiter in die Schule und unternehmen viel mit Freunden, da die Eltern momentan doch sehr auf die Versorgung von Marie fokussiert sind. Bei den Aktivitäten für die Geschwisterkinder wird die Familie sehr stark durch Mitarbeitende des ambulanten Kinderhospizdienstes unterstützt.

Zweieinhalb Wochen nach Beendigung der Ernährung über die PEG verstirbt Marie zu Hause im Beisein beider Eltern sowie des Kinderarztes aus dem SAPV-Team.

Im Verlauf der kommenden Wochen findet noch ein Nachsorgetermin des SAPV-Teams statt. Über den ambulanten Kinderhospizdienst wird ebenfalls Kontakt gehalten, und es werden diverse Nachsorgeangebote sowohl für die Eltern als auch für die Geschwisterkinder unterbreitet.

LITERATUR

[1] Schönberger K, Ludwig M-S, Wildner M, Weissbrich B. Epidemiology of subacute sclerosing panencephalitis (SSPE) in Germany from 2003 to 2009: A risk estimation. PLoS One 2013; 8: e68909.

[2] www.unicef.de/informieren/ueber-uns/fuer-kinderrechte/un-kinderrechtskonvention (letzter Zugriff: 13.3.2025).

[3] Zernikow B. Palliativversorgung von Kindern, Jugendlichen und jungen Erwachsenen. Berlin, Heidelberg: Springer 2013.

[4] Nolte-Buchholtz S, Janisch M. Pädiatrische Palliativversorgung. Monatsschr Kinderheilkd 2015; 163: 1037–1049.

[5] Gottschling S, Welsch K. Übers Sterben reden. Frankfurt: Fischer 2019.

KAPITEL

19 Sterbewunsch bei amyotropher Lateralsklerose (ALS)

Petra Kutscheid

Kernaussagen

- Sterbewünsche kommen häufig in Lebenskrisen und bei Verschlechterung der Lebenssituation vor.
- Wenn sie geäußert werden, sind sie ein Zeichen des Vertrauens und des Hilferufs und müssen ernst genommen und sensibel und respektvoll behandelt werden.
- Sie bedeuten nicht gleichzeitig, dass jemand Hilfe zum Sterben wünscht, sondern Hilfe in/aus der Situation.
- Die Rückseite von Todeswünschen sind Lebenswünsche, „aber nicht so".
- Ethikberatung bei Todeswünschen kann helfen, die Gründe für die Todeswünsche des Patienten zu ermitteln und eine Klärung wichtiger Schritte für die Behandler herbeizuführen.
- Ethikberatung kann den Versorgenden fachgesellschaftliche Kommunikationshilfen im Umgang mit der betroffenen Person anbieten und auf Grenzen und Entlastung der Versorgenden hinweisen.

19.1 Umgang mit Sterbewünschen

FALLBEISPIEL

Der Hausarzt Dr. Wagner, der auch als Arzt im regionalen Hospiz tätig ist, betreut den beatmeten 39-jährigen Herrn Schuster seit Kurzem zu Hause. Der Patient leidet seit 6 Jahren unter amyotropher Lateralsklerose (ALS) mit Parese mittlerweile aller Muskeln – bis auf die Augenmuskeln. Seit 3 Jahren wird er heimbeatmet. Herr Dr. Wagner muss Herrn Schuster mit akuten Oberbauchbeschwerden in die Klinikambulanz einweisen. Bei Einlieferung bietet er das Bild eines akuten Abdomens. Es bestehen ein starker Druckschmerz und eine Abwehrspannung im rechten Oberbauch bei liegender PEG-Sonde.

Herr Schuster ist klar und orientiert. Über einen Sprachcomputer mit den Augen schreibend (Eyetracking) willigt er im Beisein seiner Ehefrau in die Bauchoperation (Laparotomie) ein. Am selben Abend wird er notfallmäßig operiert: Es erfolgt eine Cholezystektomie bei akuter gangränöser Cholezystitis mit Leberbettentzündung.
Postoperativ wird die Behandlung auf der Intensivstation bei Beatmungspflicht und insgesamt kritischem Allgemeinzustand mit erhöhten Entzündungsparametern fortgesetzt. Der Patient ist kreislaufstabil und wird antibiotisch behandelt. Die Medikation und parenterale Ernährung werden über einen zentralen Venenkatheter verabreicht.
Standardmäßig erhält er postoperativ Clexane (Enoxaparin-Natrium) 0,4 mg/Tag, dies auch wegen einer vor

4 Jahren durchgemachten tiefen Beinvenenthrombose mit Lungenemboli. Außerdem wird eine seit 2 Wochen begonnene antidepressive Medikation mit Citalopram 20 mg/Tag fortgesetzt. Er sei bis auf die schwere ALS-Erkrankung immer sportlich und gesund gewesen.

Sozialanamnese

Herr Schuster ist seit 10 Jahren verheiratet; er hat einen 8-jährigen Sohn und eine 5-jährige Tochter. Er lebt zu Hause und wird von einem 24-Stunden-Intensivpflegedienst, dem Hausarzt sowie seiner Frau versorgt. Früher arbeitete er als Ingenieur, seine Frau war Sprechstundenhilfe. Seit seiner Beatmungspflicht arbeitet sie nur noch halbtags in einer nahen Apotheke als Aushilfe. Sie habe sich ganz auf seine Versorgung und die Kinder konzentriert.

Am Abend des ersten postoperativen Tages äußert Herr Schuster überraschend gegenüber den Behandlern, sterben zu wollen – dies in einer nicht mehr lebensbedrohlichen Situation bei guter klinischer und laborchemisch sichtbarer Erholung seines Zustands. Wegen der Vorgeschichte zu Hause zieht das Behandlungsteam telefonisch den Hausarzt mit der Frage auch einer möglichen Übernahme in das stationäre Hospiz hinzu.

Sterbewünsche kommen bei Patienten in schwerer Krise und bei chronischer oder unheilbarer Erkrankung in 8–22 % der Fälle vor. Sie sind vor allem Ausdruck schweren Leids und signalisieren häufig Sorge, existenzielle Not und Verzweiflung [1]. Sie stellen auch eine Form dar, sich mit dem womöglich nahenden eigenen Lebensende auseinanderzusetzen. Wenn sie an den Arzt oder an andere Teammitglieder herangetragen werden, sind sie Zeichen des Vertrauens und des Hilferufs, wie die Forschung mittlerweile bestätigt.

Der von Herrn Schuster geäußerte Sterbewunsch einen Tag nach seiner Zustimmung zur Durchführung der Gallenblasenoperation legt den Verdacht nahe, dass er womöglich noch unter Schmerzen leidet und vielleicht auch nicht über den bereits guten Heilungsverlauf im Bilde ist. Die häusliche Situation mit Entscheidung zur stationären Einlieferung habe ihm auch vermittelt, dass er sich nun in einer bei ALS-Erkrankung lebensbedrohlichen Krise befindet. Das ist kräftezehrend und erschütternd.

MERKE

Sterbewünsche und Todeswünsche („wish to hasten death") bedeuten nicht per se, dass der Patient sein Sterben beschleunigen oder tot sein möchte oder dass er diesen Anspruch an die Behandelnden stellt, sondern dass er aktuell für sich keinen anderen Weg mehr findet.

Häufig bestehen Sterbewunsch und Lebenswunsch nebeneinander, oder es besteht eine Ambivalenz gegenüber dem Sterbewunsch – sogenannte **Volatilität des Sterbewunsches** [2].

Äußert ein Patient den Wunsch zu sterben, ist es wichtig nicht auszuweichen, sondern zuzuhören. Das Gespräch mit dem Patienten gehört zur grundlegenden Aufgabe in der Behandlung [3]. Es dient dem Verstehen und der Suche nach einer Linderung des Leids, sekundär der partizipativen Abstimmung weiterer Therapieentscheidungen.

Wichtig sind ein achtsames, respektvolles Vorgehen und eine sensible Kommunikation [4].

Sterbewünsche stellen auch für die Behandelnden und die Angehörigen eine besondere Herausforderung dar. Die Äußerungen reichen von der Klage über das Leiden, der Akzeptanz des eigenen Sterbens und der eigenen Endlichkeit, der Bitte um Sterbenlassen bis hin zur Bitte um Bereitstellung oder Verabreichung eines tödlichen Mittels. Letztere werden eher als „Todeswünsche" bezeichnet. Sie wechseln auch bei demselben Patienten im Verlauf der Zeit.

FALLBEISPIEL

Fortsetzung

Der Hausarzt ist zwar prinzipiell zur Übernahme in das stationäre Hospiz bereit. Er ist sich aber im Gespräch nicht sicher, ob dieser Weg dem Wunsch des Patienten entspricht. Er fragt sich auch, ob dieser Schritt zu diesem frühen postoperativen Zeitpunkt indiziert und vertretbar ist. Der Stationsarzt vereinbart daher zunächst mit dem Hausarzt und dem Team eine Ethikberatung. Anschließend ist im zweiten Schritt eine Ethikberatung mit Herrn Schuster, seiner Familie und dem Behandlungsteam geplant.

Der Operateur und ein Teil der Pflegekräfte empfinden eine Beendigung der Beatmung bei dem von der Cholezystitis gerade genesenden jungen Patienten als einen Schritt in Richtung „aktive Sterbehilfe", obwohl es sich vielmehr um eine Therapiezieländerung auf der Basis des Patientenwillens handeln würde.

19.2 Therapiezielfindung und Ethikberatung

In solchen Situationen ist es ratsam, die Entscheidung zu einer Therapiezieländerung im Team ethisch zu beraten und zu reflektieren. Eine Herausforderung stellt die übergreifende Beratung der außerklinischen

Versorger mit den stationären Versorgern dar. Diese gelingt durch gute zeitliche Koordination oder teletechnische Einbeziehung der externen Beteiligten (Video- oder Telefonkonferenz).

Bei schwierigen oder kontroversen Entscheidungen führt die strukturierte ethische Fallberatung zur (An-) Erkennung und meist auch zur Lösung ethischer Fragen und Konflikte. Sie bezieht alle Beteiligten ein und dient der Kommunikation relevanter Aspekte.

MERKE

Ziel ist es, die bestmögliche Versorgung im Sinne und zum Wohl des Patienten zu erreichen, möglichst unter dem Konsens und dem Mittragen aller Beteiligten und Betroffenen.

Dazu ist eine **mehrstufige ethische Fallbesprechung** sinnvoll.

- Bei Sterbewunsch/Todeswunsch („wish to hasten death") sollte das Gespräch dazu mit dem Patienten im geschützten Rahmen von einer Person, höchstens von zwei Personen geführt werden. Haltung und Gespräch sollten von Anteilnahme, Zuhören und der Suche nach Verstehen und Hilfe geprägt sein.
- Das Gespräch sollte **patientenzentriert** sein und den Patienten aktiv einbeziehen.
- Anschließend wird die Beratung im Team und mit den Angehörigen fortgesetzt und am Ende erneut mit dem Patienten abgestimmt.

Mittlerweile gibt es einen sehr guten, wissenschaftlich fundierten Leitfaden zum Umgang mit Menschen mit Todeswünschen in der Palliativversorgung [5]. Bei fraglicher Suizidalität können auch die Hinweise und Tipps für das Gespräch mit einer suizidgefährdeten Person von der Deutschen Gesellschaft für Suizidprävention empfohlen werden [6].

19.2.1 Zur Frage der Form der Sterbehilfe

Es handelt es sich nicht um „aktive Sterbehilfe", wenn auf der Basis des Patientenwillens eine Behandlung beendet wird, auch wenn dazu eine aktive Handlung erfolgt. Nach in Deutschland geltendem Recht handelt es sich in diesem Fall um Sterbebegleitung bei (passivem) Sterbenlassen an der Grunderkrankung (➤ Tab. 19.1). Dennoch sind die Betroffenheit und der ethische Konflikt des Operateurs und des Pflegepersonals nachvollziehbar und zu würdigen. Herr Schuster befindet sich nicht in einem Sterbeprozess und könnte beatmet unter Umständen noch Jahre leben (vgl. Stephen Hawking). Er hat gegenüber dem Hausarzt in die Einweisung eingewilligt, und auch dem Chirurgen am Tag zuvor den Behandlungsauftrag zur Cholezystektomie gegeben. Dazu gehört auch die postoperative Behandlung. Insofern bestehen sein Auftrag und der Verzicht auf die Fortführung nach erfolgreicher Operation gleichzeitig. Das ist widersprüchlich.

MERKE

Ethische Konflikte entstehen häufig im Spannungsfeld zwischen dem Anspruch auf Achtung des Patientenwillens und der Wahrung der Fürsorgepflichten.

An dieser Stelle kann Ethikberatung zur Reflexion der ethisch relevanten Aspekte verhelfen und mögliche Schritte und Handlungsoptionen abwägen. Es bieten sich in diesem Fall die **vier ethischen Prinzipien nach Beauchamp und Childress** („principlism") zur Reflexion an (➤ Kap. 1).

Die **Fürsorgepflicht** kommt in den beiden ersten Prinzipen als Nutzen-Schaden-Abwägung zur Geltung. Die Prinzipien sind berufsethisch und berufsrechtlich verankert. Besonders im Hinblick auf die Achtung der Autonomie gilt gemäß § 7 der Berufsordnung für Ärztinnen und Ärzte der Bundesärztekammer [7]:

„Jede medizinische Behandlung hat unter Wahrung der Menschenwürde und unter Achtung der Persönlichkeit, des Willens und der Rechte der Patientinnen und Patienten, insbesondere des Selbstbestimmungsrechts, zu erfolgen. Das Recht der Patientinnen und Patienten, empfohlene Untersuchungs- und Behandlungsmaßnahmen abzulehnen, ist zu respektieren."

In den Grundsätzen der Bundesärztekammer zur ärztlichen Sterbebegleitung wird dies für lebenserhaltende Behandlungen präzisiert [8]:

„Bei einwilligungsfähigen Patienten hat der Arzt den aktuell geäußerten Willen des angemessen aufgeklärten Patienten zu beachten, selbst wenn sich dieser Wille

Tab. 19.1 Formen der Sterbehilfe (© Dr. P. Kutscheid 2024, Medizinethik)

Begriff	Synonyme (Deutscher. Ethikrat)	Patient	Arzt		Beispiele	Fall	Recht (D)
Passive Sterbehilfe	*Sterbenlassen*	Sterbend	Verzicht auf lebensverlängernde Therapie „Therapiezieländerung“, **Basisbetreuung**	„Passives“ Unterlassen, aber auch „aktives“ Abschalten, Beenden einer Maßnahme: *sowohl aktive Unterbrechung als auch passives Nichtaufnehmen*	**Verzicht auf:** Beatmung, Reanimation, Antibiose, PEG …	„Traditionelles“ Versterben: • BGH 17.03.2003 • 01.09.2009: 3. „Patientenverfügungs-Gesetz“. „Behandlungsabbruch nicht strafbar“	Keine „Unterlassung“ **„Behandlungsabbruch“ gemäß Patientenwillen**
Indirekte Sterbehilfe	*Therapie am Lebensende*	Sterbend Symptome, die medizinische Hilfe erfordern: Schmerzen, Panik, Übelkeit, Atemnot, Hunger, Durst, Pflegebedürftigkeit	**Palliativmedizin, Basisbetreuung:** Menschenwürdige Unterbringung, Zuwendung, Körperpflege, Lindern von Schmerzen, Atemnot, Übelkeit, Stillen von Hunger und Durst	*Passives Unterlassen Aktive Schmerzmittelgabe ohne Tötungsabsicht*	Schmerztherapie, Symptomkontrolle, gezielte palliative Sedierung unter Inkaufnahme des früheren Versterbens („double effect“)	z. B. Tumorpatient, infauste Prognose	Geboten nach ärztlicher Berufsordnung Grundsätze BÄK **„Basisbetreuung“**
Suizid	*Selbsttötung*	Tatherrschaft	Pflicht zur Verhinderung, Rettung	*Keine Teilhabe*			Straffrei *BVerwG 2017/2019: Extremfall Barbiturat-Erwerb, kein Anspruch*
Assistierter Suizid	*Beihilfe zur Selbsttötung*	Eigene Tatherrschaft: nimmt das Mittel nach Verschreiben selbst ein	Verschreibung des tödlichen Mittels, wenn Suizident „freiverantwortlich“ **Cave:** > 95 % sind unfreie Suizide: → Rettungspflicht	*Teilhabe am Versterben* „Freiverantwortlichkeit“ ist nicht evident definiert und nicht wissenschaftlich evaluiert	Schweizer Sterbehilfeorganisationen (Arzt verordnet, Laie begleitet), Benelux-Länder Oregon … Belgien: nur mit Arzt	Deutschland: 2020–2023 ca. **2.450** Fälle 2023: **1.000 Fälle** mind. **Sterbehilfe-Organisationen** D: Keine Arztpflicht **Cave:** vulnerable Gruppen!	Allgemein straffrei **§ 217** 2015–2020 Verbot geschäftsmäßiger Förderung der Selbsttötung Ärztlich: *allgemeine Rettungspflicht bei Suizid Garantenpflicht* Unterlassene Hilfeleistung **§ 323c StGB**

Tab. 19.1 Formen der Sterbehilfe (© Dr. P. Kutscheid 2024, Medizinethik) *(Forts.)*

Begriff	Synonyme (Deutscher. Ethikrat)	Patient	Arzt		Beispiele	Fall	Recht (D)
Aktive Sterbehilfe	*Tötung auf Verlangen*	Keine Tatherrschaft, Sterbe-Willensbekundung des Patienten	Verabreichung eines tödlichen Mittels, Tatherrschaft	*Aktive Maßnahme zur Herbeiführung des Todes*	Niederlande 2001 (2023 Kinder) Belgien 2002 (2014 Kinder) Luxemburg 2009	Niederlande 5–6 % der Todesfälle Mind. 25 % Depression Zunehmend auch bei Lebenssattheit im Alter und bei Demenz +34 % 2022	**§ 216** Verbot
Tötung	*Tötung ohne Verlangen*	Keine Sterbe-Willensbekundung!	Verabreichung eines tödlichen Mittels nach eigener Mutmaßung, Tatherrschaft	*Aktive Maßnahme zur Herbeiführung des Todes*	Niederlande	Niederlande: ca. 950 Fälle/Jahr 14 % befragbar! 1 bekannter Fall mit Gewalt bei Demenz	**§ 211** Mord **§§ 212, 213** Totschlag Verbot!

19

nicht mit den aus ärztlicher Sicht gebotenen Diagnose- und Therapiemaßnahmen deckt. Das gilt auch für die Beendigung schon eingeleiteter lebenserhaltender Maßnahmen. Der Arzt soll Kranken, die eine medizinisch indizierte Behandlung ablehnen, helfen, die Entscheidung zu überdenken."

Der Patient hat das **Recht auf Therapieverzicht**. Das gilt auch für lebensnotwendige Behandlungen wie die Fortsetzung einer Beatmung oder einer Dialyse.

INFO

Der Patient hat **nicht das Recht auf Tötung auf Verlangen** (rechtlich verboten, ➤ Tab. 19.1) **oder einen Anspruch auf Suizidassistenz**, zu der **prinzipiell niemand verpflichtet** werden kann.

Suizidalität, aber auch unerträglich leidvolle Zustände und Schmerzen im Sinne von „total pain" nach Dame Cicely Saunders beeinträchtigen die Fähigkeit zur Selbstbestimmung. Daher ist bei Sterbewünschen zu prüfen, wie Leidenslinderung erfolgen kann und ob die Symptomkontrolle ausreichend ist.

19.2.2 Therapiezielfindung

Zur Therapiezielfindung hat **zunächst der Arzt** die Aufgabe, dem Patienten das aus fachlicher Sicht Gebotene anzubieten. Es ist das nach fachgesellschaftlichem Wissen **Indizierte**, was nach der Nutzen-Schaden-Abwägung zum Wohl des Patienten zu tun ist. Die Indikation stellt der Behandelnde für eine Maßnahme. Im Fall von Herrn Schuster ist dies die auf Heilung der Cholezystitis ausgerichtete kurative Therapie unter Beibehaltung der ALS-Behandlung.

Im **zweiten Schritt stimmt der Patient** nach angemessener Aufklärung der Behandlung **zu oder lehnt sie ab.** Herr Schuster lehnt eine Beibehaltung der ALS-Therapie ab. Er wünscht zu sterben.

Die regelhafte Schrittfolge zur Therapiezielfindung (➤ Abb. 19.1) ist als Zirkel zu sehen, denn die Maßnahmen sollten fortlaufend im palliativen Kontext auf fortbestehende medizinische Indikation und das Fortbestehen des Einverständnisses des Patientenwillens geprüft werden.

Medizinische Indikation → Patientenwille? → Therapieziel → Maßnahmen

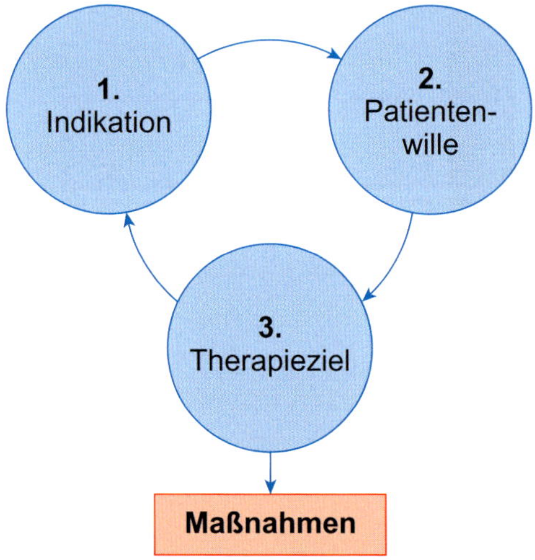

Abb. 19.1 Zusammenhang von Indikation und Patientenwille hinsichtlich des Therapieziels [L231]

FALLBEISPIEL

Fortsetzung

Im Gespräch über seine Situation äußert Herr Schuster, indem er Buchstabe für Buchstabe mühevoll mit den Augen schreibt, dass er keine Kraft mehr habe und eigentlich gehofft habe, unter der OP zu sterben. Zu Hause sei der 24-Stunden-Pflegedienst teilweise unzuverlässig, und sie hätten bereits den dritten Dienstleister. Er habe Atemnot und Erstickungszustände erlitten, weil das Personal mit der Beatmung nicht umzugehen wisse. Seither habe er Angst. Seine Frau könne kaum noch ihrem Beruf nachgehen. Die Kinder seien sein Ein und Alles, aber er sehe ja, wie sie durch ihn beeinträchtigt würden. Daher wolle er jetzt lieber sterben. Eine intermittierende Sedierung gegen Panik und Angst lehnt er ab. Die Ernährung soll nicht abgestellt werden.

Dabei wirkt er gefasst und mitgenommen. Die Mitglieder des Teams sind erschüttert.

Bei der Betrachtung der Lebenssituation von Herrn Schuster zeigt sich sein ganzes Ausgeliefertsein: physisch auf die Hilfe anderer und auf technische Geräte angewiesen und in überlebenswichtigen Dingen unterversorgt zu sein. Viele Menschen empfinden den Verlust der körperlichen Fähigkeiten darüber hinaus als Selbstverlust. Dazu kommen erlittene Atemnot und stärkste Oberbauchschmerzen vor dem Klinikaufenthalt. Atemnot und Erstickungserlebnisse können zu einer posttraumatischen Belastungsstörung führen. Die Lebensqualität ist stark eingeschränkt. Herr

Schuster benötigt dringend sozialdienstliche Hilfe für eine suffiziente Pflegeorganisation und häusliche Versorgung.

Es zeigen sich alle Gründe, die nach neuerer Forschung zum Sterbewunsch führen:

MERKE

Sterbewunsch („wish to hasten death", WTHD): internationale Konsensus-Definition

„Der Sterbewunsch ist eine Reaktion auf Leiden im Kontext einer lebensbedrohlichen Situation, aus der der Patient keinen anderen Weg findet, als seinen Tod zu beschleunigen. Der Wunsch kann spontan oder auf Nachfrage geäußert werden, aber er unterscheidet sich von einer einfachen Akzeptanz des eigenen Todes oder vom Wunsch nach dem natürlich eintretenden Tod, auch wenn er herbeigewünscht wird. Der Sterbewunsch entsteht als Antwort auf einen oder mehrere Faktoren, darunter körperliche Symptome (entweder vorhanden oder vorhergesehen), psychische Belastung (wie Depression, Hoffnungslosigkeit, Ängste etc.), existenzielles Leid (z. B. Verlust des Lebenssinns) oder soziale Aspekte, beispielsweise das Gefühl, eine Last zu sein)."

[9] (Übersetzung Kutscheid)

In Herrn Schusters Äußerungen, dass er weder eine Anxiolyse oder intermittierende Sedierung probatorisch wünscht noch ein Beenden der Ernährung oder anderer aktueller Therapiemaßnahmen, lässt sich die erwähnte Parallelität von Todeswunsch und Lebenswunsch ablesen. Todeswünsche sind volatil.

Viele Patienten mit ALS berichten über Schwierigkeiten, geeignete 24-Stunden-Beatmungspflegedienste mit Fachpersonal zu finden. Unterversorgung ist ein häufiges Problem.

PRAXISTIPP

Es gibt mittlerweile für Patienten mit ALS und anderen neurologischen Erkrankungen ein bundesweites Versorgungsnetzwerk „Ambulanzpartner", das von der ALS-Ambulanz Berlin initiiert wurde und Betroffenen kostenlos eine Versorgungskoordination für Pflegeleistungen und Hilfsmittel anbietet. Das kann eine erhebliche Entlastung darstellen.

Sterbewünsche entstehen bei [8]:

- Demoralisierung durch Hoffnungslosigkeit,
- Sinnverlust,
- Verlust an Bedeutung und Interessen,
- einem Gefühl der Hilflosigkeit,
- sozialer Isolation und mangelnder Unterstützung sowie
- Ängsten hinsichtlich weiterer körperlicher Symptome und Leiden.

Dem Behandlungsteam, das angesichts von Herrn Schusters Wünschen stark ambivalent ist, droht die Spaltung, was in Anbetracht der Anforderung und auch empathischen Betroffenheit der Versorgenden verständlich ist. Auch der Hausarzt Dr. Wagner nimmt Abstand von der Übernahme in das Hospiz. Ambivalenz und Zweifel spiegeln nicht selten die Befindlichkeit des Patienten selbst in Bezug auf seine Situation wider.

„Insbesondere wenn die Situation vom Patienten als sehr belastend erlebt wird bzw. diese mit einem hohen Handlungsdruck, den Todeswunsch umzusetzen, verbunden ist, sollte der Arzt gemeinsam mit dem Patienten nach Lösungen suchen, wie das unerträglich erlebte Leid oder die Beschwerden gemindert oder gelöst werden können. Dies kann in end-of-life-Situationen auch durch Therapiebegrenzung und palliative Sedierung geschehen." [11]

FALLBEISPIEL

Fortsetzung

Im Rahmen weiterer Gespräche äußert Herr Schuster, dass sich seine Frau seit 2 Wochen von ihm trennen und ihn in eine Pflegeeinrichtung verbringen wolle. Den Entschluss ihres Mannes, sterben zu wollen, befürwortet sie auch gegenüber dem Hausarzt; sie ist selbst völlig überlastet. Es ist der fünfte Tag nach der Cholezystektomie, und der Patient könnte nach Hause oder in das Hospiz entlassen werden. Dem 24-Stunden-Pflegedienst haben Herr Schuster und seine Familie bereits gekündigt.

Im Gespräch wird Herrn Schuster nicht nur die Betroffenheit und Anteilnahme des Teams vermittelt, sondern auch, dass seinem Wunsch nicht sofort entsprochen werden kann, auch nicht durch eine Hospizverlegung.

Zwei telefonisch zu Rate gezogene ALS-Ambulanzen raten von einer überstürzten Beendigung der Beatmung ab. Dies ist auch das Resultat der mehrschrittigen Ethikberatung mit dem Hausarzt und dem Behandlungsteam.

ALS-Behandlungszentren nehmen zur Beendigung der Beatmung eher eigene, selten ihnen gänzlich unbekannte Patienten auf. Das Prozedere ist bei den ihnen bekannten Patienten mit einem Sicherheitszeit-

19

fenster von 2–4 Wochen versehen, um dem Patienten die Beibehaltung oder eine Änderung seiner Entscheidung zu ermöglichen. Bei Herrn Schuster erscheint erwartbar, dass es sich um einen Entschluss in einer existenziellen Krise handelt, der reversibel ist.

FALLBEISPIEL

Fortsetzung

Herr Schuster erholt sich physisch und mental binnen einer Woche. Er lässt seine Kinder wieder zu sich kommen und möchte nach Hause. Die Familie begrüßt das. Der Klinik-Sozialdienst hilft, einen neuen Pflegedienst zu finden. Herr Schuster möchte leben und freut sich über seine Kinder. Der Hausarzt ist erleichtert.

Das Pflegeteam benötigt aufgrund seiner Betroffenheit anschließend eine *Fallsupervision*.

In der **Dignity-Therapie**, der würdezentrierten Therapie nach dem kanadischen Psychiater Harvey Chochinov, konnte gezeigt werden, dass bei ALS-Patienten durch das Gespräch über ihr Leben und die eigenen Werte die Selbstwahrnehmung und familiären Beziehungen verbessert und die Akzeptanz erhöht werden. Der Wille zu leben stieg um 47 % an [12].

19

MERKE

Wenn der Patient über seine Not sprechen kann, sich gewürdigt und verstanden fühlt, schwindet darunter meist der Sterbewunsch [1].

Dazu bedarf es der Offenheit und des Feinsinns, des Taktes und der Begegnungsbereitschaft. So kann Zuhören Stabilisierung leisten [3]. Daher sind angesprochene Teammitglieder selbst eine wesentliche Hilfe für den Betroffenen in der Krise.

Wertvoll sind eine Haltung der Akzeptanz, des Verstehen-Wollens, des Bleibens in der Krise, der Nicht-Verurteilung, der Solidarität statt Entsolidarisierung, des gemeinsamen Suchens nach einem guten Weg und ein Aushalten von Klage und Leid und möglicherweise auch von Aggression.

Daher ist es wichtig, dass der Patient einen wiederkehrenden Ansprechpartner findet, dem er sich anvertrauen kann. Das kann wie in diesem Fall ein Mitglied der Ethikberatung sein. Es können aber auch Teammitglieder sein, die sich das Gespräch zutrauen. Sie sollten dabei auch auf eigene Grenzen achten und ggf. weitere Hilfe hinzuziehen.

INFO

Studien belegen, „dass die Lebensqualität von ALS-Patienten erstaunlich gut ist", und zwar unabhängig von Krankheitsstadium und Beatmungspflicht. Das spricht für eine hohe Resilienz. Man nennt dies auch das „Zufriedenheitsparadoxon" [13].

19.3 Ethik-Fortbildung und Ethik-Leitlinie

Als Hilfe bei wiederholt auftretenden ethisch belastenden Behandlungsfällen empfiehlt es sich, die Versorgenden zu den ethischen Fragen und zum Thema zu schulen. In diesem Fall können Fortbildungen zum Umgang mit Todeswünschen die Beteiligten handlungsfähig machen. Es gibt mittlerweile ausgearbeitete Gesprächshilfen für Behandelnde, die von der Deutschen Gesellschaft für Palliativmedizin empfohlen werden. Eigene Grenzen und Unterstützungsbedarfe werden leichter erkannt.

Auch eine Handlungsleitlinie zum Vorgehen kann durch die außerklinische Ethikberatung angeregt und unterstützt werden.

Für die **Nachsorge nach schweren Behandlungsfällen** können in der außerklinischen Ethikberatung folgende Interventionen empfohlen und angeregt werden [Schweizer ethische Leitlinie für Pflegekräfte: 14]:

Empfehlungen für das Team:

a) Vorschlagen und/oder Bereitstellen von Schulungen und Supervision (institutionalisiert oder auf Anfrage)
b) Fallbesprechungen mit allen in einen Sterbeprozess involvierten Betreuenden durchführen, insbesondere vor einer Beendigung der Beatmung
c) Bei Todesfällen Abschiedsrituale einführen (z. B. Teilnahme an Beerdigung, Abschiedswünsche formulieren, den Angehörigen nach 6 Wochen ein Gespräch anbieten)
d) Mit strukturierten Modellen der ethischen Entscheidungsfindung arbeiten

FALLBEISPIEL

Was wäre, wenn der Patient seinen Sterbewunsch beibehalten würde?

Bei Behandlungsverzicht auf weitere Beatmung und ALS-Therapie:

- In diesem Fall sollte bei Herrn Schuster eine Depression durch ein psychiatrisches Konsil ausgeschlossen werden.
- Dann sollte der Patient weiter palliativmedizinisch begleitet und eine Therapiezieländerung schriftlich besprochen und dokumentiert werden.
- Familie und Team sollten gut vorbereitet werden.
- Es wird das **Vorgehen nach Meyer zur Begleitung von Patienten** mit **ALS** empfohlen [15]:
  - Auf der Basis einer aktuellen Anweisung des Patienten, die den Willen zur Beendigung der Beatmungstherapie konkretisiert, wird die Beatmung in angepasst tiefer palliativer Sedierung beendet.
  - Eine detaillierte Beschreibung der geplanten Abläufe trägt beim Patienten zur Angstreduktion bei.
  - **Eine 2-bis 4-wöchige zeitliche Latenz von der erstmaligen Formulierung des Patientenwillens bis zum Termin der Beatmungsbeendigung ist anzustreben.**

LITERATUR

[1] Monforte-Royo C, Villavicencio-Chávez C, Tomás-Sábado J, Mahtani-Chugani V, Balaguer A. What lies behind the wish to hasten death? PLoS One 2012; 7(5): e37117.

[2] Deutsche Gesellschaft für Palliativmedizin e.V. (DGP). S3-Leitlinie für Palliativmedizin für Patienten mit einer nicht heilbaren Krebserkrankung; Langfassung 2.2. AWMF-Registernummer 128/001 OL. Stand: 23.09.2020 (in Überarbeitung); https://register.awmf.org/de/leitlinien/detail/128-001OL (letzter Zugriff: 25.2.2025).

[3] Mayo G. Werte für die Medizin. Warum die Heilberufe ihre eigene Identität verteidigen müssen. 2. A. München: Kösel 2019.

[4] Müller-Busch HC. Abschied braucht Zeit. Palliativmedizin und Ethik des Sterbens. Berlin: Suhrkamp 2013,

[5] Voltz R, Kremeike K. Leitfaden im Umgang mit Todeswünschen. https://webstatic.uk-koeln.de/im/dwn/pboxx-pixelboxx-218613/leitfaden-umgang-mit-todeswuenschen-uniklinik-koeln.pdf (letzter Zugriff: 25.2.2025).

[6] Deutsche Gesellschaft für Suizidprävention – Hilfe in Lebenskrisen e.V. (DGS). Hinweise und Tipps für das Gespräch mit einer suizidgefährdeten Person; https://www.suizidprophylaxe.de/hilfsangebote2/gespraechs-empfehlungen/ (letzter Zugriff: 25.2.2025).

[7] Bundesärztekammer. Musterberufsordnung für Ärztinnen und Ärzte. Dtsch Arztebl 2019; 116(5): A-230/B-194/C-194.

[8] Bundesärztekammer. Grundsätze der Bundesärztekammer zur ärztlichen Sterbebegleitung. Dtsch Arztebl 2011; 108 (7): A346–348.

[9] Balaguer A, Monforte-Royo C, Porta-Sales J, Alonso-Babarro A, Altisent R, Aradilla-Herrero A, et al. An international consensus definition of the wish to hasten death and its related factors. PLoS One 2016; 11(1): e0146184.

[10] Rodríguez-Prat A, Balaguer A, Booth A, Monforte-Royo C. Understanding patient's experiences of the wish to hasten death: an updated and expanded systematic review and meta-ethnography. BMJ Open 2017; 7: e016659.

[11] Bundesärztekammer. Hinweise der Bundesärztekammer zum ärztlichen Umgang mit Suizidalität und Todeswünschen nach dem Urteil des Bundesverfassungsgerichts zu § 217 StGB. Dtsch Arztebl 2021; 118 (29–20): A1428–1432.

[12] Chochinov HM, Hack T, Hassard T, Kristjanson LJ, McClement S, Harlos M. Dignity therapy: A novel psychotherapeutic intervention for patients near the end of life. J Clin Oncol 2005; 23(24): 5520–5525.

[13] Wasner M. Resilienz bei Patienten mit amyotropher Lateralsklerose (ALS) und ihren Angehörigen. Schweiz Arch Neurol Psychiatr 2008; 159: 500–505.

[14] Schweizer Berufsverband für Pflegefachfrauen und Pflegefachmänner (SBK) Ethische Standpunkte 5. Umgang mit moralischem Stress des Pflegepersonals bei der Begleitung von Menschen am Lebensende, Bern 2018; https://sbk-asi.ch/assets/Shop/Standpunkt_5_DEUTSCH_01.pdf (letzter Zugriff: 25.2.2025).

[15] Meyer T, Dullinger JS, Münch C, Keil JP, Hempel E, Rosseau S et al. Elektive Termination der Beatmungstherapie bei der amyotrophen Lateralsklerose. Nervenarzt 2008; 79(6): 684–690.

KAPITEL

20

Petra Kutscheid

Freiwilliger Verzicht auf Essen und Trinken (FVET) – Spektrum, ethische Fragen und Umgang mit „Sterbefasten" in der Praxis

Kernaussagen

- Außerklinische Ethikberatung kann den professionell ärztlich und pflegerisch Versorgenden helfen, zu tragfähigen Entscheidungen bei der Frage des angemessenen Umgangs mit Situationen und Anfragen in der Versorgung bei freiwilligem Verzicht auf Nahrung und Flüssigkeit (FVNF) zu gelangen.
- Beim freiwilligen Verzicht auf Essen und Trinken (FVET) handelt es sich nicht um ein einheitliches Phänomen.
  Es wird überwiegend von Menschen am Lebensende bei terminaler Erkrankung gezeigt, aber auch in anderen Lebens- und Erkrankungssituationen. Entsprechend bestehen unterschiedliche Versorgungsanforderungen.
- Daher sollten Unterscheidungen zwischen terminalen und nichtterminalen Situationen und insbesondere gegenüber der Verweigerung bei psychischen und anderen Erkrankungen mit beeinträchtigter Willensbildung getroffen werden.
- Ethische Konflikte entstehen für Versorgende meist zwischen dem Anspruch der Achtung des Patientenwillens und der gleichzeitigen Erfüllung von Fürsorgepflichten.
- Ethisch bedeutsam und unterschiedlich diskutiert werden Fragen der Suizidalität und konsekutiv Erfordernisse der Suizidprävention und Einstufung von Handlungen der Begleitung hinsichtlich der Frage von Suizidassistenz.
- Es ist wesentlich, den Menschen in seiner Entscheidung bei FVNF/FVET zu respektieren, lebensförderliche Angebote zu machen und Leiden zu lindern. Dabei handelt es sich nicht um Suizidassistenz.

20.1 Überblick

Eine große Schweizer Studie zum Vorkommen von **freiwilligem Verzicht auf Nahrung und Flüssigkeit (FVNF)** unter Befragung von Hausärztinnen und Hausärzten sowie Pflegefachpersonen belegt, dass von 627 Fällen 53,1 % in Pflegeeinrichtungen und 39 % zu Hause stattfanden [1]. 4,9 % der Fälle fanden im Krankenhaus statt und 2,5 % im Hospiz. Die Studie belegt damit ein *überwiegend außerklinisches Vorkommen* von FVNF. Entsprechend treten ethische Konflikte und der Bedarf für eine Ethikberatung überwiegend für Hausärzte, Pflegefachpersonen und Angehörige außerklinisch auf. Durchschnittlich verstarben die Patienten nach 13 Tagen, ca. ein Drittel bereits in den ersten 6 Tagen, die Hälfte binnen 2 Wochen, einige (10,1 %) binnen 3 Wochen; Letzteres und längere Zeiten bei Flüssigkeitszufuhr.

Eine Befragung von Hausärzten und Palliativmedizinern in Deutschland ergab, dass sie etwa einmal pro Jahr mit FVNF konfrontiert sind, mehrheitlich (61 %) einmal alle 5 Jahre und weniger [2].

In der Mehrzahl handelt es sich um schwer kranke Menschen, die aus Furcht vor einem längeren Leidensweg Essen und Trinken einstellen. Die Deckung der Bedarfe an Flüssigkeit und Nährstoffen ist für den Menschen überlebensnotwendig.

Zu **ethischen Konflikten** und Dilemmasituationen kommt es für Angehörige und versorgende Professionelle im Rahmen ihrer Sorgebeziehung zum betroffenen Menschen. Ärzte und Pflegende sind gefordert, ihrer *Fürsorgepflicht* nachzukommen und gleichzeitig Entscheidungen unter *Achtung des Patientenwillens* zu treffen. Professionelle und Angehörige geraten an die Grenze einer durch sie leistbaren Begleitung – dies insbesondere, wenn es sich um die Frage suizidaler Handlung und möglicher Garantenpflicht oder Auslegung der Begleitung als Suizidassistenz handelt.

In diesem Beitrag werden Unterscheidungshilfen und Möglichkeiten des Vorgehens bei Freiwilligem Verzicht auf Essen und Trinken (FVET) bzw. Freiwilligem Verzicht auf Nahrung und Flüssigkeit (FVNF) unter Zuhilfenahme von Ethikberatung vorgeschlagen.

20.2 Definition

„Beim ***freiwilligen Verzicht auf Essen und Trinken (FVET)*** *entschließt sich eine entscheidungsfähige Person aufgrund unerträglichen anhaltenden Leidens freiwillig und bewusst, auf Essen und Trinken zu verzichten, um den Tod frühzeitig herbeizuführen“* [3]. Damit unterscheidet sich FVET vom natürlichen Einstellen von Essen und Trinken in der letzten Sterbephase.

FVET entspricht dem englischsprachigen Begriff „**voluntary stopping of eating and drinking**“ (**VSED**) [4]; aus therapeutischer Sicht wird auch vom **„Freiwilligen Verzicht auf Nahrung und Flüssigkeit“ (FVNF)** gesprochen. In diesem Beitrag wird überwiegend der Begriff FVET verwendet, da er der Betroffenenperspektive nähersteht. In Zitaten wird FVNF benutzt.

MERKE

Der Begriff „Freiwilliger Verzicht auf Essen und Trinken" (FVET) bzw. „Freiwilliger Verzicht auf Nahrung und Flüssigkeit" (FVNF) sollte den unscharfen Laienbegriff „Sterbefasten" ersetzen.

Die Bezeichnung **Sterbefasten** ist begrifflich unscharf und inadäquat. Der Begriff wird im fachlichen Kontext vermieden, da er den Vorgang in die Nähe von Heilung und Heilfasten rückt, deren Intention Gesundung und Genesung sind. Zum Fasten gehört wesentlich auch eine eher hohe Flüssigkeitszufuhr, was hier gerade nicht der Fall ist. Die euphemistische Bezeichnung „Sterbefasten“ wird der existenziellen Not der Betroffenen nicht gerecht.

INFO

Gründe für FVNF

Menschen, die FVNF durchführten, gaben in einer Befragung als Gründe an [5]:

- Kontrolle über das eigene Leben wiedererlangen
- Gefühl, zum Sterben bereit zu sein
- Erleben von Sinnlosigkeit in Bezug auf das weitere Leben
- Geringe Lebensqualität
- Unzureichende Symptomkontrolle
- Gefühl, für Angehörige eine Last zu sein
- Wunsch, zu Hause zu sterben

Die Gründe stimmen überwiegend mit den in der Forschung beschriebenen Gründen, den Todeseintritt beschleunigen zu wollen („wish to hasten death", WTHD), überein (siehe auch ➤ Kap. 19). Es sind letztlich gute *Gründe für eine gute (palliativ-)medizinische und psychosoziale Versorgung*. Diese sollte unabhängig von der Fallkonstellation immer angeboten werden. Es handelt sich um vulnerable Personen.

MERKE

Ethische Fallberatung bei freiwilligem Verzicht auf Essen und Trinken (FVET) bzw. freiwilligem Verzicht auf Nahrung und Flüssigkeit (FVNF) erfordert eine kontextsensible, respektvolle Annäherung an die jeweilige Fallsituation und die betroffene Person selbst.

20.3 Das Spektrum von F(?)VET

Phänomenologisch stellen Menschen in verschiedenen Lebens- und Erkrankungssituationen Essen und Trinken ein:

1. FVET in hohem Lebensalter oder bei Erkrankung in einer nichtterminalen Phase
2. FVET bei terminaler Erkrankung
3. FVET bei kognitiver Beeinträchtigung (z. B. Menschen mit geistiger Behinderung, eingeschränkten kognitiven Funktonen nach Erkrankungen, bei Demenz oder psychischer Erkrankung)
4. FVET als selbstbestimmte Lebensbeendigung

Die Einteilung entspricht einem in der Praxis anzutreffenden Vorkommen von FVNF. Dabei ist Freiwilligkeit häufig nicht sicher gegeben [6]. Der Definition von **F**VET entspricht letztlich Punkt 4. Bei allen Situationen sollte die Frage auftretender Versorgungs- und Hilfspflichten geklärt werden.

FALLBEISPIEL

Fall 1

Frau Ludwig befindet sich in der Pflegeeinrichtung und verweigert seit 2 Tagen Essen und Irinken, ebenso die Medikamenteneinnahme. Sie befindet sich seit 6 Jahren in der Einrichtung, in der sie zu Beginn noch am Gemeinschaftsleben teilnahm. Pflegebedürftigkeit und Verschlechterung ihres Allgemeinzustands bei Herzinsuffizienz, Vorhofflimmern und beidseitigem Hüftleiden lassen sie mittlerweile überwiegend an das Bett gebunden und zurückgezogen leben. Mit 89 Jahren kann sie auch kaum noch sprechen, nickt meist nur noch oder schließt oft die Augen. Beim Versuch, ihr normale Speisen anzureichen, kneift sie den Mund fest zusammen.

Vormals hatte sie in Gesprächen ihre Ablehnung der Anlage einer perkutanen endoskopischen Gastrostomie (PEG) oder einer subkutanen Infusion bekundet, die sie als ehemalige Krankenpflegelehrerin kennt. Ein Sohn hält dies für ihre bekannte Starrköpfigkeit und verlangt die Ernährung seiner Mutter. Das Pflegeteam ist sich nicht einig, wie mit Frau Ludwigs Verweigerung gut umzugehen ist. Es gibt Betroffenheit und erheblichen Dissens. Der Hausarzt wird kontaktiert und um Entscheidung gebeten. Getränke und Lieblingsspeisen werden ihr weiterhin angeboten. Getränke nimmt sie in minimaler Menge hin und wieder an (Fortsetzung s. u.).

Im Fallbeispiel zeigt sich das Dilemma bei der Einstellung von Essen und Trinken eines Menschen einerseits für die Familie, andererseits auch für die professionell Versorgenden. Es ist deutlich, dass mit beibehaltener Verweigerung die Lebensgefahr täglich zunimmt und Handlungsdruck entsteht. *Entscheidungen sollten daher zeitnah und ethisch gerechtfertigt erfolgen. Sie sollten gut mit dem Patienten bzw. Bewohner und den Versorgenden abgestimmt sein.*

MERKE

Hinter der Verweigerung oder dem Verzicht auf Essen und Trinken können recht verschiedene Gründe liegen. Diese müssen geklärt werden. Ein Abwarten und Nicht-Beachten seitens der Versorger oder ein unabgestimmtes Vorgehen lässt wertvolle Zeit verlieren und eskaliert auch Konflikte. Daher sind eine frühzeitige Kommunikation und Beratung erforderlich.

Da im allgemeinen **Sterbeprozess** auch die Aufnahme von Essen und Trinken abnimmt, oft auch nicht mehr möglich ist, ist die Abgrenzung gegen ein Nicht-mehr-Können meist nicht eindeutig. Die Übergänge sind hier fließend.

Dame Cicely Saunders, der Begründerin der Hospizbewegung und Pionierin der Palliativmedizin, wird der Satz zugeschrieben:

„Der Mensch stirbt nicht, weil er nichts isst, sondern er isst nicht, weil er stirbt."

Differenzialdiagnostisch sollten verschiedene **andere Ursachen** der Nichtaufnahme von Nahrung und

20

Flüssigkeit abgeklärt werden, etwa eine bedrohliche Exsikkose und Verwirrtheit (z. B. im Rahmen eines Harnwegsinfekts), Beschwerden durch schwere Erkrankung, mechanische oder neurologisch bedingte Kau- und Schluckstörungen oder psychiatrische Erkrankungen wie Depression, Anorexie oder psychotische Krisen. Auch Unterversorgung oder Hungerstreik als Protest gegen eine schlechte Versorgung kommen vor.

FALLBEISPIEL

Fall 1 *(Fortsetzung)*

Der Hausarzt ordnet bei Frau Ludwig zunächst 500-ml-weise subkutane NaCl-Infusionen an, um eine exsikkosebedingte Erkrankung zu behandeln. Dabei kommt es jedoch zu Ödemen. Die Leitung der Pflegeeinrichtung beraumt eine Ethikberatung an, als deutlich wird, dass Frau Ludwig beim Anreichen von Nahrung und Flüssigkeit den Mund verschließt, zur Mundpflege jedoch öffnet. Außerdem hat Frau Ludwig in ihrer Patientenverfügung einmal festgehalten, keine Flüssigkeitsinfusionen zu wünschen.

In der Ethikberatung wird der Respekt des Patientenwillens von Hausarzt und Pflegeteam als handlungsleitend angesehen. Der natürliche Wille stimmt authentisch mit dem vormals mündlich und schriftlich in der Patientenverfügung geäußerten Willen überein. Von weiteren Therapieversuchen oder gar einer Klinikeinweisung wird Abstand genommen. Der Sohn stimmt dieser Entscheidung in der Gesamtschau zu. Die Infusionen werden abgesetzt.

Frau L. verstirbt binnen 12 Tagen.

Die Wassereinlagerungen und Dauer des Versterbens trotz gelegentlichen Trinkens lassen die Beteiligten vermuten, dass sich Frau Ludwig zuvor möglicherweise in einer präterminalen Situation, einem prolongierten Sterbeprozess, befand und daher auch Essen und Trinken einstellte.

FALLBEISPIEL

Fall 2

Herr Schneider, 58 Jahre, mit Tumorkachexie aufgrund eines metastasierten Dickdarmkarzinoms ohne weitere onkologische Therapieaussicht stellt Essen und Trinken ein, um keine schwereren Symptome erleiden zu müssen. Chemotherapeutisch ist die Therapie nach zwei Linien und jeweiliger Remission ausgereizt. Herr Schneider fühlt sich erschöpft, hat mit seiner Frau und seinen Kindern „alles besprochen". Für den Fall, dass sich stärkere Symptome einstellen, wünscht er sich, vom Palliativmediziner bei FVET begleitet zu werden.

Ethische Fallberatung

Der Palliativmediziner spricht mit dem Patienten und der Familie in einem ausführlichen Aufklärungsgespräch über Alternativen und Symptomkontrolle. Herrn Schneiders Verzicht auf Reanimation, Flüssigkeits- und Ernährungstherapie wird dokumentiert. Der Palliativmediziner berät sich anschließend in einer ethischen Fallberatung mit seinem Palliativteam über symptomlindernde Maßnahmen und deren Grenzen bei nicht gegebener medizinischer Indikation.

Herr Schneider verstirbt binnen 9 Tagen zu Hause.

FALLBEISPIEL

Fall 3

Der geistig behinderte Bewohner Herr M. lebte mit Unterstützungsdiensten bis zu seinem Unfall zu Hause und besuchte im Sommer täglich das Freibad mit seinem Mofa. Nach dem Unfall wird er in einer Altenpflegeeinrichtung versorgt. Beeinträchtigungen mit Schwindel und Bewegungsstörung machen ihm das Fahren und Schwimmen unmöglich. Er entwickelt eine depressive Stimmungslage, und es kommt zur Äußerung von Sterbewünschen. Nach Ablehnung begleiteter Schwimmbadbesuche verweigert er Essen und Trinken. Fallberatung an Tag 3.

Ethische Fallberatung

Auf Befragen wünscht Herr M., in eine Einrichtung für Behinderte verlegt zu werden. Der Betreuer übernimmt die Aufgabe, einen Platz zu finden.

Mit dieser Aussicht beginnt Herr M. wieder zu essen und zu trinken.

Fall 4

Frau Arndt, 83 Jahre alt, kardial schwer krank und dialysepflichtig, hat ihren Ehemann nach 60 Jahren Ehe durch eine Tumorerkrankung verloren. Nach der Bestattung geht es ihr physisch und psychisch sehr schlecht. Sie stellt Essen und Trinken ein. Befreundete Nachbarn versorgen sie und bitten die Hausärztin hinzu. Diese spricht ausführlich mit ihr und überlegt, sie zu Diagnostik und Versorgung (Verdacht auf Broken-Heart-Syndrom und depressive Krise) in eine Klinik einzuweisen. Das lehnt Frau A. trotz ihrer Schwäche entschieden ab.

Ethische Fallberatung

Die Hausärztin kommt nach abendlicher Ethikberatung im Qualitätszirkel zu dem Schluss, sie zu Hause zu begleiten – dies aufgrund der insgesamt palliativen Behandlungssituation und in Respekt ihrer Ablehnung.

Frau A. verstirbt binnen 3 Tagen am 9. Tag nach dem Tod ihres Mannes. Die Dauer des FVET betrug nur 4 Tage.

Letztlich ist das rasche Versterben der verwitweten alten Dame ein Zeichen des begonnenen Sterbeprozesses zu dem Zeitpunkt, als sie weitere Maßnahmen ablehnt. Die Hausärztin hat dies erkannt, geachtet und sensibel zur Handlungsgrundlage gemacht.

Zur Indikation einer Ernährung im ambulanten Bereich gibt die Deutsche Gesellschaft für Ernährungsmedizin in der aktuellen S3-Leitlinie gute Anhaltspunkte [7]. So ist eine intravenöse, parenterale oder PEG-Sonden-Ernährung unter Berücksichtigung der individuellen Lebensqualität bei Erkrankung mit Lebenserwartung unter einem Monat, *bei Ablehnung durch den Patienten* oder unzureichender Compliance nicht indiziert.

FALLBEISPIEL

Fall 5

Frau Thiel, 53 Jahre, ehemalige Lehrerin, leidet an Multipler Sklerose mit Pflegebedürftigkeit; sie wohnt allein zu Hause. Mit ihrem Hausarzt und Palliativmediziner spricht sie über die Möglichkeit, ihr Leben durch FVET zu beenden, um nicht in ein Pflegeheim zu müssen. Dazu haben sie die als sehr beschämend erlebten Situationen in einer Klinik aufgrund von Stuhl- und Harninkontinenz bei Diarrhö veranlasst. Als sie sich 2 Monate später nach einem erneuten Klinikaufenthalt in einem Pflegeheim befindet, beginnt sie mit FVET.

Ethische Fallberatung

Im Rahmen einer Ethikberatung berät sich der Hausarzt mit ihr und dem Pflegeteam. Ein konsiliarisch hinzugezogener Psychiater stellt bei Frau Thiel keine Einschränkung der Freiverantwortlichkeit der Entscheidung fest. Hausarzt, Heimleitung und Mitarbeitende respektieren ihre Entscheidung. Sie bieten ihr Speisen und Getränke diskret an und sprechen viel mit ihr.
Nach 9 Tagen revidiert Frau Thiel ihre Entscheidung und beginnt, freiwillig zu essen und zu trinken. Sie fühlt sich im Heim an- und ernst genommen.

20.4 Ethische Fragen und Aufgaben außerklinischer Ethikberatung

Ethische Fragen und Konflikte zeigen den Versorgenden wichtige zu klärende Punkte und Aufgaben auf, nach denen sie handeln müssen, wie:

- Leidenszustände und Fürsorgepflicht
- Freiwilligkeit des Verzichts und Achtung der Patientenautonomie
- Suizidalität, Suizidprävention und Abgrenzung zur Suizidassistenz
- Therapiezieländerung
- Aufklärung und Begleitung auch der Angehörigen

Aufgabe außerklinischer Ethikberatung ist die Unterstützung in der Klärung der ethischen Fragen und Unterstützung der Beteiligten im Umgang mit einem meist vulnerablen Menschen, der FVET durchführt.

20.4.1 Leidenszustände und Fürsorgepflicht

- Bei allen dargestellten Fallvignetten versucht eine Person, ihr Leiden durch FVET zu beenden. Dies kommt auch in den dargestellten Gründen (➤ Kap. 20.2: Info-Box) zum Ausdruck.
  Daher ist es für Ärzte, Pflegende und Versorger wesentlich, eine kontextsensible, respektvolle Annäherung an die jeweilige Lebenssituation und die betroffene Person selbst zu erreichen.
  Die **Beachtung des medizinisch-pflegerischen, familiären und sozialen Kontextes** ist unverzichtbar. **Fehl- und Unterversorgung** kann damit **begegnet** werden. Erst unter Vermittlung, Kenntnis und Erfahrung einer **adäquaten Versorgung** bestehen für den Patienten **Handlungsalternativen** und eine Wahl.
- Wenn die betroffene Person dann bewusst FVET beibehält, sollte eine Versorgung erwartbarer Symptome thematisiert und abgestimmt werden.
- Die Entscheidung eines aufgeklärten, entscheidungs- und handlungsfähigen Patienten ist prinzipiell zu respektieren. Nach den Grundsätzen der Bundesärztekammer zur ärztlichen Sterbebegleitung gehören dann Basisbetreuung und Leidenslinderung zu den ärztlichen Aufgaben [8].
- *Ethikberatung kann in Zusammenschau aller Beteiligten die Gründe für FVET, Alternativen und Versorgungspflichten in eine kritische Reflexion bringen und selbst kritisches Gegenüber sein.*

MERKE

Eine palliative Versorgung und Behandlungsbegrenzung sind bei einem sterbenden und unrettbaren Patienten geboten. Eine Haltung des Respekts und der Fürsorge sollte mit lebensförderlichen Angeboten für den Betroffenen kombiniert werden.

20

20.4.2 Freiwilligkeit des Verzichts und Achtung der Patientenautonomie

Selbstbestimmung und Autonomie finden immer in einem sozialen und gesellschaftlichen Umfeld statt. Sie sind wesentlich **relational** und stehen in einem Beziehungsumfeld. Das sollte bei der Betrachtung immer mitbedacht werden, und auch der Ethikberater sollte sich darin einbeziehen.

Aus berufsrechtlicher und ethischer Sicht ist die Achtung der Patientenautonomie prinzipiell geboten, solange von einer freiwilligen Entscheidung ausgegangen werden kann. Dazu die Bundesärztekammer:

„Aufgabe des Arztes ist es, unter Achtung des Selbstbestimmungsrechtes des Patienten Leben zu erhalten, Gesundheit zu schützen und wiederherzustellen sowie Leiden zu lindern und Sterbenden bis zum Tod beizustehen. Die ärztliche Verpflichtung zur Lebenserhaltung besteht daher nicht unter allen Umständen. Es gibt Situationen, in denen sonst angemessene Diagnostik und Therapieverfahren nicht mehr angezeigt und Begrenzungen geboten sind. Dann tritt eine palliativmedizinische Versorgung in den Vordergrund." [8]

An Selbstbestimmungsfähigkeit und *Freiwilligkeit* werden bei einer das Leben oder Sterben eines Menschen betreffenden Entscheidung besonders hohe Anforderungen gestellt. Wegen der Irreversibilität wird *Freiverantwortlichkeit* verlangt, die mehr umfasst als Einwilligungsfähigkeit:

20

Freiverantwortlich beinhaltet:

1. Einwilligungsfähigkeit:
   - die Bedeutung, Tragweite und die Risiken einer Maßnahme erkennen und verstehen („*Einsichtsfähigkeit*")
   - das Für und Wider abwägen und ein eigenes Urteil bilden („*Urteilsfähigkeit*") und
   - nach dieser Einsicht handeln („Steuerungsfähigkeit" oder „*Handlungsfähigkeit*").
2. Freiheit von äußerem und innerem Druck (keine finanziellen oder sozialen Pressionen, Zwang oder Täuschung, keine psychische Erkrankung, die eine suizidale Intention triggert)
3. Dauerhaftigkeit und Ernsthaftigkeit der Entscheidung (keine Krise und keine Ambivalenz)

Bei Zweifeln an der Freiverantwortlichkeit sollte daher je nach Gründen ein fachliches Konsil eingeholt werden. In ihrem Positionspapier für Patienten mit lebensbedrohlichen, lebenslimitierenden Erkrankungen empfiehlt die Deutsche Gesellschaft für Palliativmedizin, keine Ernährung gegen den geäußerten Willen des Patienten durchzuführen. Sie empfiehlt ein Palliativ-Konsil und eine ethische Fallberatung. Bei Zweifeln an der Entscheidungsfähigkeit des Patienten sollte ein psychiatrisches Konsil eingeholt werden.

MERKE

Es ist nicht Aufgabe der Ethikberater, die Freiverantwortlichkeit der Entscheidung zum FVET festzustellen oder zu bescheinigen. Eine Empfehlung zur Feststellung der Freiverantwortlichkeit kann stattdessen ausgesprochen werden.

20.4.3 Suizidalität, Suizidprävention und Abgrenzung zur Suizidassistenz

Menschen stellen auch ohne schwere Erkrankung und unabhängig von einer sterbensnahen Situation Essen und Trinken mit der Absicht ein, den Tod herbeizuführen. Diskutiert wird im Schriftgut der Begriff „passiver Suizid" [9]. Diese Argumentation verwendet die Gleichsetzung von Tun und Unterlassen wie bei der Sterbehilfediskussion.

Sollte der Grund der Verweigerung tatsächlich eine suizidale Krise und suizidale Intention sein, die in der weit überwiegenden Zahl der Betroffenen mit über 90 % reversibel ist [10], so besteht Versorgungsbedarf zur **Suizidprävention** – meist und zunächst in Form von Zuwendung und Gespräch. Bei Vorliegen von Suizidalität oder Selbstgefährdung mit beeinträchtigter Willensbildung (z. B. bei Anorexia nervosa) steht ggf. die Einweisung in eine Fachklinik an. Dazu sollte ein psychiatrisches Konsil eingeholt werden.

Wenn es sich bei FVNF um die Umsetzung eines *Todeswunsches*, eine Form des Suizidversuchs, handeln sollte, führt dies auch bei den Versorgenden zu Konflikten. Ethisch und rechtlich wird die Bewertung der Begleitung als **Suizidassistenz** kontrovers diskutiert. Im Diskurs in Deutschland und in der Sterbehilfediskussion um den assistierten Suizid wird dabei das Vorliegen von *Freiverantwortlichkeit* (➤ Kap. 20.4.2) in den Mittelpunkt gestellt.

Suizid ist in Deutschland nicht strafbar, daher auch nicht die Hilfe bei einem freiverantwortlich durchgeführten Suizid (➤ Tab. 19.1 in ➤ Kap. 19.2.1). Der Suizident hat die alleinige Tatherrschaft. Die Garantenpflicht entfällt für die Versorgenden in diesen seltenen Fällen. Auch das ärztliche Berufsrecht verbietet nach Musterberufsordnung seit 2021 nicht mehr die Suizidbeihilfe.

INFO

- Die Tötung auf Verlangen ist verboten, und **Beihilfe zum Suizid ist keine ärztliche Aufgabe**.
- Rechtlich kann gleichzeitig niemand **zu einer Begleitung oder Assistenz eines freiverantwortlichen Suizids verpflichtet werden** (BVerfG 2/2020 zur Aufhebung des § 217).
- Eine ärztliche **Verschreibung eines BtM-Medikaments** oder Überlassung **zum Zweck der Selbsttötung** ist außerdem nach § 13 Betäubungsmittelgesetz **verboten**.
- Eine **nicht indizierte terminale Sedierung bei FVET**, die dem Patienten an fachlichen Empfehlungen vorbei mit der Absicht verabreicht würde, seinen Tod zu beschleunigen, herbeizuführen oder durch Ausschalten der Freiwilligkeit der Entscheidung die mögliche Umkehr und Wiederaufnahme des Essens zu unterbinden, wäre eine Form der Tötung bzw. Tötung auf Verlangen (wenn vom Patienten verlangt). Man spricht von **„slow euthanasia"**. Diese ist in Deutschland, Österreich und der Schweiz ethisch und rechtlich nicht zulässig.
  Daher sollte die Indikation zur **gezielten Sedierung** (neu für „palliative Sedierung") nach fachgesellschaftlichen Leitlinien nur zur Symptomlinderung und ggf. intermittierend bei einem sterbenden Patienten gestellt werden [11].

Ethische Bewertung hinsichtlich der Handlung der Helfer [10]:

Die Unterscheidung Suizid oder kein Suizid ist relevant für:

1. Angabe im Totenschein, Obduktion
2. Ethische und rechtliche Pflichten bei psychopathologischer Erkrankung und Suizid: Hilfspflicht, Garantenpflicht
3. Missbrauchsverhinderung (Vernachlässigung u. a.)
4. Gewissensfreiheit der Helfer

„Die Begleitung des Patienten bei seinem freiwilligen Verzicht auf Nahrung und Flüssigkeit stellt keine Hilfe des Arztes bei der Selbsttötung oder ihre Förderung dar, sondern ist eine Form der Sterbebegleitung …".

„Eine Zwangsernährung gegen den freien Willen des Patienten wäre rechtlich unzulässig […] und würde eine rechtswidrige Körperverletzung darstellen (§§ 223, 224 StGB)." [12]

Zur Frage der Suizidalität bei Verzicht oder Verweigerung von Nahrung und Flüssigkeit ist es wichtig, nicht nur eine rein rechtlich gerechtfertigte Position zu berücksichtigen und einzunehmen. Es geht ethisch vielmehr darum, aus der Perspektive des Patienten zu verstehen, dass dieser versucht, eine Not bzw. sein Leid zu lindern oder abzustellen. Von daher ist der Mensch, der diesen Weg als seinen einzigen Weg beschreitet, ernst zu nehmen.

MERKE

Es geht vor allem darum, ihm Angebote zu machen, diese Not möglicherweise auch anders wenden zu können. Erst die Erfahrung fachlicher Angebote und menschlicher Mit-Sorge, aber auch einer Achtung, die den Blick auf sich selbst verändern kann, befreien den Betroffenen aus einer enggeführten Sicht auf einen als einzig möglich empfundenem Weg.

Eine Versorgung des bereits sterbenden Menschen unter freiwilligem Verzicht auf Essen und Trinken entspricht insofern nicht einer Suizidassistenz, als die Zielrichtung nicht ist, ihn daran zu hindern, weiterzuleben und seinen Suizid mit auszuführen, sondern immer, schwere belastende Leidenszustände zu behandeln und zu beheben und ihm auch den Rückweg zu ermöglichen. Von daher ist die palliative Versorgung eines sterbenden Patienten hier die gleiche wie bei einem anderen sterbenden Patienten, der aufgrund seiner Grunderkrankung verstirbt. Die Fürsorgepflicht gebietet es, Menschen im Sterbeprozess, die Symptome bieten wie Verwirrtheit, Panik, Delir und Schmerzzustände, palliativ zu behandeln. Es geht darum, schwere Symptome zu lindern. Unter Umständen kann dies auch durch eine vom Patienten akzeptierte Flüssigkeitsgabe geschehen.

„Auch wenn die Entscheidung zum Suizid mehr oder minder endgültig erscheint, so entbindet sie die Mitglieder des Versorgungssystems nicht von der Aufgabe differenzierter Aufklärung, in der Interventionsmöglichkeiten aufgezeigt, aber auch Interventionsgrenzen nicht verschwiegen werden." [13]

MERKE

Außerklinische Ethikberatung hat nicht die Aufgabe, Suizidassistenz zu unterstützen, sondern Suizidprävention zu fördern.

20.4.4 Therapiezieländerung

Der FVET entspricht nicht einem Therapieverzicht, da Essen und Trinken keine Therapie sind. Auch die Akzeptanz von FVET ist kein Behandlungsabbruch. FVET ist nicht mit dem Beendigen z. B. einer Dialyse, einer Beatmungstherapie oder PEG-Ernährung gleichzusetzen.

Im Rahmen der Versorgung des Betroffenen sollten jedoch die diagnostischen und therapeutischen Maßnahmen ständig angepasst und abgestimmt werden. Es kann notwendig sein, dass auf Therapien verzichtet werden muss, weil sie entweder nicht mehr indiziert sind oder vom Patienten abgelehnt werden. Das kann die tägliche Medikation – z. B. das Absetzen von Diuretika, Antihypertensiva u. Ä. – betreffen, aber auch eine Vereinbarung, im Rahmen einer **Therapiezieländerung** auf kardiopulmonale Reanimation zu verzichten, ebenso auf Ernährung und Flüssigkeitstherapie. Diese sollte sorgfältig **dokumentiert** und ggf. vom noch entscheidungsfähigen Patienten gegengezeichnet werden.

20

20.4.5 Aufklärung und Begleitung

Erst in umfassender Kenntnis der Alternativen zu seiner aktuellen Situation durch Behandlungsoptionen und die Erfahrung von Zuwendung und Leidenslinderung kann sich der betroffene Mensch frei entscheiden. Aufklärung dazu und zum Verlauf von FVET sind daher geboten.

INFO

Spirituelle Begleitung

Beim Versterben eines Menschen sind besonders im Verspüren des nahen Todes existenzielle und spirituelle Themen zentral. Es erfolgen die Rückschau auf das Leben, seine Bedeutung und Sinnhaftigkeit und die Suche nach Tragendem und Hoffnung Gebendem. Solange es noch möglich ist, sollte dem Raum gegeben sowie achtsames Zuhören und das Gespräch angeboten werden.

Ebenso sind Fragen der Begleitung zu klären und mit Angehörigen und Versorgenden abzustimmen. Auch Grenzen der Begleitmöglichkeit sollten angesprochen werden.

Die **Freiwilligkeit der Mitwirkung bei FVET** im Sinne von **Gewissensfreiheit** sollte für Mitarbeitende in Einrichtungen gewährleistet werden. Die Begleitung kann für Ärzte, Pflegende und betreuende Personen mit erheblichen psychischen Belastungen verbunden sein [14]. Die Deutsche Gesellschaft für Palliativmedizin (DGP) hat gute Hinweise für Begleitpersonen bei FVET veröffentlicht [15].

- Die ethischen Grenzen eines Teammitglieds in der FVET-Begleitung sollten respektiert werden.
- In der außerklinischen Ethikberatung sollte die Begleitung der Angehörigen im palliativen Sinn über den möglichen Tod des Patienten hinaus mitbedacht werden.

Aus Gründen des Lebensschutzes sollten **keine Anreize und keine geschäftsmäßigen Angebote zur Durchführung von FVET** erfolgen.

PRAXISTIPP

Für die Ethikberatung lassen sich folgende **Hilfsfragen** formulieren:

1. Ist der Verzicht auf Essen und Trinken freiwillig und ist sich die Person über die Konsequenz im Klaren? Wurde die betroffene Person angehört und aufgeklärt?
2. Stehen der Verzicht und die Verweigerung von Essen und Trinken in Zusammenhang mit anderen Aspekten? Wenn ja, welchen?
3. Welcher Leidenszustand führt zu dem Schritt? Ist die Versorgung angemessen?
4. Handelt es sich um eine suizidale Krise, besteht eine psychiatrisch zu behandelnde Erkrankung oder eine andere Druck- und Belastungssituation (finanzielle oder familiäre Gründe), die den Betroffenen zu dem Schritt veranlassen?
5. Was verschafft Linderung – psychosozial, physisch, psychisch, spirituell?
6. Welche Versorgungspflicht hat die behandelnde Ärztin oder der behandelnde Arzt?
7. Welche Begleitung findet statt?
8. Welche Grenze der begleitenden Personen besteht ethisch, und was können sie leisten?

20.5 Zusammenfassung

Folgendes Vorgehen wird empfohlen: **Respekt – ethische Abklärung – Angebot – Fürsorge**.

- **Respekt**voller Umgang mit dem Wunsch, durch FVNF zu sterben.
- Unterscheidung, ob es sich um eine Situation mit lebenslimitierender Erkrankung handelt oder nicht.
- Bei lebenslimitierender schwerer Erkrankung soll eine gute **Palliativversorgung** angeboten werden.
- Eine **Ethikberatung** sollte unter Einbeziehung aller Versorgenden durchgeführt werden.
- Das **Angebot** von Nahrung und Flüssigkeit sollte durchgängig aufrechterhalten werden, damit die freiwillige Aufnahme von Essen und Trinken/Nahrung und Flüssigkeit jederzeit möglich bleibt.
- Die freiwillige Wiederaufnahme von Essen und Trinken darf daher nicht durch Sedativa oder starke Opioide, die eigens zur Durchführung des FVNF verabreicht werden, verhindert werden.
- **Fürsorge:** Ausschluss und Behandlung anderer behandlungsbedürftiger Erkrankungen.
- **Psychiatrisches Konsil** bei Zweifeln an der Freiverantwortlichkeit und bei Personen ohne lebenslimitierende Erkrankung.
- Eine gute **Kommunikation** mit dem Menschen, der einen FVET durchführt, und den Menschen in seinem Umfeld verhilft zu einer Begleitung, die die Belastung durch das Sterben abfangen kann.

LITERATUR

[1] Stängle S, Schnepp W, Büche D, Häuptle C, Fringer A. Pflegewissenschaftliche Erkenntnisse über die Betroffenen, den Verlauf und die Begleitung beim freiwilligen Verzicht auf Nahrung und Flüssigkeit aus einer standardisierten schweizerischen Gesundheitsbefragung. Zeitschrift für medizinische Ethik 2019; 65(3): 237–248.

[2] Hoekstra NL, Strack M, Simon A. Bewertung des freiwilligen Verzichts auf Nahrung und Flüssigkeit durch palliativmedizinisch und hausärztlich tätige Ärztinnen und Ärzte. Ergebnisse einer empirischen Umfrage (n = 255). Z Palliativmed 2015; 16: 68–73.

[3] Radbruch L, Münch U, Maier B-O et al. Positionspapier der Deutschen Gesellschaft für Palliativmedizin zum freiwilligen Verzicht auf Essen und Trinken; 2019; https://www.dgpalliativmedizin.de/phocadownload/stellungnahmen/DGP_Positionspapier_Freiwilliger_Verzicht_auf_Essen_und_Trinken%20.pdf (letzter Zugriff: 25.2.2025).

[4] Ivanovic N, Buche D, Fringer A. Voluntary stopping of eating and drinking at the end of life – a systematic search and review giving insight into an option of hastening death in capacitated adults at the end of life. BMC Palliat Care 2014; 13(1): 1.

[5] Simon A, Hoekstra NL. Sterbebegleitung: Sterbefasten – Hilfe im oder Hilfe zum Sterben? Dtsch Med Wochenschr 2015; 140(14): 1100–1102.

[6] Sterbefasten. Zeitschrift für medizinische Ethik 2019; 65. Jg. Heft 3. Schwabenverlag; https://www.ethikmainz.de/wp-content/uploads/2019/09/Zimmermann_Passiver-Suizid_FVNF_zfme2019_03.pdf (letzter Zugriff: 25.2.2025).

[7] Deutsche Gesellschaft für Ernährungsmedizin e.V. (DGEM). Leitlinie „Ethische und rechtliche Gesichtspunkte der Künstlichen Ernährung". Aktuelle Ernährungsmedizin 2013; 38(02): 112–117. doi: 10.1055/s-0032-1332986.

[8] Bundesärztekammer: Grundsätze der Bundesärztekammer zur ärztlichen Sterbebegleitung. Dtsch Arztebl 2011; 108(7): A346–348.

[9] Birnbacher D. Ist Sterbefasten eine Form von Suizid? Ethik Med 2015; 27: 315–324.

[10] Tolmein O. Warum der Freiwillige Verzicht auf Nahrung und Flüssigkeit nicht als Selbsttötung im Sinne des § 217 StGB zu sehen ist – und welche rechtlichen Konsequenzen sich daraus ergeben. In: Coors M, Simon A, Alt-Epping B (Hrsg.). Freiwilliger Verzicht auf Nahrung und Flüssigkeit. Medizinische und pflegerische Grundlagen – ethische und rechtliche Bewertungen. Stuttgart: Kohlhammer 2019; 133–147.

[11] Surges SM, Brunsch H, Przyborek M, Jaspers B, Radbruch L. Neue Empfehlungen zur palliativen Sedierung. Schmerz 2024; 38: 365–373; https://doi.org/10.1007/s00482-024-00825-x

[12] Bundesärztekammer. Bekanntmachungen. Verbot der geschäftsmäßigen Förderung der Selbsttötung (§ 217): Hinweise und Erläuterungen für die ärztliche Praxis. Dtsch Arztebl 2017; 114(7): A-334/B-290/C-286; https://api.aerzteblatt.de/pdf/114/7/bekanntgaben.pdf (letzter Zugriff: 25.2.2025).

[13] Deutscher Ethikrat. Suizid – Verantwortung, Prävention und Freiverantwortlichkeit. Stellungnahme. Berlin 2022; https://www.ethikrat.org/fileadmin/Publikationen/Stellungnahmen/deutsch/stellungnahme-suizid.pdf (letzter Zugriff: 25.2.2025).

[14] Heinemann T, Höfling W, Proft I, Sahm S., Schockenhoff E, Schuster J. Wetzstein V. Stellungnahme des Ethikrats. Freiwilliger Verzicht auf Nahrung und Flüssigkeit. Trier; https://vp-uni.de/wp-content/uploads/2021/11/vp-uni-ethikrat_stellungnahme_fvnf.pdf (letzter Zugriff: 25.2.2025).

[15] Deutsche Gesellschaft für Palliativmedizin e.V. Sektion Ernährung: Handreichung zur Begleitung beim Freiwilligen Verzicht auf Essen und Trinken; https://www.dgpalliativmedizin.de/images/RZ_220815_Broschuere_FVET_online.pdf (letzter Zugriff: 25.2.2025).

KAPITEL

Catrina Schneider

21 Menschen, die unser System „sprengen“: Plädoyer für eine systemübergreifende Zusammenarbeit der Akteure im Gesundheitswesen

Kernaussagen

- Im Spektrum von psychischen oder sonstigen Erkrankungen entwickeln manche Patientinnen und Patienten so extrem herausfordernde Verhaltensweisen, dass ihre Versorgung/Pflege die damit betrauten Pflegeeinrichtungen oder Pflegedienste überfordert.
- Extrem herausforderndes Verhalten kann zu Gewalt gegen Pflegende führen. Träger und Leitungen von Pflegeeinrichtungen haben die Pflicht, Pflegende vor psychischer wie auch körperlicher Gefährdung zu schützen.
- Überforderung stellt keine Frage der „Schuld“ oder des „Versagens“ dar.
Wenige, dafür aber hoch komplexe Situationen erfordern die konstruktive Zusammenarbeit aller im Gesundheits- und Pflegekontext zuständigen Personen und Strukturen. Nur so kann für Menschen, für die unser Gesundheitswesen keine passgenaue Versorgungsform vorhält, eine ethisch vertretbare Versorgungsform gefunden und Schutz für die anderen Beteiligten sichergestellt werden.
- Ethische Fallberatung kann helfen, im Dilemma zwischen dem Wohl des Patienten/Bewohners und der Unversehrtheit der Mitarbeitenden Lösungsansätze zu finden.

21.1 Einführung

Menschen sind, wie sie sind. Sie haben ihre Geschichte und manchmal Erkrankungen, die mit extrem herausforderndem Verhalten verbunden sein können.

Zu „Systemsprengern" werden sie erst, wenn der Kontext, in dem sie leben, nicht in der Lage ist, sich diesen Herausforderungen zu stellen, und andere Leistungserbringer im Gesundheitswesen ihre Mitverantwortung an den Schnittstellen nicht oder nur unzureichend wahrnehmen.

Die diesem Kapitel zugrunde liegende Fallsituation eines Bewohners einer Pflegeeinrichtung macht beides deutlich. Sie zeigt aber auch auf, wo es Lösungsansätze gibt. Innerhalb des primären Versorgungssystems sind dies u. a.:

- eine sorgfältige Abklärung des Versorgungsauftrags im Vorfeld einer angefragten Patientenaufnahme
- Sensibilität und eine klare Haltung der Einrichtung im Umgang mit dem Thema Gewalt
- Ethische Fallberatung als Instrument der Erarbeitung von Lösungsvorschlägen im ethischen Konfliktfall

Im erweiterten Fokus bestehen Lösungsansätze

- in der nicht wertenden Anerkennung von Überforderungssituationen, in denen Einrichtungen/Dienste schuldlos an ihre fachlichen wie personellen Grenzen geraten;
- in einer vertrauensvollen Kommunikation und Zusammenarbeit mit den Verantwortlichen an den Schnittstellen (gesetzliche Vertreter, Betreuungsgericht, Kliniken, Polizei etc.), in der die Beteiligten in gemeinsamer Verantwortungsübernahme konstruktive Schritte erarbeiten, statt die Verantwortung auf ein System abzuwälzen.

21

FALLBEISPIEL

Herr K., 53 Jahre alt, 1,90 groß und von schlanker Gestalt, wurde zu Beginn des Kalenderjahrs zur vollstationären Versorgung in eine Wohn- und Pflegeeinrichtung aufgenommen, da er an einer weit fortgeschrittenen Chorea Huntington leidet. Er ist noch bewusstseinsklar und mobil, Sprache und Gangbild sind jedoch bereits deutlich beeinträchtigt.

Von Beginn an zeigt Herr K. starke selbst- und fremdgefährdende Verhaltensweisen und lässt in jeder Weise erkennen, dass er in Ruhe gelassen werden will. Meist bleibt er in seinem Zimmer, das er allein bewohnt. Bereits der Eintritt von Personen ist ein Störfaktor, auf den er unwillig bis körperlich abwehrend-aggressiv reagiert.

Herr K. lehnt jede Form von Körper- oder Behandlungspflege ab. Selbst in Situationen, in denen er eingekotet ist, lässt er sich kaum zu grundpflegerischer Versorgung motivieren. Die Erhebung von Vitalwerten und Gewichtsstatus sowie die Einnahme von Medikamenten lehnt er häufig ab. Wegen der Zunahme seiner krankheitsbedingten und/oder medikamentenabhängigen Schluckbeschwerden muss Nahrung püriert und Flüssigkeit angedickt angereicht werden. Eine ausreichende Nahrungsgabe und-aufnahme, wie sie beim hohen Energieumsatz von Menschen mit Chorea Huntington nötig ist, lässt sich nicht gewährleisten, da Herr K. die Nahrungsaufnahme häufig verweigert. Augenscheinlich sind ein zunehmender Gewichtsverlust sowie ein zunehmend verwahrlostes äußeres Erscheinungsbild. Im Kontext seiner Hin- bzw. Weglauftendenzen wurde er mehrfach vor der Einrichtung aufgefunden. Obwohl er sich nach mehreren Stürzen Blessuren zugezogen hat, lehnt er jegliche Form von Sturzprotektoren ab.

Herr K. ist sprachlich sehr eingeschränkt. Dennoch werden immer wieder Versuche unternommen, seinen Willen zu erfragen bzw. durch Beobachtung zu erkennen, auf noch vorhandene Ja/Nein-Signale zu achten und im Gespräch bestimmte unverzichtbare Versorgungshandlungen mit ihm auszuhandeln.

Über die ablehnend-aggressiven Reaktionen hinaus zeigt Herr K. immer wieder auch starke affektive Impulsdurchbrüche ohne erkennbare Trigger sowie stark herausforderndes Verhalten gegenüber Mitarbeitenden, das keinem nachvollziehbaren Muster folgt. So wirft er z. B. das ihm gebrachte Essenstablett oder andere für ihn erreichbare Gegenstände nach der Pflegekraft, beißt sie beim Anreichen von Nahrung in die Hand oder quetscht ihren Arm, drängt Mitarbeitende der sozialen Betreuung bedrohlich gegen die Zimmerwand, zertrümmert seinen Kleiderschrank u. a. m. Mitbewohnerinnen und -bewohner sind potenziell gefährdet, wenn Herr K. sein Zimmer verlässt. Alle Versuche des Pflege- und Betreuungsteams, die Situation durch gewaltfreie Kommunikation und „deeskalierende Körpersprache" [2, S. 178 f.] zu entspannen, scheiterten. Ebenso konnten in den zurückliegenden 6 Monaten keine personellen oder situativen Auslöser für dieses Verhalten gefunden werden.

Diagnosen

Herr K. wurde mit folgenden ICD-10-Diagnosen (aus dem Entlassbrief der vorbehandelnden psychiatrischen Klinik) aufgenommen:

- Weit fortgeschrittene Chorea Huntington (G10)
- Sonstige näher bezeichnete organische psychische Störungen aufgrund einer Schädigung oder Funktions-

störung des Gehirns oder einer körperlichen Krankheit (F06.8)
- Organische affektive Störungen (F06.3)
- Sonstige näher bezeichnete Verhaltens- und emotionale Störungen mit Beginn in der Kindheit und Jugend (F98.8)
- Abnorme Gewohnheiten und Störungen der Impulskontrolle (F63.9)
- Problem mit Bezug auf die Pflegebedürftigkeit (Z74.9)
- Sonstige organische Persönlichkeits- und Verhaltensstörungen aufgrund einer Krankheit, Schädigung oder Funktionsstörung des Gehirns (F07.8)

Insgesamt gestaltet sich die Diagnosestellung bzw. -aktualisierung schwierig bis unmöglich, da Herr K. jede Form von Untersuchung ablehnt und abwehrt.

In den Entlassbriefen der verschiedenen psychiatrischen Kliniken, in denen er sich aufhielt, wird anhand von Verhaltensbeobachtungen teils auch von einem wahnhaften Geschehen ausgegangen, in einer anderen Klinik wird dies verneint.

Medikation				
Truxal 50 mg	1	1	1	1
Diazepam Tropfen [mg]	20	20	20	20
Risperidon [mg]	2	0	2	0
Bedarfsmedikation				
Bei Unruhe/ Anspannung	Tavor expidet 1 mg		max. 3 ×/Tag	
Bei Schlafstörungen	Pipamperon		max. 2 ×/Tag	

Sozialanamnese

Im Rahmen der professionellen Beziehungsgestaltung sowie der Planung einer dem Bewohner gemäßen Versorgung und Pflege ist es Standard, von ihm selbst oder seinem gesetzlichen Vertreter Angaben zu seiner Biografie zu erfragen. Dieser Zugang gestaltet sich bei Herrn K. erschwert.

Herr K. kam nur mit den am Leib befindlichen Kleidungsstücken in der Einrichtung an. Seine Unterlagen enthalten keinerlei biografische Anhaltspunkte, die im Umgang mit ihm hilfreich sein könnten. Auch die in den Unterlagen des gesetzlichen Betreuers aufgeführten Daten enthalten keine konkreten Angaben zu seinem sozialen und familiären Umfeld außer der Nennung einer Tochter, die im Ausland lebe und keinerlei Kontakt wünsche. Informationen zu Beruf und Hobbys sowie dem weiteren sozialen Umfeld fehlen. Vorlieben, Abneigungen oder Dinge, die Lebensqualität ermöglichen würden, sind nicht bekannt und konnten auch nicht eruiert werden. Von seinem Betreuer wird Herr K. als „Einzelgänger" beschrieben. Auch liegen keine Informationen vor, ob es in der Lebensgeschichte von Herrn K. Anhaltspunkte für ein auch früher schon vorhandenes herausforderndes Verhaltensrepertoire gab. Der aktuell mit der Betreuung beauftragte gesetzliche Betreuer kennt Herrn K. auch erst seit wenigen Monaten. Ihm wurde die gesetzliche Betreuung zu dem Zeitpunkt übertragen, als Herr K. von seinem Wohnort in einen geschützten Bereich einer ca. 100 km entfernt liegenden gerontopsychiatrischen Klinik verlegt wurde. Zuvor lebte er in wechselnden Einrichtungen der Altenhilfe, in denen es offenbar jeweils zu ähnlichen Problemen gekommen war. Weiter zurückliegende Daten zu Herrn K.s Lebensgeschichte sowie zu stabilisierenden bzw. destabilisierenden Faktoren liegen nicht vor.

21.2 Psychosoziale Aspekte der Huntington-Krankheit

Neben den Bewegungsstörungen gehören auch psychische Veränderungen zu den möglichen Symptomen einer Chorea Huntington. Meist handelt es sich dabei um Störungen des Affekts und des Antriebs. Diese können den choreatypischen Bewegungsstörungen vorangehen oder sich im weiteren Verlauf der Erkrankung ausbilden. **Aggressive Verhaltensweisen** können als Schwierigkeit der psychischen Verarbeitung der Diagnose bzw. Erkrankung verstanden werden. Sie können weiterhin als Reaktion auf missverstandene Situationen auftreten, in denen aufgrund der krankheitsbedingt fortschreitenden Störung der visuellen Informationsverarbeitung Mimik, Gestik und verbale Interaktionen mit anderen nicht mehr richtig eingeordnet und als bedrohlich wahrgenommen werden.

Der zunehmende kognitive Abbau führt im Spätstadium zu einer subkortikalen Demenz. In einem psychisch betonten Verlauf können Erkrankte auch **Wahnvorstellungen** entwickeln, die eine Behandlung bzw. Unterbringung in einer psychiatrischen Einrichtung notwendig machen.

Die Diagnose dieser Erkrankung mit autosomal-dominantem Erbgang, die bisher nicht heilbar ist, stellt eine große Belastung des Familiensystems dar. Kinder einer erkrankten Person haben ein Risiko von 50 %, ebenfalls zu erkranken. Die Tabuisierung der

Erkrankung – zum Teil über Generationengrenzen hinweg – sowie die im Erkrankungsverlauf möglichen aggressiven oder herausfordernden Verhaltensweisen führen häufig zu massiven **Problemen im sozialen Umfeld** bis hin zu kompletten Beziehungsabbrüchen.

FALLBEISPIEL

Fortsetzung

Trotz ihrer langjährigen Erfahrung mit potenziell vorkommendem herausforderndem Verhalten bei Erkrankten sind die im Umgang mit Chorea Huntington geschulten Mitarbeitenden des Fachbereichs der Einrichtung in Herrn K.s Fall ratlos. Sie fühlen sich stark bedroht und zunehmend überfordert.

In Absprache mit der Einrichtungs- und der Pflegedienstleitung werden konkrete Maßnahmen eingeleitet:

- Das Versorgungsangebot bzw. die Durchführung der von Herrn K. zugelassenen pflegerischen Maßnahmen wird nur noch zu zweit erbracht, nach Möglichkeit bei leicht geöffneter Tür.
- Jede Form von verbaler oder körperlicher Bedrohung oder Verletzung wird dokumentiert und der Berufsgenossenschaft gemeldet.
- Die Mitarbeitenden der Pflege sowie der sozialen Betreuung werden regelmäßig durch die Pflegedienstleitung, die Einrichtungsleitung und die Seelsorge befragt und begleitet.
- Die Situation wird wiederkehrend mit dem gesetzlichen Betreuer sowie der Beratungs- und Prüfbehörde thematisiert und abgestimmt.

Infolge akuter schwerer Impulsdurchbrüche wird Herr K. notfallmäßig mehrmals durch den Einrichtungsarzt auf der Rechtsbasis eines Unterbringungsbeschlusses in eine psychiatrische Klinik eingewiesen. Die Verbringung dorthin muss jeweils von der Polizei begleitet werden.

Internistische und neurologische Befunde sowie Laborwerte lassen sich auch dort aufgrund mangelnder Compliance und Fremdaggressivität nicht erheben. Von den stationären Psychiatrieaufenthalten geht keine nachhaltige Situationsänderung nach Rückkehr in die Einrichtung aus. Die dort vorgenommene Umstellung der Medikation beeinträchtigt zusätzlich das Sprech- und Schluckvermögen des Patienten.

Antrag auf ethische Fallberatung

Nachdem alle bisherigen Maßnahmen der medikamentösen Einstellung, der Beziehungs- und Pflegegestaltung in der Einrichtung sowie die Aufenthalte in der psychiatrischen Klinik keine spürbare Veränderung bringen, die Übergriffe auf Mitarbeitende sich häufen und sich nur noch einige wenige examinierte Pflegekräfte in der Lage sehen, die Versorgung durchzuführen, wird eine ethische Fallbesprechung beantragt.

Die Einrichtungsleitung beauftragt die Leitungen der Pflege sowie der Sozialen Betreuung, noch einmal alle Mitarbeitenden zu befragen, inwiefern sie selbst von grenzüberschreitendem, verletzendem oder bedrohlichem Verhalten vonseiten Herrn K.s betroffen waren oder sind.

Als Ziel der Beratung geben die Antragstellenden eine umfassende ethische Bewertung der Situation an.

Die Einrichtungsleitung sieht sich einerseits im Konflikt zwischen ihrem Versorgungsauftrag für den schwerstererkrankten Bewohner und andererseits ihrer Fürsorgepflicht für Mitarbeitende sowie Mitbewohner.

21.3 Umgang mit Gewalt in Pflegeeinrichtungen

Gewalt darf nicht toleriert werden. Gemäß Grundgesetz und den Heimgesetzen der Länder ist der besondere Schutz der betreuten Bewohner vor Gewalt zu gewährleisten (vgl. § 8 WTG NRW). Entsprechend sollten Maßnahmen der Prävention und des Umgangs mit Gewalt etabliert werden. Auch die Mitarbeitenden sind zu schützen und erfahren durch professionellen Umgang mit Gewalt und Aggression Selbstschutz.

21.3.1 Gewalt gegen Mitarbeitende

Die Art und Weise, wie mit Erfahrungen von Gewalt innerhalb einer Einrichtung umgegangen wird, entscheidet mit darüber, ob Versorgung gelingen kann und ob Mitarbeitende diese Erlebnisse gut verarbeiten können. Hierzu seien einige Aspekte genannt:

- Verschiedene Menschen erleben das gleiche Erlebnis oft anders. Es ist daher wichtig, die subjektive Wahrnehmung ernst zu nehmen.
- Die Art und Weise, wie Kollegen, Leitungskräfte etc. auf die Meldung eines Vorfalls reagieren, entscheidet mit darüber, ob eine sekundäre Traumatisierung stattfindet oder ob deren Unterstützung hilft, Erlebtes zu bewältigen.
- Es ist unabdingbar, ein differenziertes Verständnis für das Thema Aggression in der Pflege mit den unterschiedlichen „Opfer/Täter"-Konstellationen und möglichen Verursachungen zu entwickeln.
- Das Thema Aggression in der Pflege als Querschnittsthema sollte im Rahmen von Team-

21

gesprächen, Fortbildungen etc. immer wieder besprochen und Mitarbeitende im Umgang damit sensibilisiert werden.

- Aggressives, herausforderndes und verletzendes Handeln eines Patienten kann durchaus krankheitsbedingt sein; dennoch haben Mitarbeitende ein Recht auf körperliche und psychische Unversehrtheit.
- Werden Mitarbeitende Opfer von Gewalt/Aggression oder herausforderndem Verhalten seitens eines Patienten, ist es Aufgabe des Arbeitgebers, im Rahmen seiner Fürsorgepflicht für weitergehende Schutzmaßnahmen zu sorgen.
- Schulungen im Bereich der Deeskalation sind ein wichtiges präventives Mittel.

FALLBEISPIEL

Fortsetzung

Am Tag der ethischen Fallberatung besuchen im Rahmen einer Vor-Ort-Visite die mit der Moderation der Fallberatung beauftragte Seelsorgerin/Ethikbeauftragte der Einrichtung und der Einrichtungsarzt Herrn K. in seinem Zimmer. Dort kommt es nach der Begrüßung und Vorstellung zu einer weiteren Eskalation. Herr K. wiederholt murmelnd das Wort „Seelsorge", steht aus dem Bett auf und geht mit zu einem Würgegriff erhobenen ausgestreckten Händen gezielt auf die Seelsorgerin zu. Dem Einrichtungsarzt gelingt es in einem Handgemenge, in dessen Verlauf seine Brille und ein Schlüsselbund durch das Zimmer fliegen, dazwischenzugehen, Herrn K. wieder auf sein Bett zu verbringen und das Verlassen des Zimmers anzuordnen.

Problemstellung

Zusammen mit der aktuellen Bedrohungssituation am Tag der Fallberatung sind in der Einrichtung insgesamt mehr als 30 Übergriffe zumeist auf Mitarbeitende, vereinzelt auch auf Mitbewohner, durch Herrn K. dokumentiert. Zur Anzeige gebracht wurden bis dahin nur wenige Übergriffe, da die Mitarbeitenden die Erkrankung des Bewohners als Erklärungsansatz höher bewerteten als die eigene körperliche und psychische Unversehrtheit.

21.3.2 Rechtliche Aspekte zum Schutz von Mitarbeitenden

„Die Schädigung von Pflegekräften, insbesondere der Körper- und Gesundheitsschaden, stellt ohne Zweifel eine Fremdschädigung im Sinne des Landesunterbringungsgesetzes dar […].“ [1, S. 117]

Bei bereits (in einem psychiatrischen Krankenhaus) untergebrachten Personen kommt unter Umständen die Unterbringung im Maßregelvollzug bzw. in einer forensischen Abteilung nach § 63 StGB in Betracht.

Dies setzt jedoch voraus, dass der Patient im Krankenhaus eine rechtswidrige Tat im Zustand der Schuldunfähigkeit nach § 20 StGB oder der verminderten Schuldfähigkeit nach § 21 StGB begangen hat, vom Patienten infolge seines Zustands weitere erhebliche rechtswidrige Taten zu erwarten sind und er deshalb für die Allgemeinheit gefährlich ist. Bei mehrfachen Angriffen gegen das Pflegepersonal liegt dies eindeutig vor.

Die **Unterbringung nach § 63 StGB** dient allerdings als „Ersatz“ für eine Geld- oder Freiheitsstrafe, eine sogenannte **Maßregel der Besserung und Sicherung**. Es muss daher eine Straftat vorliegen, was bei körperlichen Angriffen zumindest in der Form einer Körperverletzung zutrifft. Außerdem muss von den betroffenen Personen, d. h. dem Pflegepersonal, **Strafanzeige** erstattet werden. Die Dienstvorgesetzten müssen dies aufgrund der arbeitsrechtlichen **Fürsorgepflicht** unterstützen und bei der Staatsanwaltschaft darauf hinwirken, dass zum Schutz vor weiteren Aggressionen eine einstweilige Unterbringung nach § 126a Strafprozessordnung (StPO) erfolgt und hierzu ein Unterbringungsbefehl erlassen wird. [1]

21.3.3 Ethische Fallberatung

Ethische Fallberatung zu Konflikten berücksichtigt neben der Achtung des Willens der Person sowie der Abwägung von Fürsorge und Nichtschaden auch den Aspekt der Bewertung ausreichend vorhandener Ressourcen sowie deren gerechte Verteilung auf mehrere Leistungsberechtigte.

FALLBEISPIEL

Fortsetzung

Fragestellung der ethischen Fallberatung

Teilnehmerkreis: Einrichtungsleitung, Pflegedienstleitung, Wohnbereichsleitung, eine Mitarbeiterin des Wohnbereichs, der Einrichtungsarzt sowie der via Telefonkonferenz zugeschaltete gesetzliche Betreuer.

Im Zentrum der ethischen Fallberatung steht die Frage: Kann Herr K. unter den gegebenen Umständen in der Einrichtung verantwortlich weiterbetreut werden?

Die Frage soll zum einen bewohnerbezogen unter Achtung der ethischen **Prinzipien der autonomen Willensbekundung** sowie **Fürsorge** in Abwägung gegenüber dem Prinzip des **Nichtschadens** geklärt werden:

1. Kann Herr K. mit seiner krankheitsbedingt massiven Ausprägung von fremd- und selbstgefährdendem Verhalten in der Einrichtung mit den dort vorhandenen personellen und fachlichen Ressourcen sowie den äußeren Rahmenbedingungen ausreichend gut versorgt werden?
2. Fügt seine Ablehnung von Medikamenteneinnahme, pflegerischer Versorgung, Maßnahmen der Sturzprophylaxe ihm mehr Schaden zu, als sie ihm nützt?
3. Ist das ablehnende Verhalten des Bewohners als autonome Willensäußerung zu verstehen, oder handelt es sich um ein von ihm nicht mehr einschätzbares psychoreaktives Geschehen?

Zum anderen kommt systembezogen das Prinzip der **Gerechtigkeit/Mittelallokation** zur Anwendung:

4. Verfügt die Einrichtung über die Mittel/Ressourcen, um ein Umfeld für den Bewohner zu schaffen, in dem er medizinisch, pflegerisch und psychosozial seinem Bedarf entsprechend versorgt werden kann, ohne andere zu gefährden, die dasselbe Recht auf Fürsorge und Nichtschaden haben, in diesem Fall sowohl die Mitbewohner von Herrn K. als auch die Mitarbeitenden?

Achtung von Autonomie/Wille

Ist das ablehnende Verhalten des Bewohners als autonome Willensäußerung zu verstehen, oder handelt es sich um ein von ihm nicht mehr einschätzbares psychoreaktives Geschehen?

Die Beratung kam zu dem Schluss, dass bestimmte Reaktionen durchaus als verhaltensbasierte Ablehnung konkreter Maßnahmen situativ zu verstehen und zu respektieren sind. Ob Herr K. tatsächlich im Rahmen eines „Informed Consent" bzw. einer bewussten oder unbewussten Suizidalität eine konsistente Entscheidung in Richtung einer Ablehnung jeglicher diagnostischen, pflegerischen oder sonstigen Maßnahmen trifft, kann jedoch nicht verlässlich festgestellt werden. Seine bereits sehr eingeschränkten sprachlich-kommunikativen und kognitiven Fähigkeiten lassen daran größten Zweifel zu. Aufgrund von Verhaltensbeobachtungen wird von wahnhaften Intrusionen für die im Verhaltensrepertoire vorkommenden starken Impulsdurchbrüche mit Fremdgefährdung ausgegangen.

Prinzip der Fürsorge – Wohltun/Nutzen

Kann Herr K. mit seiner krankheitsbedingt massiven Ausprägung von herausforderndem Verhalten in der Einrichtung mit den dort vorhandenen personellen und fachlichen Ressourcen sowie den äußeren Rahmenbedingungen ausreichend gut versorgt werden?

Mitarbeitende in Pflegeeinrichtungen sind stark geleitet vom Anspruch, einen in der Einrichtung lebenden Menschen möglichst gut zu betreuen: medizinisch, pflegerisch, psychosozial sowie seelsorglich.

Herr K. lässt die unter dem Prinzip der Fürsorge angebotenen Maßnahmen allerdings nicht zu und unterstreicht seine Ablehnung mit teils aggressiver fremdverletzender Gegenwehr. Denkbar ist auch ein durch wahnhaftes Erleben induziertes Abwehr- bzw. Angriffsverhalten. Die medikamentöse Einstellung ließ weder im Klinikbereich noch in der Einrichtung nachhaltige Wirkung erkennen. Weitere diagnostische Maßnahmen wurden ebenfalls in allen Versorgungssystemen vom Patienten verweigert. Diese Haltung wurde von den jeweils zuständigen Gerichten als Ausdruck seines autonomen Willens betrachtet.

Prinzip des Nichtschadens – Schadensvermeidung

Fügt die Ablehnung von Medikamenteneinnahme, pflegerischer Versorgung, Maßnahmen der Sturzprophylaxe ihm mehr Schaden zu als sie ihm nützt?

Der Verzicht auf die angebotenen und vom Bewohner abgelehnten Maßnahmen bedeutet in der Konsequenz einen objektiv sich kontinuierlich stark verschlechternden Allgemeinzustand. Eine für die Stabilisierung von Herrn K.s Gesundheitszustand notwendige diagnostische, medikamentöse und pflegerische Versorgung wäre nur unter Anwendung von ethisch und rechtlich fragwürdigem Zwang zu erreichen, der seinerseits einen massiven Eingriff in seine Persönlichkeitsrechte darstellen würde. Abgesehen davon, dass das zuständige Amtsgericht eine diesbezügliche Nachfrage bereits mit der Aussicht auf Ablehnung kommentiert hat, verfügt die Einrichtung weder über die psychiatrisch-fachlichen noch die personellen Ressourcen, um Maßnahmen der Fixierung, z. B. zum Zweck der Verabreichung einer verhaltensmodulierenden Langzeitmedikation, durchzuführen.

Gerechtigkeit – Mittelallokation

Verfügt die Einrichtung über die Mittel/Ressourcen, um ein Umfeld für den Bewohner zu schaffen, in dem er medizinisch, pflegerisch und psychosozial seinem Bedarf entsprechend versorgt werden kann, ohne andere zu gefährden, die dasselbe Recht auf Fürsorge und Nichtschaden haben wie die Mitbewohner sowie in diesem Fall auch die Mitarbeitenden?

Das reaktiv-abwehrende Verhalten des Bewohners, vor allem aber die sich steigernden und nur durch polizeibegleitete Einweisungen in die Psychiatrie zu unterbrechenden massiven Impulsdurchbrüche bringen das Pflege- und Betreuungssystem an den Rand des Kollapses. Die Einrichtung hat alle Möglichkeiten der Bewältigung/Gestaltung der herausfordernden Situation ausgeschöpft. Die Expertise der Einrichtung im Bereich Pflege und Versorgung schwersterkrankter Patienten mit Chorea Huntington

kann dem Bewohner nicht zukommen, da er dies ablehnt. Hinsichtlich des Vorherrschens einer starken psychischen Ausprägung seiner Erkrankung verfügt die Einrichtung aber auch nicht über die Mittel, um für einen ausreichenden Schutz von Mitbewohnern und Mitarbeitenden zu sorgen.
In der Ethikberatung zeigten sich einige relevante **Kommunikationsdefizite** der Beteiligten im Vorfeld:

- Wie die Moderatorin der Ethikberatung feststellte, hat der Berufsbetreuer, der Herrn K. in der Einrichtung angemeldet hat, dessen im Vordergrund stehende psychische Erkrankung bei Chorea Huntington verschwiegen. Es bestand bereits ein gerichtlich veranlasster Unterbringungsbeschluss in einer psychiatrischen Klinik für ein Jahr. Herr K. war bereits für 2½ Monate auf einer geschützt geführten Station in einer psychiatrischen Klinik behandelt worden. Wegen guter Führbarkeit dort wurde bundesweit eine kompetente Anschluss-Pflegeeinrichtung gesucht.
- Die Einrichtung wurde jedoch nicht aktiv informiert, dass die psychische Ausprägung des Krankheitsbildes bei Herrn K. gegenüber seinem körperlichen Versorgungs- und Pflegebedarf im Vordergrund steht.
- Seitens der Einrichtung wurde allerdings auch keine ausreichende Klärung aller relevanten Fragen vor Aufnahme durchgeführt.

Viele ethische Prinzipien sind berührt und müssen im Rahmen der ethischen Fallberatung in Abwägung gebracht werden. Grundsätzlich liegt im beschriebenen Fallbeispiel ein ethisches Dilemma vor:

- Alle infrage kommenden Maßnahmen schließen andere notwendig erscheinende Maßnahmen aus bzw. schränken sie ein.
- Fürsorge wird abgelehnt, sodass einerseits Maßnahmen nur unter Zufügung von Schaden erfolgen könnten, gleichzeitig vom Patienten selbst erzeugte Nachteile auch nicht verhindert werden können (**Patientenautonomie vs. Nicht-Schaden-Gebot**).
- Der geäußerte und gezeigte Wunsch des Bewohners entspricht nicht seinem – angenommenen – Wohl (**Patientenautonomie vs. Wohltun/Fürsorgeprinzip**).
- Fixierung und Zwangsmedikation stellen einen starken Einschnitt in das Persönlichkeitsrecht des Bewohners dar, anders sind aber der Schutz des Bewohners selbst sowie die Sicherheit und der Schutz von Mitbewohnern und Mitarbeitenden nicht herzustellen (**wohltätiger Zwang zur Verhinderung von Selbst- und Fremdgefährdung vs. Recht auf körperliche und psychische Unversehrtheit des Patienten, Recht auf Freiheit**).
- Der hohe Personalaufwand entspricht nicht den strukturell in einer Pflegeeinrichtung vorzuhaltenden und den aktuellen Ressourcen (und diese erfordern auch eine gerechte, d. h. alle Bewohner des Fachbereichs berücksichtigende Verteilung) (**Allokation von Ressourcen/Gerechtigkeit**).

FALLBEISPIEL

Fortsetzung

Ergebnis der ethischen Fallberatung

In Abwägung aller Aspekte der ethischen Beratung stimmen die Teilnehmenden der Fallberatung darin überein, dass Herr K. eine ihm angemessene Unterbringung in einer geschützten Umgebung mit zusätzlicher Pflegekompetenz benötigt und die Einrichtung nicht über diese Mittel verfügt.
Der gesetzliche Betreuer signalisiert zwar Mitwirkungsbereitschaft, lässt aber hinsichtlich der realen Möglichkeiten auch Hilflosigkeit erkennen.
Im Gesprächsverlauf wird als Ultima Ratio die Frage der Unterbringung im Maßregelvollzug/in der Forensik aufgeworfen. Dieser Schritt würde für alle Beteiligten eine Art „Tabubruch" bedeuten, der dem immer noch vorhandenen Mitgefühl mit dem von seiner Erkrankung und Lebensgeschichte gezeichneten Mann sowie dem Berufsethos der Versorger entgegensteht.
Folgende **Handlungsempfehlungen** werden von der Gruppe erarbeitet.

- Herrn K. werden alle Maßnahmen der Versorgung – unter den für die Mitarbeitenden schutzgewährenden Möglichkeiten – angeboten und deren Ablehnung akzeptiert und dokumentiert.
- Alle Ereignisse, in deren Verlauf Mitbewohner oder Mitarbeitende bedroht oder verletzt wurden, werden aufgelistet. Alle Geschädigten werden aufgefordert bzw. ermutigt und unterstützt, Anzeige zu erstatten. Dies muss den Mitarbeitenden sensibel und transparent erläutert werden, um deutlich zu machen, dass es nicht um eine Reaktion im Sinne von Bestrafung, Genugtuung oder Geringschätzung der Person geht, sondern dass dies im Rahmen eines berufs- und medizinethisch verantwortlichen Handelns mittelfristig sowohl dem Wohl von Herrn K. als auch dem dringend angezeigten Schutz der Mitbewohner und der Mitarbeitenden selbst gilt.
- Bei jeder weiteren Situation mit fremdgefährdendem Verhalten erfolgt eine sofortige Einweisung in die Psychiatrie.
- Die Einrichtung stellt eine Kündigung des Heimvertrags (➤ Kap. 21.3.5) in Aussicht und fordert den gesetzlichen Betreuer auf, zeitnah einen anderen Unterbringungsort für Herrn K. zu suchen.

21.3.4 Kommunikationsdefizite

Die Fallberatung offenbart neben der Sammlung der ethisch relevanten sachlichen Aspekte auch Gefühle von Erschöpfung, Zorn und Verzweiflung bei den Betreuenden. Diese erwuchsen aus dem Erleben mangelnder Unterstützung und Mitwirkungsbereitschaft bei der Suche nach einer für Herrn K. angemessenen Lösung durch die anderen Beteiligten im System der Gesundheitssorge und des Betreuungsgerichts. Gerichtliche Anordnungen hinsichtlich einer geschlossenen Unterbringung von Herrn K. werden vor Ablauf der für den Beschluss geltenden Zeit durch die vorzeitige Zurückverlegung des Bewohners durch die Klinik/den gesetzlichen Betreuer aufgehoben. Wenn der Bewohner im stationären psychiatrischen Kontext keine fremd- und selbstgefährdenden Verhaltensweisen mehr zeigt, bedeutet dies aber zunächst nur, dass er sie ***dort*** nicht mehr zeigt.

Aus systemischer Sicht ist deshalb zu berücksichtigen, dass Verhalten immer auch kontextabhängig wahrgenommen und bewertet werden muss und im Vorfeld der Zurückverlegung in die Einrichtung die kontextuelle Möglichkeit der Weiterversorgung in gemeinsamer Konsultation der Verantwortlichen aus Klinik und Einrichtung besprochen werden sollte.

Die Kommunikation zwischen Klinik und Einrichtung ist stark gestört. Mitarbeitende der Klinik kommentieren die akuten Einweisungen von Herrn K. teils vorwurfsvoll und wenig wertschätzend. Die unterstellten Vorwürfe, man mache es sich in der Einrichtung leicht und verfüge nicht über ausreichende Kompetenz, werden von der Einrichtung als unangemessene Abwertung ihrer Arbeit und als mangelnde Unterstützung erlebt.

Die jeweilige Hilflosigkeit innerhalb der einzelnen institutionellen Systeme führt zu einem „Drehtüreffekt" zwischen Einrichtung und Klinik, der für alle Beteiligten – auch für den Patienten – Stress bedeutet, sich als wenig lösungsorientiert darstellt und auch der Würde des erkrankten Menschen nicht Rechnung trägt.

FALLBEISPIEL

Fortsetzung

Im Verlauf der nächsten Wochen wird Herr K. noch zwei weitere Male in die psychiatrische Klinik eingewiesen. Der Verdacht auf Verletzung einer Mitbewohnerin gibt dann den Ausschlag für das Aussprechen der fristlosen Kündigung des Heimvertrags seitens der Einrichtung (➤ Kap. 21.3.5). Eine Rücknahme des Bewohners aus der Klinik lehnt die Einrichtung ab. Außerdem erfolgt eine erneute Kontaktaufnahme zur Staatsanwaltschaft mit der dringlichen Bitte um Unterstützung durch eine einstweilige Verfügung.

Einige Tage später erreicht die Pflegedienstleitung ein Anruf eines Mitarbeitenden aus der forensischen Abteilung einer anderen psychiatrischen Fachklinik, der die Aufnahme von Herrn K. bestätigt und die Zuführung der persönlichen Habe von Herrn K. organisiert.

Nacharbeit/Systeminnenblick

Im Zuge der Aufarbeitung des Erlebten wurden in der Einrichtung mehrere Schritte eingeleitet:

- Vier-Augen-Prinzip im Aufnahmemanagement. Keine Aufnahme ohne möglichst lückenlos vorliegende medizinische und sonstige relevante Unterlagen sowie eine verbindliche Kostenzusage
- Überprüfung der Versorgungs- und Pflegeschwerpunkte innerhalb des Einrichtungssystems
- Überarbeitung des Heimvertrags hinsichtlich der Ergänzung von Ausschlusskriterien
- Dank an die Mitarbeitenden für ihr Tun – und den Mut der Selbstüberprüfung und des Loslassens

In systemübergreifender Perspektive:

- Die Initiierung einer Regelkommunikation zwischen der Leitung der Einrichtung und der Leitung der psychiatrischen Klinik sowie den ärztlichen Leitungen auf beiden Seiten
- Systemübergreifende Fallgespräche in komplexen Situationen
- Vorbereitung einer Kooperationsvereinbarung zum Zugang von Bewohnerinnen und Bewohnern zur Psychiatrischen Institutsambulanz

21.3.5 Kündigung eines Heimvertrags

Die Kündigung eines Heimvertrags ist nicht ohne Weiteres möglich. Im Heimvertrag sollten die Versorgungsschwerpunkte und etwaige Ausschlusskriterien deutlich benannt werden:

„*Der Heimträger kann den Heimvertrag aus* wichtigem Grund *kündigen […].*"

„*Leider ermöglicht das Heimrecht nur die Kündigung bei einer ‚schuldhaften' Verletzung. Gegenüber Personen, die delikts- bzw. schuldunfähig sind, kann folglich selbst bei schweren Angriffen keine Kündigung erfolgen. In derartigen Fällen kommt jedoch die Kündigung aus anderen Gründen in Betracht. Der Träger eines Heims kann den Heimvertrag aus wichtigem Grund kündigen, wenn der Gesundheitszustand des Bewohners sich so verändert hat, dass seine sachgerechte Betreuung in dem Heim nicht mehr möglich ist. Es ist dabei auf die objektiven Gegebenheiten des Heims in personeller und sachlicher Hinsicht abzustellen […]. Die Verschlechterung des Gesundheitszustandes und die Unmöglichkeit einer sachgerechten Betreuung ist wohl dann eingetreten, wenn aufgrund mehrfacher Übergriffe auf Pflegekräfte oder Mitbewohner eine Betreuung nicht gewährleistet ist, da das Personal seine Kontakte, um sich selbst zu schützen, auf ein Minimum beschränken muss. Es sind zwar an die Veränderungen des Gesundheitszustandes und die Unmöglichkeit weiterer Betreuung strenge Anforderungen zu stellen […], jedoch muss dabei auch das Recht der Pflegekräfte auf ihre körperliche Unversehrtheit beachtet werden." [1, S. 118 f.].*

PRAXISTIPP

- Nehmen Sie sich genügend Zeit, um zu prüfen, ob ein neuer Bewohner in ihrer Einrichtung adäquat versorgt werden kann und gut untergebracht ist.
- Lassen Sie sich niemals unter Zeitdruck setzen!
- Aufnahmeanfragen aus vorbehandelnden Kliniken, aus dem stationären Pflegebereich oder aus dem ambulanten Setting werden häufig mit hoher Dringlichkeit vorgebracht, die massiven Handlungsdruck und manchmal sogar moralischen Druck aufbaut.
- Nehmen Sie niemals einen Patienten/Bewohner auf, ohne dass Ihnen die vollständigen medizinischen und rechtlich relevanten Unterlagen sowie eine bestehende Kostenzusage vorliegen.
- Wo immer möglich, nehmen Sie den anfragenden Bewohner in seiner häuslichen oder aktuellen Versorgungssituation selbst in Augenschein und verschaffen Sie sich selbst einen Eindruck.
- Gehen Sie die Ihnen vorgelegten Unterlagen im Detail und in Ruhe durch und besprechen Sie dann im Kreis der Entscheidenden, ob der Bewohner oder die Bewohnerin zu Ihrer Klientel passt und ob der Wohnbereich/die Einrichtung ***aktuell*** über die personellen, fachlichen und räumlichen Ressourcen verfügt, sodass eine qualitativ gute und der betroffenen Person angemessene Versorgung möglich ist.
- Auch die Belegungssituation der Einrichtung sollte nur einen Aspekt in der Entscheidungsfindung darstellen.

21.4 Fazit

Der sich über 8 Monate erstreckende Prozess stellt nur ein herausforderndes Beispiel von mehreren dar. Es sind aber nicht in erster Linie die „Menschen, die unser System sprengen". Häufig fehlen systemübergreifende Beratungs- und Konsultationswege, die eine konstruktive Erarbeitung von patientenorientierten sowie die Systembedingungen anerkennenden Lösungen ermöglichen würden.

Hier liegt aber auch die Chance:

- In detaillierter Kenntnis der strukturellen Rahmenbedingungen sowie der fachlichen Schwerpunkte des Systempartners gelingt eine realistische Einschätzung der jeweiligen Möglichkeiten und Grenzen.
- Eine vertrauensvolle Zusammenarbeit über Systemgrenzen hinweg ohne Abwertung oder Schuldzuweisung ermöglicht die Verwirklichung der gemeinsamen Ziele:
  - für Menschen da zu sein, die Person anzuerkennen und sie menschenwürdig zu behandeln,
  - der sich anvertrauenden Person die Fürsorge angedeihen zu lassen, die ihr nützt und die ihr nicht schadet,
  - im Sinne der Gerechtigkeit die angemessenen Ressourcen einzusetzen.

Ethische Beratung kann dazu einen wichtigen Beitrag leisten:

- Die von allen Beteiligten in dieses multiprofessionelle Beratungssetting eingebrachten personellen und fachlichen Ressourcen zahlen sich als gut investierte Zeit aus.
- Ethische Beratung erweist sich als gemeinsam lösungsfokussiert.
- Es entsteht eine höhere Ergebniszufriedenheit durch die im Konsens getroffenen Entscheidungen zum Wohl des anvertrauten Menschen.

Das wachsende Vertrauen in die Kompetenz und die Weisheit einer sich durch ethische Reflexions- und Konsensfähigkeit auszeichnenden Gruppe ist alle Mühe wert.

21.5 Schlusswort

An der geschilderten Fallsituation sind wir als verantwortlich handelnde Individuen fachlich wie persönlich gewachsen. Unser System hat nach anfänglicher Unsicherheit seine Kompetenzen erweitert und wird die gewonnenen Erkenntnisse durch die Implementierung von entsprechenden Prozessen auch für die Zukunft nutzbar machen.

Meine letzten Gedanken gehen zu dem Menschen hin, dessen Leben und schwere Erkrankung ihn zu einer solchen Herausforderung haben werden lassen – für sich selbst, für die Menschen in seiner Umgebung und für die an seiner medizinisch-pflegerischen Versorgung beteiligten Menschen. Er verstarb einige Wochen nach Verlegung in die forensische Klinik an seiner weiterhin rasch fortschreitenden Erkrankung. Möge er nun Frieden gefunden haben.

LITERATUR

[1] Kienzle T, Kotschenreuther S, Farnkopf B. Aggression in der Pflege: Umgangsstrategien für Pflegebedürftige und Pflegepersonal. 9. erw. u. überarb. A. Stuttgart: Kohlhammer 2020.

[2] Kostrzewa S, Kocks-Kostrzewa A. Demenz und Beziehungsgestaltung. Der Praxisratgeber zum Expertenstandard „Beziehungsgestaltung in der Pflege von Menschen mit Demenz". Vilgertshofen: Mensch und Medien 2018.

WEITERFÜHRENDE LITERATUR

Nau J, Oud NE, Walter G. Gewaltfreie Pflege: Praxishandbuch zum Umgang mit aggressiven und potenziell gewalttätigen Patienten. Göttingen: Hogrefe 2018.

Proft I, Kaulen H, Giese C, Spaderna H, Wetzstein V, Sahm S et al. Gewalt gegen Pflegende. Stellungnahme des Ethikrates. Ethikrat katholischer Träger von Gesundheits- und Sozialeinrichtungen im Bistum Trier. Vallendar: Ethik-Institut an der Vinzenz-Pallotti-University 2022; https://www.marienhaus-stiftung.de/grundsaetze/traegeruebergreifender-ethikrat-im-bistum-trier (letzter Zugriff: 25.2.2025).

Register